あなたの飲酒を
コントロールする

効果が実証された「100か0」ではないアプローチ

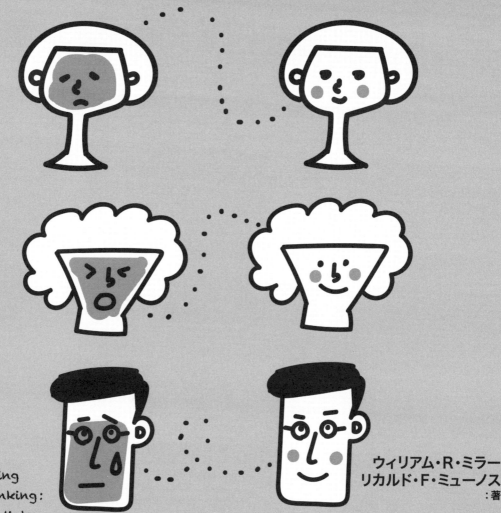

Controlling
Your Drinking:
Tools to Make
Moderation Work for You
[2nd Edition]

by
William R. Miller
Ricardo F. Muñoz

ウィリアム・R・ミラー
リカルド・F・ミューノス
：著

齋藤利和
：監訳

小松知己　大石雅之
大石裕代　長縄拓哉
長縄瑛子　斉藤里菜
　　　　　根本健二
：訳

金剛出版

パイオニアたち
～Syd Lovibond, MarkとLinda Sobell,
Alan Marlatt～ に
ウィリアム・R・ミラー

Clara Luz, Luis Alberto,
そして
Pat, Rodrigo, Aubreyに
リカルド・F・ミューノス

Controlling Your Drinking :
Tools to Make Moderation Work for You
Second Edition
by
William R. Miller, PhD and Ricardo F. Muñoz, PhD

Copyright © 2013 The Guilford Press
A Division of Guilford Publications, Inc.
Japanese translation rights arranged with
The Guilford Press, A Division of Guilford Publications, Inc.
through Japan UNI Agency, Inc., Tokyo

序　文

　私たちが1976年に飲酒をコントロールする本を最初に刊行してから，人が飲酒とアルコール関連問題をどのように考えるかは大きく変化しました。当時に戻ると，一般市民も専門職も，世界には2種類の人──"アル中"と"アル中"でない人──がいる，と考えていました。もしあなたが"アル中"なら飲酒をコントロールできないし，あなたが"アル中"でなければ飲酒を望みどおりにコントロールできるから何も悩む必要はない，という思い込みがあったわけです。言い換えると，"アル中"は飲酒をコントロールできないし，それ以外の人々は飲酒をコントロールする必要がない，という訳です！

　40年後，多量飲酒による健康・社会問題については非常に多くのことが分かってきました。私たちは，過量飲酒はたとえ1回であってもリスクがあることをより多く認識しています。飲酒運転は大きな問題であり続けていますが，ますます社会的に許容されなくなり，飲酒運転にからむ死亡は合衆国では半分に減りました。今や医師は，患者さんに必ずアルコール使用について質問して，多量飲酒者には低リスクレベルまで酒量を減らすべくアドバイスするように強く勧められています。アルコール使用は，コレステロール・血圧・運動・体格のような健康に関するチェック事項になりました。実際，アメリカにおける平均アルコール消費量は，1960年代のピーク時に比べて半減したのです。

　多量飲酒者にとってベストで最もたやすいのは，ただ酒を止めることだ，というのはいまだに事実です。彼らにはたくさんの仲間がいます。今や合衆国成人の約3分の1はまったく飲みません。3章にあるように，私たちは誰が減酒（適切に飲酒を低減すること）に成功するかをよりうまく予測できます。最終的にはあなたの飲酒をどうするかは，あなたの選択です。この本があなたがこのことをきちんと考える助けになることを望んでいます。

　ここで私たちが提供している情報やアドバイスは，1970年代から始まり長く続けられている臨床研究に基づいています。飲酒をコントロールして，アルコール関連の健康・社会問題を予防する，より良い方策を見つけることが私たちのゴールです。私たちは複雑な方法もシンプルな方法も試してきましたが，20年に及ぶ無作為比較試験で，平均すると飲酒量を半減するかそれ以上に減らすことができました（あなたがこの本で読む話は，私たちが繰り返し遭遇する典型的な経験を組み合わせて，個人を特定する細部をすべて変えた，たくさんの人のエピソードです）。幸いなことに，シンプルな方法はより複雑な（お金もかかる）方法と同じくらい効果的でしたし，さらに驚くべきことがありました。私たちは，初回の相談後にこの本を受け取り自宅で自分で努力した人々を比較対照のグループとしていつも設定していましたが，平均すると，カウンセラーと一緒に努力した人々と同様に飲酒のコントロールに成功していました。振り返れば，それは驚くべきことではないですね。

なぜなら，究極的には変化は自ら起こすものだから。

　それで，私たちは40年後なのに，根拠にもとづく飲酒コントロールの自習本として，この本を改訂・更新したのです。もちろん安請け合いはしませんし，この本をただ読むだけでは大きな変化は生まれないでしょう。これに続く本文には，飲酒をコントロールしたい人々への現時点で最良の私たちのアドバイスがあります。このアプローチがあなたに役立つかどうか，どういうふうに役立つか，を決められるのは，あなただけです。

謝　辞

　減酒の最初のガイドブックを刊行する際に，自己管理に関する科学的知見を積み上げた多くの同僚の研究が基礎となりました。初版（1976年版）のもとになった私たちの最初期の臨床研究はオーストラリアのSyd Lovibondと合衆国のRoger VoglerとMark & Linda Sobellの先駆的な仕事にヒントをもらったものです。Robert Hall, Edward Lichtenstein, G. Alan Marlatt, John Marquis, Peter Miller, Peter Nathanのみなさんがまず励ましてくれて，助言してくれたのが大きかったです。Martha Sanchez-Craigはカナダにおける一連の臨床研究を細部まで注意深く指揮して，30年も続けてくれました。このテーマでの重要な研究・知見は，Lynn Alden, Tim Baker, Gerard Connors, Nick Heather, Reid Hester, Ian Robertsonら同僚のおかげです。同じく，ニューメキシコ大学で行われた心理学的研究はこの研究に何年も重要な助けとなりましたが，それにはCheryl Taylor, Louise Baca, Lloyd Crawford, Kay Buck Harris, Rick Graber, Mark Joyce, Michael Markham, Dan Matthews, Martha Tinkcom, JoAnne Cisneros West, Harold Delaney, Lane Leckman, Edward Reyesらが私たちの方法論と分析に保守的な批判を寄せてくれて，私たちの発見が言い過ぎや誤解を招くものにならないようにしてくれたことも含みます。

　ギルフォード出版のKitty Moore, Chris Benton, Jim Nageotteらの編集スタッフが大いに助けてくれたおかげで，私たちの仕事が本になり，より良くなりました。1冊の本が読みやすく役立つように，著者と同じくらい献身してくれて，これほど助けになり有能な人々と一緒に仕事をするのは，なんて愉しいことでしょう。本当にありがとう!!

目　次

序　文 …… 3
謝　辞 …… 5

1

序　論 …… 11

1　飲酒について考えよう …… 12

2　変わらなければならない理由 …… 20

3　減酒はあなたに合っていますか？ …… 29

2

あなたが飲む時に …… 39

4　さあ，始めよう …… 43

5　飲酒記録をつける …… 61

6　目的達成に責任をもつ …… 72

7　飲酒のペースを落とす …… 75

8　飲酒を断る上手な方法 …… 83

9 自分の進歩をほめる ……… 87

10 減酒を続ける工夫 ……… 99

3

あなたが飲む前に ……… 103

11 飲酒の引き金を見つける ……… 105

12 飲む場所 ……… 108

13 飲む人 ……… 112

14 飲む日と時間 ……… 116

15 感　情 ……… 119

16 他の引き金 ……… 124

17 まとめ：飲む前に ……… 129

4

飲む代わりに ……… 133

18 リラックスすること ……… 139

19 心の声 ……… 146

20 アルコール抜きの気持ちいい活動 ……… 151

21 ネガティブな気分とうつ状態に対処する ……… 157

22 自己イメージ ……… 168

23 よく眠る ……… 176

24 マインドフルネス ……… 182

25 不安と恐怖を克服する ……… 189

26 アサーティブであること（適切な自己主張をすること）……… 198

27　他者との関係 …… 204

28　「ふり」をしてみる …… 212

5

うまくいっていますか？ …… 217

29　減酒がうまくいかない時に …… 220

30　支援の資源 …… 227

付録 …… 235

付録A　ブドウの怒り：気がかりな理由 …… 236

付録B　アルコール関連問題質問票 …… 241

付録C　血中アルコール濃度（BAC）推定表 …… 243

引用出典一覧 …… 261

監訳者あとがき（齋藤利和）…… 263

訳者代表あとがき（小松知己）…… 265

著者紹介 …… 267

PART 1

第1編
序論

飲酒について考えよう

　多くの人が酒を飲みますが，そのほとんどは，飲酒によって重大な障害や問題を起こすことはありません。しかし，中には問題を起こす人もいます。そして問題を起こす人は，たいてい人生のある時点で自分の飲酒の危険性や問題点に気づきます。そしてこのままではいけないと思い，減酒する／酒量を減らす（cut down）か断酒する（quit）かを決断します。

　一部の人は減酒や断酒するためには助けが必要であると考えて，医療機関を訪れたり，断酒会・AAのような自助グループに参加します。しかし，それ以外の多くの人は自分一人の力で減酒したり断酒します。飲酒に関連する問題は一夜のうちに突然現れることはありませんが，数カ月や数年の間に徐々に大きくなります。また飲酒する本人よりも，家族や周りの人たちの方が先に飲酒の問題に気づくことが多いようです。私たちの30年間の研究でも，あなた（または愛する人）が飲み過ぎているのではないかと感じている場合には，たいていその心配にはもっともな根拠があります。

　この本は，あなたがどの程度の酒を飲むのがよいかを決定したり，あなたが決めたその目標にどのようにしたら到達できるかをアドバイスします。ここで書かれている方法は，研究によってすでに検証されたエビデンスのある方法で，あなたが減酒するのに役立つものです。

　それだけでなく，あなたが適切に減酒する（moderation）ことが困難であるとわかった時には，私たちは断酒する方法も助言したいと考えています。

過量飲酒（飲み過ぎ），ばかげた飲酒，有害な飲酒，依存的な飲酒

　人が"自分は飲み過ぎている"と感じても，それについてなんらかの対応をするまでには長い時間がかかります。なぜでしょうか？　その理由の一つは"アルコール中毒者（アル中）"という言葉の持つ悪いイメージのためでしょう。

　"アルコール中毒者"という言葉は100年位前よりよく使われるようになりました。その当時，飲酒する人は「アルコール中毒者」か「そうでない人」かのどちらかだと考えられていました。もし

あなたは　どう思いますか？

日本の男性，女性の何％が，現在アルコールを飲酒していないと思いますか？

　　日本の男性の ＿＿＿＿＿ ％が非飲酒者です。

　　日本の女性の ＿＿＿＿＿ ％が非飲酒者です。

考えてみてください。答えはこの章の終わりに示されています。

あなたが中毒者だったら，飲酒を止める以外にできることは何もなく，逆にあなたが中毒者でないのであれば，何も心配することはなく好きなだけ飲めばよい，と思われていました。さらに，"アルコール中毒者" という言葉は，多くの社会的な恥辱を伴う不名誉なレッテルでした。この不名誉なレッテルを認めて受け入れることは大変困難なことでした。このために，彼らは飲み過ぎによる多くの辛い結果にも耐えていました。そして自分の飲酒による問題や依存症が本当にひどい状態になるまでは，まったく行動を起こしませんでした。

　1976年にこの本が創刊された頃は，このような考え方がアルコール中毒に対する一般的な考えでした。もし「アルコール中毒者なら減酒は手遅れだし，アルコール中毒者でなければ減酒なんか不要だ」という理解だけだと，こんな本を利用する人はいないでしょう。その頃はそれが一般的でしたが。

　現在ではお酒の飲み過ぎが，あなたの身体面・心理面・精神面・家族関係などに支障をきたすことが分かっています。付録のAには，アルコールについて注意すべき最新の科学的な根拠がまとめられています。また今では，どれくらいの人が飲酒によって健康を害しているかが明らかになっています。"アルコール中毒" と一般に言われる人は，アルコールで健康・社会的問題を起こす人の一部にしかすぎません。その人たちは氷山の一角にしかすぎないのです。

　いずれにしても，私たちはあなたに「アルコール中毒者」というレッテルを貼るつもりはありません。またあなたがアルコール中毒者かそうでないか詮索するつもりもまったくありません。ただ私たちは，あなたが自分の飲酒とそれによって引き起こされる問題について，客観的に考えるための役に立ちたいと望んでいるだけです。

過量飲酒（飲み過ぎ）

　最初の質問は「あなたは酒を**飲み過ぎ**ていませんか？」です。

　飲酒量が周りの人と比べてそれほど多くなければ，一般的には害はありません。そしてある種の心臓疾患については，少量のアルコールは健康に良いとさえ言われています。

1章　飲酒について考えよう　13

しかし安全な量を超えて飲酒すると，健康および社会的な問題が続々と発生するようになるだけでなく重大な問題も起こるようになります。飲酒が安全といわれる一定の量を超えると，たとえ今までに飲酒による何か悪い問題を起こしていないとしても，その飲酒は危険な，あるいは有害なものとされます。私たちは“食べ過ぎ”に匹敵する言葉として，“飲み過ぎ”という表現をよく使います。“飲み過ぎ”とは，飲酒量の水準だけに当てはまるもので，アルコールによる害や問題，依存傾向の存在を意味するものではありません。すなわち“飲み過ぎ”という言葉は，仕事後眠るまでに“軽い”ビールを毎日のように6本飲む男性や，1週間に1回か2回ワインを1瓶開ける女性や，毎日のようにスコッチを5ショットも飲む人に当てはまるのです。

では，どのくらいが飲み過ぎなのでしょう？

アメリカの国立衛生研究所は，女性には1日1飲酒単位までの制限を，男性には1日2飲酒単位までの制限を推奨しています [1]（4章に，1飲酒単位の定義があります。例：ビール500㎖は約2飲酒単位，30度焼酎1合は約4飲酒単位）。一般的には毎日飲まないことや，週に1～2日は身体を休めるためにアルコールを飲まないことが推奨されています。

何と！　適量は1日1飲酒単位あるいは2飲酒単位だけ？　あなたはアルコールの適量の少なさにびっくりするかもしれません。でもこれらの安全であると医学的に推奨された飲酒量には，それなりの根拠があるのです。付録Aで示されているように大部分の健康問題についての危険水準は，1日当たり0飲酒単位と1～2飲酒単位では変わりありません。ところがそれ以上の飲酒量になると，1日の飲酒量が多ければ多いほど健康問題（がん，高血圧，脳卒中，心疾患など）を発症する確率は明らかに大きくなります [2]。

もちろん，こうしたことは単なる平均です。ギャンブルでは，多くの人が金をなくし，ごく少数の人が大金を得ます。これがギャンブル業が儲かる理由です。同じように，あなたが飲みすぎると，あなたは明らかに身体・情緒・社会的問題を起こして損をします。運良く少数の人が，喉がカラカラの馬車馬のように何十年間も酒を飲み（あるいは，2箱のタバコを吸い，ベーコンチーズバーガーやバターで揚げた卵を食べて），人生の円熟期まで大丈夫だった伯父伯母，祖父母や酒豪のように生きます。そんなこともありますね。しかし，すべての生命保険会社のデータが示すように，平均余命の統計は，集団的には私たち人間の死亡時期を極めて正確に予測します。私たち一人ひとりの寿命を個別に予測することは難しいのですが。

喫煙や食べ過ぎと同じく，“飲み過ぎ”は平均的には，10年から15年ほど私たちの寿命を縮めます。そして“飲み過ぎ”は，身体疾患，精神疾患，家族等との人間関係の問題を引き起こして，長年にわたってあなたの生活の質（QOL）を低下させてしまうのです。

ここで問題なのは，これらのさまざまな結果はあくまでも平均的な予想でしかないことです。あなたが飲み過ぎたとしても，そのためにあなたが必ずしも早死にするわけではありません。ただ，そうなりそうなだけです。もし次の1杯であなたが死ぬことが確実ならば，おそらくあなたは飲まないと思います。しかし事はそう単純ではありません。長年にわたる飲み過ぎ（あるいは，喫煙や食べ過ぎ）は，一部の人たちには恐ろしく悪い結果を与え，大部分の人たちには平均的な悪い結果を起こし，さらに一部の人たちにはその生涯の間にまったく悪い結果をもたらしません。これら3つのどのグ

> 飲み過ぎによって，10年から15年も寿命が短くなります。

ループにあなたが当てはまるか，を前もって確かめる方法はありません。そのために3つのどのグループに自分があてはまるかを人生の中で最終的に予想し，その予想した結果を受け入れるのもあなた自身です。

ばかげた飲酒

ある種の問題は，何年もかかって徐々に生じるわけではなく，たった一度の飲み過ぎによって生じます。こうした問題の多くが，飲酒した時の周りの状況と関係があります。ある状況下では妥当な飲酒量だと思われるものも，別の状況下では最悪の結果をもたらす場合があります。簡単に言うと，これが"ばかげた飲酒"です。

> たった1回の飲み過ぎでも，危険が生じます。

ばかげた飲酒の典型的な例は，運転する前に飲酒することです。ごく少量のアルコールでも，安全運転に不可欠な認知や判断や集中力や他の精神的な機能を微妙に低下させます。さらに，いつ認知力が低下し判断力が損なわれたかを，あなたが気づくのが難しいということが大きな問題になります。アメリカ合衆国では，酔っぱらい運転を定義する法律上の上限は，長年の間に，0.15から0.10さらに今や0.08g%（100㎖の血液中のアルコールのグラム数）にまで下がってきています。しかし，このように低い数値のレベルであったとしても，安全な運転に必要な技術の低下が認められます。他の国では，0.02や0.03g%での運転も違法とされています。そしてこのような低い上限値の飲酒運転防止条例が施行されるようになってから，アルコールに関連した死亡率が低下したことは，科学的な調査によって明らかにされています。

安全に運転するためには，血中アルコール濃度は0でなければいけません。私たちが助言したいのは，あなたがこれから運転しようと思っている時には，あなたの身体からアルコールが完全に抜けてからエンジンをかけるような飲酒の計画を立てることです（4章にその説明があります）。

さほど多くない飲酒でさえ，危険な傷害になりかねないのは特に運転に限ったことではありません。ある時に私たちの大学院の学生が，クリスマスツリー用の木を探すために，電動のこぎりを抱えたまま山に入りました。そして高みにつまずいて転倒しました。彼は，2本くらいビールを飲んでもクリスマスツリーにふさわしい木を探すには，まったく影響ないと思っていました。しかしそのわずかな判断の誤りから，危うく自分のつま先を切断するところでした。

> 運転時の安全なアルコール血中濃度はゼロです。

飛行機の操縦，水泳，ボート漕ぎ，スキーや，電動工具の使用などのこうした活動は，少量の飲酒でも危険をもたらす，というほんの数例に過ぎません。たった1回のばかげた飲酒が悲劇的な事件の原因になったという記事は，1年中新聞にあふれています。

速いペースの飲酒（飲酒ゲームや酒飲み競争，新入生の歓迎会などでの）は，ばかげた飲酒の別の例です。ばかげた飲酒は自分にとっての適正な飲酒量をわからなくし，しばしば危険で愚かな行為を誘発してしまいます。

困ったことに，ばかげた飲酒にはいろいろなパターンがあります。ある種の社会的なイベントの

1章　飲酒について考えよう｜15

前やその最中の飲酒は，しばしば危険が生じます。現にカップルの一方または両方が飲酒している場合には，デートレイプ（友人・知人等からの性暴力）がかなり高い確率で発生しています。またこの他にも，飲酒によって身体的な暴力事件が起こるというのも事実です。アルコールの影響下では，人々は危険を冒しやすくなり，しらふでは思いもつかないような行動を取ってしまい，その結果深く後悔したり，困惑したり，犯した罪の重さに悩むことになります。再度確認しますが，それは確率の問題です。一般的な飲酒の場合には，悲劇的な結末に至るケースは通常は極めて少ないのです。しかし問題は，たった1回のばかげた飲酒によって，人生が180度変わってしまうこともあることなのです。

　無理に一気飲みをすると，アルコールの過剰摂取によって死亡することもあります。飲み過ぎると呼吸が止まる可能性があり，特にこの危険性は，ある種類の薬物を服用したうえで飲酒するとさらに高まります。致死量のレベルは人によって違いますが，子どもや若年層の場合にはかなり少量でも死に至ります。

有害な飲酒

　あなたへの3番目の質問は，今までのあなたの飲酒量や危険な状況に関する質問とは別の質問です。あなたの飲酒が，あなたやあなたの周りの人たちに問題を起こしたり，害を与えていないかという質問です。

　長い間に蓄積された飲み過ぎに関連したさまざまな問題のリストがあります。3章にリストの1つがあり，さらに付録Bにもう1つの長いリストがあります。あなたが自分の飲酒について，何らかの対策を取る必要があるかどうか迷っている場合には，これらの質問について正直な自己評価をしてみてください。そうすればあなたは自分の飲酒に何が必要か，あるいは何かをしなければいけないかを知ることができます。

　付録Bには，アルコール問題についての専門的な支援を求めている人とあなた自身を比較するための情報が記載されています。しかしあなたが，自分の飲酒があなた自身や他の人たちへ悪い影響を与えていることをすでに気づいている場合には，特に付録Bを熟読する必要はないでしょう。

　有害な飲酒は，しばしば"問題飲酒"とか"アルコール乱用"と表現されます。これらの言葉には悪いイメージがあり，あなた自身がアルコールのことを正しく考える妨げになります。"問題飲酒"や"アルコール乱用"といった言葉に対する人々の反応は，その人が飲酒の問題に悩んだことがあるかどうかによって異なるようです。

　大切なことは，あなたがそのレッテルどおりか，そうでないか，という問題ではなく，飲酒があなたの人生に何を起こすか，そして起こすとすればどう対処すればよいのか，ということです。

　"アルコール乱用"という言葉には，説教臭い響きや奇妙な響きがあります。ウィットに富む同僚の1人はこんな表現をしています，「アルコール乱用とは，上質のスコッチとルートビア［訳注1］を混ぜて飲むようなことです」。いずれにしても私たちは，"アルコール乱用"よりも"有害な飲酒"という表現の方を選んで使います。というのは，有害な飲酒という表現は現実に起きていることを

――――――――――
［訳注1］薬草の入った炭酸飲料。

的確に表しているからです。すなわち，問題を起こす原因になるか，問題を助長しているのは飲酒である，ということを示しているからです。

依存的な飲酒

最後に，"アルコール依存"という言葉の概念を紹介します。アルコール依存を「飲酒を止めると必ず離脱症状に苦しむので止められない状態」だと考える人がいます（離脱症状とは，震え，多量の発汗，頻脈，などのことです）。確かにこのような不快な状態になると，身体がアルコールを求めるためにアルコールに頼るようになります。しかし，アルコール依存は離脱症状のあるなしだけではありません。また，実際にアルコール依存の人が飲酒を止めても，多くの場合では離脱症状で気分が悪くなったり震えたりすることはありません。

広い意味では，依存とは薬物（この場合はアルコール）が徐々にあなたの人生を乗っ取る過程を指しています。具体的には，あなたはアルコール飲料を買うのに多くのお金を使い，お酒を飲んで二日酔いから回復するまでに多くの時間を費やすようになります。その結果として，あなたがかつて大切にしていた人や，酒を飲むこと以外の活動に費やしていた時間は，大きく減少し始めます。あなたは酒飲みの友人たちと多くの時間を過ごし，アルコールなしの場所ではあまり時間を過ごさなくなります。

たとえば，アルコールなしの宴会という企画は，あなたを不安な気持にさせ，単に"迷惑な"催しだと感じさせるでしょう。さらにあなたは眠ろうとしたり，いらつきや落ち込みを感じたりするような時に，アルコールなしでどう対処できるかわからなくなり不安になります。時々，あなたは減酒や断酒を試みますが，いつもすぐに元に戻ってしまいます。つまり徐々にアルコールがあなたの人生の中心になっていくのです。

レッテルについて，ひと言

"問題飲酒者"とか"アルコール中毒者"といったレッテルに反発して，実際に何が起きているかを正直に認識しようとしない人々がいます。まだ　あなたが，このことに気づいていないなら，周りの人々にこんなレッテルを貼らないよう注意しましょう。私たちは有害な，あるいは問題を起こす**"飲み方"**について話しているのであり，有害な，あるいは問題を持つ**"飲む人"**について話しているわけではありません。それは，小さな違いだと思われるでしょうが，そうではありません。人にレッテルを貼りつけることは，他人を侮辱し，その人が変化するのを妨げることにもなりかねません。

あなたが自分自身を"アルコール中毒者"であると考えようとすると，自分の飲酒を正直に見定めるのは難しくなるでしょう。飲酒者にアルコールがどのような問題を起こすかということを尋ねると，彼らは多くの問題を挙げてくれます。しかし同じ人たちに，「あなたは問題のある飲酒者ですか？」と聞くと，『違います』と答えます。あなたには自分の行動を振り返って，自分自身を恥ずかしい人間，非難されるべき人間と思ったりする必要はありません。ばかげたレッテルを気にしないでください。大切なのは，あなたの人生でアルコールに関して何が起きているかを，あなた自身が

1章　飲酒について考えよう　17

正確に把握することです。

何をすべきか？

　もし，あなたにアルコールの問題があるなら，1つの妥当な解決法は完全に飲酒を止めること（断酒）です。多くの人はタバコを禁煙するように断酒することを選びます。時にはこれが最も賢明で簡単な解決法でしょう。アルコールや病気のために肝臓に障害をきたした人が酒を飲み続けることは，その人の生命と健康を危険にさらすので，断酒が最も賢明な道です。飲酒の問題を完全断酒で克服した人たちには，引き続きその状態を維持することを勧めます。結局，あなたがアルコールで問題を起こさない確実な方法は，断酒することですから。アメリカ合衆国成人の約3分の1はまったくお酒を飲みませんし（4章参照），半数は1カ月に1回以下しか飲みません。

　けれども，飲み過ぎる人たちがみんな断酒を選ぶわけではありません。減酒を維持するのと同じように断酒を維持するには大変な努力を必要とします。断酒の目標を掲げて治療を受けた人でさえ，平均的に4人のうち3人が時に再飲酒します [3]。安全に飲み続けられるなら，そうしたい人もいます。こうしたことや他の理由から，治療を受ける多くの人は完全に酒を止めるのではなく，飲む量を減らして自分たちの飲酒をコントロールしたいと思っています。

　2章は「あなたが本当に望んでいることはどんなことか」をあなたが自分自身で理解するのに役立ちます。そして3章には「減酒があなたに適切かどうか」をあなた自身の答えから予測できる質問が用意されています。

　この本は，特に減酒を試そうと思う人のために書かれました。そしてこの本は以下の5つをあなたが実行するときに役立ちます。

アルコールの事実

　日本の厚生労働省による『国民健康・栄養調査』では，飲酒の頻度を「毎日」「週5〜6日」「週3〜4日」「週1〜2日」「月に1〜3日」「ほとんど飲まない」「止めた」「飲まない（飲めない）」と分類して調査しています。

　それぞれの割合は，2016年の調査では次のような％でした。

	毎日	週5〜6日	週3〜4日	週1〜2日	月に1〜3日	ほとんど飲まない	止めた	飲まない
男性	28.9%	8.2%	8.1%	8.4%	8.1%	13.5%	3.5%	21.3%
女性	7.4%	3.4%	4.4%	6.9%	9.3%	18.0%	1.5%	49.1%

出典：H28年国民健康・栄養調査報告　https://www.mhlw.go.jp/bunya/kenkou/eiyou/h28-houkoku.html

1. アルコールがあなたの身体と精神にどのように影響を与えているか，あなたにとっていつから重大な問題になるか，を理解すること。

2. あなたの過量飲酒を助長している要因と，あなたがどれくらい酒に飲まれているかに気づくこと。

3. どんな飲み方が，あなたの効果的な減酒や断酒の妨げになっているかを理解すること。

4. 過量飲酒やそれによる問題を避けるために，あなたが飲む前や飲んでいる最中にできる行動を学ぶこと。

5. どんなことでも，あなたがアルコールの助けを必要とせずに自分でできる新しい方法を学ぶこと。

以上は，該当する章から，先に抜粋したものです。

変わらなければならない理由

　この本を読んでいる多くの人たちは，飲酒について相反する2つの気持ち「酒を飲み続けたい」「酒を止めたい」を持っており，それはごく普通なことです。アルコールなどあまり良くないことでは，よくあります。どんな変化にせよ，どうするかを決めることが変化への第一歩です。

　そこで始めるに当たって，私たちは「あなたが今までのように飲み続けたいと思う理由」のリストと，「減酒（または断酒）したいと思う理由」のリストを作ることをお勧めします。そしてそれぞれの理由に対して**ただ考えるだけでなく**，次のページの空欄に実際に書いて整理することを勧めます。

　空欄の左側に「今までどおり飲み続けた方がよいこと」，つまり，あなたがアルコール飲酒で好きなこと，減酒や断酒で失いそうなことを書きます。これが，ハカリの片側，「減酒しない理由」です。

　空欄の右側には，あなたにとって「飲酒が好ましくないと思われること」を書きましょう。そして2つのリストを完成させてください。この時に付録Bの質問は参考になるでしょう。そのリストには飲み過ぎた時に多くの人に共通して起きることが書いてあります。けれども，あなたのリストには一般的なことではなく，あなた自身のことやあなたを心配している人たちに関わることが含まれていなければなりません。減酒で起こる良いことの中で，あなたを減酒に導く一番の理由は何でしょうか？　例として，ある人のリストが22ページに書かれています。

　あなたの2つのリストにはどんなことが書かれていますか？

　飲み続けたい理由は，必ずしも前向きな良いことである必要はありません。たとえば問題を避けたい（心配事を忘れたい）とか，ストレスを発散したい（内気な自分を捨てたい）といったようなことでもかまいません。同様に減酒や断酒をしたい理由も，避けるような"悪いこと"である必要はありません。そして，あなたが断酒かあるいは減酒した結果として生じる良いことが含まれていてもかまいません。論理的な理由でなくてもかまいません。時に飲酒は，非合理で情緒的なものです。思い浮かんだら何でも書いてください。

　ここにはこの本の大切な要点の1つが書かれています。おそらく，あなたはここに書かれていることを気が進まない，不愉快なことだと思うでしょう。しかしそれはごく自然な反応です。自分の飲酒について正直に考察しようとすれば，一部の人はこの本を閉じて顔を背け，1杯飲みたくなるかもしれません！　もちろんあなたは前に

> あなたがこれまでの飲酒を素直に思い返すと不愉快になるのは，まったく普通なことです。

進む覚悟はしているでしょうが，残念なことにあなたがこのリストを作る時やこの本の他のステップを実践した時には不愉快になることもあると思います。でもそれはごく自然な反応なのです。不愉快になったからといって，あなたは顔を背ける必要はありません。勇気とは不快を感じないことではなく，不快を乗り越えて前に進むことです。

長所と短所のはかり

〈これまでどおり飲み続けたい理由〉	〈減酒または断酒したい理由〉

『あなたの飲酒をコントロールする』（第2版），2013より

（例）長所と短所のはかり

〈これまでどおり飲み続けたい理由〉	〈減酒または断酒したい理由〉
• 一日の終りにリラックスとやすらぎを感じるから • 良い気分がするから • 心配事を忘れられるから • 友人たちと一緒にいられるから • お酒の味が好きだから • 習慣を変えるのが難しいから	• 飲まないと翌朝の気分が良いから • 時々もの忘れで困っているから • 長い目でみて健康に良いから • 時々仕事に支障をきたしているから • 家族が私の深酒を心配するから • 自分の良いイメージを保つのに役立つから

　さてあなたが作ったリストや，あなたがふと気づいた他のことも思い起こして，飲酒の習慣を変えることはあなたにとってどれくらい**重要**なのか，0から10までのあいだで点をつけてみましょう（0点がまったく重要でない。10点は極めて重要であるとします）。

減酒したり断酒するのは，どれくらい重要なことですか？

0	1	2	3	4	5	6	7	8	9	10
〈まったく重要ではない〉									〈極めて重要である〉	

　あなたが，自分の重要度として0点あるいはより低い点を選ばなかった場合（もし0点だったらあなたはこの本を読んでいないでしょう），なぜあなたはその点数を選んだのか考えてください。そして，その点数を選んだ理由を，書き入れてみてください。

_____

_____

_____

_____

　次に，第2の点数をつけましょう。減酒しようと**決めた**場合，適切な水準まで酒量を減らして，それを維持する**自信**はどの程度ありますか？

減酒を実行するためにどれくらい飲酒をコントロールする自信がありますか？

0	1	2	3	4	5	6	7	8	9	10

〈まったく自信がない〉 〈完全に自信がある〉

そして最後に，**断酒**すると決めたら，断酒してしらふでいることにどれくらいの自信がありますか？

断酒するのにどれくらいの自信がありますか？

0	1	2	3	4	5	6	7	8	9	10

〈まったく自信がない〉 〈完全に自信がある〉

"どうしたら変われるか"について，あなたがどんなに良いアドバイスを受けても，あなたが変わることが重要でそれが可能だと思わなければ，ほとんど役に立ちません。あなたのつけた重要度の点数は，あなたの努力に値するほど十分に高い点数ですか？

もしあなたの重要度が低い側（たとえば，3以下）にあれば，その点数を増やすためにあなたはどんなことをしたらよいでしょうか？　次のようなことを考えることで，あなたの重要度の点数が高くなるかもしれません。

- "もし，仕事を失うような，本当に悪いことが起きたら。"
- "もし，朝から飲み始めたら。"
- "もし，記憶をなくすようなことが起きたら。"
- "もし，家族を傷つけていたことがわかったら。"
- "もし，逮捕されたら。"

あなたの自信度はどれくらいでしょうか？

あなたはいったん決心したら，自分の飲酒をコントロールできると思いますか？

この後の章に出てくる助言や工夫を取り入れることによって，あなたの自信度は高まるでしょう。少なくとも飲酒をコントロールすることの全体的なイメージがより明確になるでしょう。もしあなたの自信度が今は低いなら，この本の残りを読んだ後にこの尺度に戻って，どのくらい自信度が増したかを確かめてもいいですね。長い目で見てあなたは飲酒をコントロールするか完全に酒を止めることによって，うまく行きそうだと思っていますか？

あなたの予想する最も良い変化とは，どのようなものですか？　次に挙げたのは，さまざまな回答の例です。

- "必要だと思えば断酒できるが（8），したくても減酒には自信がない（4）。"
- "これから一生は断酒できないが（2），減酒はそれよりは少しだけ自信がある（3）。"
- "適切な減酒に自信がある（9）。"

• "以前にも減酒を試したので，ほどほどの自信がある（5）。このプログラムは役に立つだろうが，もし役に立たなくても，私はいつでも断酒できる。（10）"

このプログラムの成果

あなたがどのような行動を選んだとしても，それは1つの実験だと考えてください。この新しい方法を試して，自分がどのように感じるか，自分にとってどのように役立つかを考えましょう。
あなた自身の体験は，次の5つのパターンのどれかに当てはまるでしょう。

1. **安定した減酒**：このパターンの人は，減酒が自分に役立つと感じ，一旦酒量を減らすと，悪戦苦闘もしません。彼らは1飲酒単位分だけの酒を飲んだり，飲んでいる酒を残したりもできます。彼らにとって，アルコールはたいして重要なものではなくなります。彼らは酒を飲むことを"管理されている"ようには

> どんな行動を選ぼうが，それを1つの実験だと考えましょう。

感じません。彼らはまったく飲まない日もありますし，1飲酒単位か2飲酒単位ぐらいの酒を飲む日もありますが，それ以上は飲もうと思いません。彼らは酒を飲んでも，自分や他の人たちへ問題を起こすことはありません。彼らは気持ちよく減酒します。

2. **かなり良い減酒**：このパターンの人は，安定した減酒グループのように，自分たちの飲酒量を減らします。彼らはいまだに飲み過ぎる日もありますし，酒を飲んで問題を起こすこともあります。しかし以前のようなことはありません。

3. **手に汗握る減酒**：このパターンの人は，徐々に酒量を減らしていきますが，それを守るために絶えざる苦労を必要とします。彼らはいつ落ちてもおかしくない綱渡りをしているようです。彼らは減酒できますが，それは簡単にできない大仕事で，時を経ても楽になりません。彼らはあまり酔っぱらわなくなりますが，実はもっと飲みたいのです。長い経過の中で，減酒は努力に見合わないと考えて，彼らは完全に断酒する傾向があります。たまに1飲酒単位程度は飲むこともありますが，たいていそれ以上は飲みません。そして，1日か2日でまた飲むのを止めます。

4. **意味がなくなった減酒**：このパターンの人たちは減酒に成功し，減酒を維持することを苦にしません。彼らは飲酒に見出していた利点がほとんどないことを不思議に思います。以前は酔っぱらうために飲んでいたのに，いったん減酒したら，アルコールは無意味になったのです。

　　安定した減酒グループのようにアルコールはもはや重要ではありませんが，手に汗握る減酒グループのように断酒する傾向もあります。彼らはアルコールが意味をなさないレベルまで酒量を徐々に減らし，断酒します。たまに1飲酒単位くらい飲んでも，2，3日のうちに"しらふ"になってしまうのです。それは，飲酒の無意味さを多々確かめるような感じです。

5. **減酒への果敢な挑戦**：減酒しようと本当に試みても，それに成功しなかった人たちもいます。彼らは酒量を減らし，数日あるいは数週間は減酒を続けることができます。しかし圧縮されたスポンジがもとに戻るように，彼らの飲酒はすぐに元の飲み方に戻ってしまいます。自分にとって最善の自己管理方法を行って減酒を試してみても，失敗に終わります。このような体験を繰

り返すうちに，彼らは今度こそきちんと自分の飲酒をコントロールしたいと思い，このまま飲酒を続けて自分や他人に害を与えるよりも，断酒する方を選びます。

　これらの5つのパターンのすべてが，幸運な結末になっています。おそらくあなたはこの本を読んで，安定した減酒か，かなり良い減酒のパターンで自分の飲酒にけりをつけたいと思っているでしょう。3. 4. 5. のグループの人たちは，いずれも異なる理由で断酒に達しています。3. のグループ（手に汗握る減酒）の人たちは，減酒し続けるのがあまりにも辛いので一気に断酒しました。4. のグループ（意味がなくなった減酒）の人たちは，減酒することを気にしません。つまり，飲酒そのものが彼らに無意味なのです。そして5. のグループ（減酒への果敢な挑戦）の人たちは，減酒を試みましたが，結局それができないとわかったために断酒したのです。

　自己啓発本（問題を自分の努力で解決するための本）の著者たちは，極端に良いことばかりを主張しがちです。助言に従うだけで成功するのは間違いないと宣言します。

　私たちもバラ色の未来を描いてみたかったですが，やはり科学的研究，すなわち私たちのプログラムへの参加者を3～8年間にわたり調査した結果に基づいて，あなたに正確な事実を伝えたいと思います [4]。

　私たちは研究を公正にするために，精神科の同僚を追跡調査チームに加えました。彼は減酒をサポートすることについて，日頃から多くの疑問を抱いていました。参加者たちが体験した結果は，減酒に肯定的な私たちと減酒に否定的な彼という異なる二者で厳重に確認しましたが，地味で控えめなものでした。安定した減酒は，私たちが予測していたほど高くもなく，彼が予測していたほど低くもなかったのです。12カ月にわたる調査の結果は次のとおりです。

- 7人に1人（15%）だけが，飲酒に関する問題を起こすこともなく，アルコール依存の兆候もまったく示さずに，1年間にわたり安定した減酒（1日3飲酒単位以下で，週に平均して10飲酒単位以下）を維持しました。
- 23%の人たちはかなり良い減酒で，飲酒の量を3分の2以上（週平均約14飲酒単位）減らしましたが，残念なことに時々飲酒が原因の問題を起こし続けました。
- 4人に1人の人たち（24%）が，少なくとも1年の間，完全に断酒しました。これらの人たちは，減酒が非常に難しいか，意味がないか，達成不可能なものと感じた人々です。
- 残りの37%の人たちが，1年後も多量で有害な飲酒を続けました。

　あなたは，どのグループに入るでしょうか？

　3章にはあなたが減酒を保ちつつ，問題のない飲酒を続けられるかどうかを予想する方法が書いてあります。次の2つの章の情報を活用して，あなたに合った選択肢を選び，あなたがこれからどのようにしていきたいかを考えてみてください。その結果，あなたが減酒を試そうと決めた場合には最善を尽くしましょう。そして最善の努力を尽くしてこのプログラムを実行してみても，やはり自分が飲み過ぎ続けてしまう人たちの仲間であることがわかったら，いつでも断酒を決心できますし，断酒する助けを探すこともできます。前にも強調したように，過去の問題ある飲酒の習慣を変える方法は数多くあります [5, 6]。そしてその方法のうちの1つがあなたにとって効果がなかったと

2章　変わらなければならない理由　25

> ### 個人的な意見
>
> 　私は1960年代の大学生時代に，飲まないと決めました。その当時私は寄宿舎のパーティーでマリファナを吸うのは遠慮することにしていました。そして，アルコールはもっと危険だと分かったので，飲酒もしないことを決めたのです。最初は，いろいろなつき合いの場では飲まない理由を周りの人に説明しなければならないと考えていました。しかし私はすぐにその必要がないと分かりました。私が飲まない理由を説明することで，私が飲んでいる人たちを批判していると誤解されることが多かったからです。それは私の意図するところではなく，私は説明を止めました。さらに，私がアルコール飲料を一切飲まないことを，多くの人たちは気にもかけていないことも気づいたのです！
>
> 　飲まないという決断は個人の自由です。断酒することを正当化する必要がないと分かったら，あなたはずっと簡単に断酒を実行することができます。　――リカルド・F・ミューノス

しても，その方法があなたに合わなかっただけのことです。別の方法を試しましょう。この本の第5編は減酒するのが難しい最後のグループの人たちが断酒の覚悟を決めて，断酒を達成して維持するために必要なことを書いてあります。

　完全を期待する落とし穴に注意しましょう。ほとんどの人は完全にあるいは一気に変わることはできません。新年の誓いは，新しいルールがいったん破られると人が諦めるために，しばしば失敗するのです。完全に飲酒を止めようとしている人はこの落とし穴にはまりやすく，1杯飲んでしまうと彼らはこう言います。「とうとう，やってしまった！　失敗してしまった。目標を破ってしまった。取り返しがつかない。もうだめだ」と。

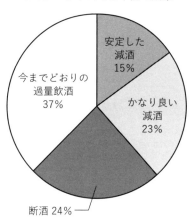

このプログラムの1年後の成果

安定した減酒 15%
かなり良い減酒 23%
断酒 24%
今までどおりの過量飲酒 37%

完全を期待する落とし穴を避けよう。

　私たちはアルコール問題で治療を受けた8,000人以上の人たちを，調べました [7]。そして，まず1年間完全に断酒していた人たち（24%）を除外しました。あなたは残りの76%の人たちは完全断酒ができなかったので治療に"失敗した"と思うかもしれません。しかし，こうした人たちは自分の飲酒量を平均して87%も減らしたのです（なんと，平均して週に77飲酒単位から10飲酒単位まで減らしたのです！）。そして，彼らの飲酒に関連した問題も以前の60%にまで減っていたのです。あなたも途中で諦めないでください。完璧な人はいないのですから。

自己管理の道具箱

　人はしばしば意思の力について語ります。多くの人は断酒したり減酒したりすることは，自分の意思の力だけで何とかなると思いがちです。このために彼らはくじけて思っていた以上に飲んでしまった時には，「意思が弱い」「失敗だ」と感じてしまうのです。おそらくあなたは，単に意思の力ばかりに頼って断酒や減酒を試みては失敗し，難しいと感じてきたでしょう。今まであなたは，あなた自身が決心しさえすれば断酒や減酒が可能だ，と自分に言い聞かせていたり，周囲から言われてきたかもしれませんね。

　目的を達成するためにたくさんの道具を持つ，という別の方法をあなたにお勧めします。自分を助け，自己コントロールを成功させるためにこれらの道具を使ってください。この本は，そのような道具——他の人たちが実際に自分の飲酒をコントロールするのに役立った方法——がたくさん入った道具箱なのです。自己管理は意思や望みだけではうまくいきませんが，実行を伴えば達成されます。この本の後の章では，あなたが利用できる自己管理の3つの分野について説明があります。私たちがこの本を使って成功した人たちに何をしたか聞いたところ，彼らは自分たちに合いそうな方法を組み合わせて，**それを実行した**と話してくれました。方法を知るだけでは何かをしたことにはなりません。変化を起こすには，適切な方法を選んでそれらを実際に使ってみる必要があります。

あなたが飲む時に

　あなたが減酒するために最初に必要なことは，飲んでいる**最中**に行っているやり方を変えることです。つまり飲み方を変えることです。飲酒に伴うほとんどの問題は飲み過ぎることから起こるのです。あなたは，飲む**速さ**を変えることができます。しかしそれは思っているよりずっと難しいことです。なぜなら速く飲むのは，すでにあなたの習慣になっているから。あなたは自分の飲み方の速さを意識せず，ただそうしているかもしれません。

　この本の第2編では，あなたの飲み方を意識的に遅くするための系統だった方法が書かれています。

あなたが飲む前に

　さらに強く自己コントロールするための2番目の方法は，あなたの飲酒の引き金をきちんと知ることです。

　そのためには，あなたが飲んでいる環境と，飲み始める前に起きることについてよく考える必要があります。特定の人と一緒の時や特定の曜日や特定の時間に飲み過ぎている人がいます。いらだち，気落ち，怒り，あるいは祝い事のうれしさなどの特定の感情の時によく飲み過ぎる人もいます。

　この本の第3編では飲酒の引き金になるものを理解してそれを変えることによって，あなたのお酒の飲み方を前もって計画し，減酒する方法が書かれています。

飲む代わりに

　アルコールが及ぼす"効果"を求めて，多くの人が飲酒（そして飲み過ぎ）します。アルコールの効果は，たとえば酩酊のように明確に現れるものもありますが，他の効果はより微妙です。

　この本の第4編には，あなたが飲酒に期待している好ましい効果を得るためのアドバイスが書かれています。もし，あなたが飲酒によってどんなことが起きてほしいと思っているかを分かれば，あなたはそれを別の方法を使って得ることができるでしょう。たとえば，あなたがくつろいだり，眠ろうとしたり，よい気分になろうとして飲酒したとします。これらは好ましいことですが，飲酒がその唯一の方法なら，あなたはやがて行き詰まります。

　第4編は，あなたが選んだゴールが減酒でも断酒でも有用です。選択肢があれば，あなたは飲酒だけではない広い道から自由に選ぶことができ，自己コントロールへの第3の道が開けます。

減酒はあなたに合っていますか？

　すべての人にぴったりのアプローチはありません。ある人が安全に体重を減らせるダイエットが，他の人には無効か有害なこともあります。OTC薬（一般用医薬品）や処方薬は有用ですが，不適切に使われたら有害だったり命に関わります。同じように，今やアルコールにまつわる問題を克服する数多くの異なったアプローチがあり，この本に書かれた方法は1つの選択肢にすぎません。良いニュースは，効果的な選択肢のメニューがここにあり，そこから選べる，ということです。この章は，この本に書かれたアプローチのどれがあなたに役立ちそうか，最近の研究に基づいてあなたが決めるための章です。

減酒に関する研究

　考えるべき問いは，どんな人が最もうまく減酒を学び，それを維持できるのか？です。
　たくさんの研究がこの問いを検証し，答えはかなり一貫しています。アルコール問題やアルコール依存が**より軽いうちに**行動を起こした人が最も楽に減酒しています。一般的に減酒を達成し，維持できる可能性の最も高い人は以下のような人です。

- 飲酒について考える必要があるほどにはアルコール関連問題を多く起こしているが，**生活破綻**まで至っていない人。
- 飲酒に問題があることは認識しているが，自分が"アルコール中毒"とは思っていない人（時には"アルコール中毒"かと疑問に思うが）。
- 重度のアルコール問題やアルコール依存症の家族歴がほとんどない人。
- ここ10年以内にアルコール関連問題を起こした人。
- 身体的アルコール依存がない人（つまり，1〜2週間断酒したり精神安定剤を止めても離脱症状による身体的な不快がない人）。

　ここには幅広い層の人が含まれます。たとえば次のような人たちです。

- **ジョセフ**：この中年男性は，家族が彼の飲酒量をとても心配しているのを知り，すでに2カ月間断酒をしています。彼は相当に飲む人でしたが，急に断酒しても不快な症状（離脱症状）を感じませんでした。彼には良い仕事があり，飲酒に関連した大きなトラブルを家以外では起こしたことがありません。「また飲み始めると思うよ」「また飲み始めても，適度な飲酒量に留めて，決してそれを過ぎないようにするさ」と彼は言います。
- **ルース**：ルースは何杯かビールを飲んで，飲酒運転で逮捕されてショックを受けました。彼女の名前と写真が新聞に載って，恥ずかしく思っていました。「酔っぱらっているなんて思わなかったの」「まったく大丈夫だと思っていたけど，警官が調べたら法律上の限度を2倍も超えていたのよ。もう二度とあんな目に遭いたくない」と彼女は言いました。
- **C. J.**：この20代男性は「どうしたらいいかわからない。飲み過ぎて自分のためになっていないことは知っていたよ。大学を卒業したら，こっちも卒業すると思っていたけど，そうはならなかった。そして，しらふだったら決してやらないことをしでかしてしまった。でも，残りの人生を飲まないで過ごす自分なんて想像できないよ！」と私たちに言いました。
- **クリス**：新婚の彼女は「結婚したから，そろそろ腰を落ち着けなくてはと思います」と言いました。「メキシコまで友達と出かけて，楽しい時間を過ごしたものです。パーティーに出るのが大好きです。もちろん子どもができれば当然やり方を変えなければと思いますが，まだ楽しい時間を諦めきれないんです」
- **フラン**：退職前，彼は飲み明かす程には飲みませんでした。突然『毎日が日曜日』になりました。「仕事が私の人生のすべてで，他にやることがあまりなかったのです。今では家でひとりぼっちで，眠りにおちるまでワインを啜って時を過ごしています。医者が私にどれくらい飲んでいるか聞いて，私が答えたら，医者があなたたちに相談するように指示したのです」

　他にいくつか重要な検討事項があります。次の場合は，適度なアルコールの摂取でさえお勧めできません。

- あなたが妊娠中か，妊娠の希望がある場合。アルコールは受胎の日から胎児に危険ですし，妊娠中の安全な飲酒量はまったくわかっていません。
- 何か身体の病気（肝臓病とか胃潰瘍のような）に罹っている場合は，少しのお酒でも病状が悪くなりえます。医師がこれについて評価すべきです。最近，きちんとした身体診察を受けていないなら，この減酒プログラムを始める前に受けるよう強くお勧めします。
- 少しアルコールを飲んでも，行動のコントロールを失う傾向（たとえば，攻撃的・暴力的になる傾向）がある場合。
- アルコールが体内に残っているのに運転する場合。たった1回の事故でも，あなたや他人の生命を奪うことがあります。
- あなたが精神安定剤・鎮静剤・睡眠薬またはアルコールと併用すると危険な薬物を服用している場合。薬剤師さんに相談を！
- 最後につけ加えるのは，あなたが1年間以上断酒に成功しているなら，断酒を維持することを強くお勧めする，ということです。

2つの自己評価テスト

　この自己コントロール法を試した人（カウンセラーと一緒にまたはこの本を自分で読んで）の予後調査から，私たちは誰が減酒をうまくできるか予測できるようになりました。私たちは，この減酒プログラムに入る人に2つの広く知られている質問票を実施しました。あなたもこの2つの自己評価テストを行うと，自分の得点がわかります。そして，あなたの得点とすでにこのアプローチを試した人々の結果に基づいて，あなたが減酒か断酒かどちらに成功する率が高いかの見通しを得ることができます。

前もって，あなたは減酒に成功する確率を知ることができます。

ミシガン・アルコール症スクリーニングテスト

　1つ目の質問票は24項目で，ミシガン・アルコール症スクリーニングテスト（MAST=the Michigan Alcoholism Screening Test）[8] と呼ばれています。これはアルコール関連の問題を診断するのではなく，広くスクリーニングするために作られています（**スクリーニング**とは問題があるかどうかをチェックする過程で，**診断**とは問題があることを確認することです）。正直にそれぞれの項目の「はい」か「いいえ」を丸で囲んで質問に答えてください。

　さて，あなたが○をつけた答えの点数を合計しましょう。たとえば，あなたが第1問に「いいえ」と答えたら2点ですが，「はい」と答えたら0点です。あなたが○をつけた項目の得点合計があなたのスコアです。

アルコール依存スケール

　2つ目の質問票は，アルコール依存スケール（ADS=the Alcohol Dependence Scale）[9] で，個人のアルコールに対する依存度を評価するためにつくられました。ここでの「依存」とは，身体依存だけではありません。**アルコール依存**とは，ある人の生活が次第にアルコール中心になり飲酒頼みになるパターンのことです。もう一度，それぞれの項目の当てはまる箇所に正直にチェックを入れましょう。さあ，始めてください。

　ADSのチェックが終わったら，得点を合計しましょう。25項目のそれぞれについて，あなたがチェックした欄の右下隅に書かれた点数を足してください。たとえば，あなたが3の質問に「いいえ」と答えたら0点を，「時々」と答えたら1点を，「飲んだ時はほとんど」と答えたら2点をスコアに足します。最終的なスコアは，25項目すべての点数の合計です。

3章　減酒はあなたに合っていますか？　31

ミシガン・アルコール症スクリーニングテスト（MAST）

1. 自分がふつうの酒飲みだと感じていますか？	いいえ （2）	はい （0）
2. 飲んだ翌朝に，前の晩のことを一部思い出せなかったことがありますか？	いいえ （0）	はい （2）
3. あなたの家族メンバー（妻・夫・親など）は，あなたの飲酒を心配したり文句を言ったりしますか？	いいえ （0）	はい （1）
4. 1飲酒単位か2飲酒単位飲んで，さほど苦労せずに飲むのを中止できますか？	いいえ （2）	はい （0）
5. 自分の飲酒で後悔したことがありますか？	いいえ （0）	はい （1）
6. あなたの友人や身内は，あなたをふつうの酒飲みだと思っていますか？	いいえ （1）	はい （0）
7. 飲酒を止めようと思った時は，いつも止められていますか？	いいえ （2）	はい （0）
8. AA・断酒会に参加したことがありますか？	いいえ （0）	はい （5）
9. 飲んでいる時に喧嘩したことがありますか？	いいえ （0）	はい （1）
10. 飲酒のために，あなたやあなたの配偶者（夫／妻）に問題が起きたことがありますか？	いいえ （0）	はい （2）
11. あなたの配偶者（もしくは他の家族メンバー）が，あなたの飲酒で誰かに助けを求めたことがありますか？	いいえ （0）	はい （2）
12. 飲酒のせいで友人や恋人を失ったことがありますか？	いいえ （0）	はい （2）
13. 飲酒のために仕事でトラブルになったことがありますか？	いいえ （0）	はい （2）
14. 飲酒のせいで仕事を失ったことがありますか？	いいえ （0）	はい （2）
15. 飲んでいるために，2日以上連続であなたの義務や家族や仕事などを無視したことがありますか？	いいえ （0）	はい （2）
16. 正午より前に飲んだことがありますか？	いいえ （0）	はい （1）
17. 肝障害があると言われたことがありますか？	いいえ （0）	はい （2）
18. 多量飲酒のあと，ひどい震えや，そこにないものの声を聞いたり，ないものが見えたりしたことがありますか？	いいえ （0）	はい （2）
19. 飲酒のことで誰かに助けを求めたことがありますか？	いいえ （0）	はい （5）
20. 飲酒のために病院に行ったことがありますか？	いいえ （0）	はい （5）
21. 精神科病院か総合病院精神科病棟の患者になったことがありますか？	いいえ （0）	はい （2）

ミシガン・アルコール症スクリーニングテスト（MAST）（つづき）

22. 情緒の問題で，メンタルクリニックに受診したり，医師・ソーシャルワーカー・聖職者に助けを求めたことがありますか？	いいえ （0）	はい （2）
23. たとえ数時間でも，酩酊しての行動で逮捕されたことがありますか？（飲酒運転以外で）	いいえ （0）	はい （2）
24. 飲酒運転か酒気おび運転で逮捕されたことがありますか？	いいえ （0）	はい （2）

出典：Selzer, M. L. （1971）The Michigan Alcohol Screening Test: The quest for a new diagnostic instrument. *American Journal of Psychiatry, 127*（12）:1653-1658. Copyright 1971 by the American Psychiatric Association ; http://ajp.psychiatryonline.org. Reprinted by permission.

アルコール依存スケール（ADS）

1. 最後に酔った時，どの程度まで飲みましたか？	上機嫌になるかそれ以前 （0）	酔っぱらうまで （1）	気を失うまで （2）	
2. 日曜か月曜の朝は頻繁に二日酔いになりますか？	いいえ （0）		はい （1）	
3. しらふになる時に「震え」が出たことがありますか？（手の振戦，体の震え）	いいえ （0）	時々 （1）	飲んだ時はほとんど （2）	
4. 飲酒の結果，身体不調（たとえば 嘔吐とか胃けいれん）になりますか？	いいえ （0）	時々 （1）	飲んだ時はほとんど （2）	
5. 「振戦せん妄」になったことがありますか？──実際にはないモノが見えたり感じられたり聞こえたりするか，非常に不安になったり落ち着かなくなり興奮する──	いいえ （0）	1回 （1）	数回 （2）	
6. 飲んでいる時に体が不安定になったり，よろめいたりしますか？	いいえ （0）	時々 （1）	しばしば （2）	
7. 飲酒の結果，暑すぎると感じて汗をかく（熱っぽくなる）ことがありますか？	いいえ （0）	1回 （1）	数回 （2）	
8. 飲酒の結果，実際にはないモノが見えたことがありますか？	いいえ （0）	1回 （1）	数回 （2）	
9. 必要な時に飲酒ができなさそうだと，パニックになりますか？	いいえ （0）		はい （1）	
10. 飲酒の結果，ブラックアウト（意識はあるのに一部「記憶喪失」する）になったことがありますか？	いいえ （0）	時々 （1）	しばしば （2）	飲んだ時はほとんど （3）
11. 酒びんを持ち歩くか，すぐ手近に置いていますか？	いいえ （0）	時には （1）	ほとんど （2）	

3章 減酒はあなたに合っていますか？ 33

アルコール依存スケール（ADS）（つづき）

12. 断酒期間後は，多量飲酒になりますか？	いいえ (0)	時々 (1)		ほとんど毎回 (2)
13. 過去12カ月間で，飲酒のために意識喪失したことがありますか？	いいえ (0)	1回 (1)		1回以上 (2)
14. 飲酒期間後にけいれん発作を起こしたことがありますか？	いいえ (0)	1回 (1)		数回 (2)
15. 1日中飲んでいますか？	いいえ (0)		はい (1)	
16. 多量飲酒後に思考があいまいか不明瞭になったことがありますか？	いいえ (0)	たったの2〜3時間 (1)	1〜2日間 (2)	数日間 (3)
17. 飲酒の結果，頻拍になっていたことがありますか？	いいえ (0)	時々 (1)		数回 (2)
18. ほとんどいつも，飲酒やアルコールのことを考えていますか？	いいえ (0)		はい (1)	
19. 飲酒の結果，実際にはないモノの音が聞えたことがありますか？	いいえ (0)	1回 (1)		数回 (2)
20. 飲んでいる時に奇妙で怖い感覚に襲われたことがありますか？	いいえ (0)	1，2回 (1)		しばしば (2)
21. 飲酒の結果，実際にはないモノ（たとえば　虫とか蜘蛛）が自分を這い回るのを感じたことがありますか？	いいえ (0)	1回 (1)		数回 (2)
22. ブラックアウト（記憶喪失）に関して	ブラックアウトになったことはない (0)	なっても1時間以内 (1)	2，3時間続くブラックアウトを経験した (2)	1日かそれ以上続くブラックアウトを経験した (3)
23. 飲酒量を減らそうとするのに疲れるか，失敗しましたか？	いいえ (0)		はい (1)	
24. ガツガツ飲む方（早飲みする方）ですか？	いいえ (0)		はい (1)	
25. 1飲酒単位か2飲酒単位飲んだあとで，ふつうは飲むのを中止できますか？	いいえ (1)		はい (0)	

出典：Horn, J., Skinner, H. A., Wanberg, K. & Foster, F. M. (1984) *The Alcohol Dependence Scale (ADS)*. Toronto, Ontario, Canada : Centre for Addiction and Mental Health. Copyright 1984 by the Centre for Addiction and Mental Health and Harvey A Skinner. Reprinted by permission.

あなたのスコアは，あなたに何を教えてくれるか？

MAST（ミシガン・アルコール症スクリーニングテスト）は，飲酒に関連した問題の程度を測る良いテストです。テストの作成者によると，5点以上は飲酒について検討すべき状態です。個人差はあるものの，飲酒問題について専門的な治療が必要な人たちはMASTでたいてい20点以上です。

一方，ADS（アルコール依存スケール）は，アルコールに依存する行動パターンがどの程度進行しているかを示します。これも個人差はありますが，アルコール問題の治療を受ける人の大部分は，ADSでたいてい20点以上です。テストの作成者によると，以下のような解釈になります [10]。

得　点	意　　味
1〜13	アルコール依存は軽度
14〜21	アルコール依存は中程度
22〜30	アルコール依存はかなり重度
31〜47	アルコール依存は重度

私たちはこの本に書かれた自己コントロール・プログラムを始める人たちに，紹介した2つのテスト（MASTとADS）を行いました。その後，最長8年間の追跡調査を行い，誰が減酒を維持し，誰が完全断酒したかを確認しました。これら2つのグループ（断酒者と減酒者）は，両方のテストで大きく異なる結果を出しました。この情報が，あなた自身が減酒か断酒かの決断をする際に助けになると期待して，私たちはそのまとめを36ページに記載します。もちろん，すべての治療研究でそうであるように，参加者の約3分の1は追跡期間中にも大量飲酒し続けました。

さらに私たちの研究によって以下の特筆すべきこともわかりました。私たちの研究では，参加者は自分ひとりでこの自己啓発本の説明に従って実行する人と，6〜8週間，毎週カウンセラーに会って同じプログラムを受けて実行する人とに，ランダムに振り分けられました。自分ひとりでこの本を使って実行した人は，カウンセラーと一緒に実行した人と同じくらい成功しました。彼らの結果は前に述べた人たちと平均的に同じでした。

さて，どうしましょう？

決断すべき時が来ました。自分の酒の飲み方を変える理由（2章）を考え，減酒と断酒のどちらが成功しそうかを学びましたが，それに基づいて，あなたはどうしますか？

あなたが断酒こそ最善の方法だと考え，酒を止めるために何らかの助けを必要とするなら，30章にある多くの良い治療法や他の情報を利用できます。あなたはこの本の第4編（「飲む代わりに」）の中にも，有用な資料を見つけるでしょう。その資料には，飲酒の助けを借りて達成したいと人が時に望むことを，アルコールなしで行う方法が書かれています。一方，あなたが減酒を試したいと

MAST得点と減酒

MAST得点が下記の人は	断酒と減酒で以下の結果となる
低い 0〜10	この人々は，ほとんど問題ないかまったく問題なしに，減酒できる。完全断酒はあまりしないが，最終的に1/6の割合で断酒する。
中等度 11〜18	このグループでは，断酒する人と問題ない減酒をする人とがほぼ同じ割合である。かなり減酒するが，まだ問題が残っている人々もいる。
高い 19〜28	このグループは最も完全断酒になりやすい。わずか1/12の割合で問題がない減酒を維持している。飲酒問題を克服した人のほとんどが完全断酒である。
非常に高い 29以上	この人々は最も難しい。このグループで飲酒問題を克服した人はみな，断酒でそれを達成している。私たちの研究では，この高得点で問題が起きない減酒に成功し維持している人はいない。

ADS得点と減酒

ADS得点が下記の人は	断酒と減酒で以下の結果となる
低い 0〜14	この人々は，ほとんど問題ないかまったく問題なしに，減酒できる。完全断酒はあまりしないが，最終的に1/12の割合で断酒する。
中等度 15〜20	このグループでは，断酒する人と問題ない減酒をする人とがほぼ同じ割合である。かなり減酒するが，まだ問題が残っている人々もいる。
高い 21〜27	このクループでは，断酒する人が問題ない減酒を維持する人の倍の割合となる。わずか1/5の割合で問題ない減酒が維持できる。
非常に高い 28以上	このグループで飲酒問題を克服した人はみな，断酒でそれを達成している。私たちの研究では，この高得点で問題が起きない減酒に成功し維持している人はいない。

決意した場合は，この先を読み続けてください。この本に書かれた方法は，あなたが減酒するために最も良い方法です。もしあなたが減酒を維持できると思うなら，最善の努力をしてみましょう[11]。

　私たちが述べた方法があなたに合えば，あなたは自分が知りたいことを学んだことになります。そして，たまたま減酒ではうまくいかないと分かった場合でも，あなたが学んだことは，次にどう進むかの計画を立てる際に役立つでしょう。

　私たちが過去に会った人々は，こういう決断をしました。

　多量飲酒にもかかわらず，ジョセフはMASTでは中間レベルの得点で，ADSでは低い得点でした。彼は2カ月程アルコールから遠ざかりましたが，断酒を維持したいとは思っておらず，減酒プログラムに進む決心をしました。

個人的な意見：希望と選択

　私は2型糖尿病（インスリン非依存性糖尿病）が持病で，人に『デザートは食べられるの？』と訊かれることがあります。診断された直後は，「もう甘いものは食べられない」という考えと格闘していました。「できない（食べられない）」という考えに私は反抗したかったのです。ある時，私は甘い物を食べることができる（確かに可能だ）し，実際にたまには食べることができるが，自分の健康のために食べない方を選んでいる，という考え方がひらめきました。そう考えることは私に解放感をもたらしました。この考えで，自分が束縛され困窮してみじめだという考え方が消えていくこともわかりました。私が甘いものを食べるかどうか，他人は誰も決めません。私は健康でいたいので，自分が食べるものを注意深く選んでいるのです。

　私は同じことが飲酒についても言えると思いました。「私は飲めない」という考え方は，ある人には効果がありますが，反発する人もいます。私が一緒に仕事をしていた仲間の1人が，ある時，自分の家族を守るために断酒すると決断しました。「断酒は，あなたがしたいと思ったの？」と私は聞きました。そうすると彼は「いや違う。断酒は自分が**したい**ことではないよ。しかし正しいことだと思うから，断酒**しようとしているの**さ」と言いました。あなたも，行動を変える時に**そうしたいと思う**必要まではないですよ！　　　──ウィリアム・R・ミラー

　C.J. は大学を卒業してちょうど2年後の検査結果──MASTでは非常に高い得点，ADSでも高い得点──に愕然としました。C.J. の父親は深刻なアルコール問題を抱え，膵臓ガンのために50代で亡くなりました。折り合いをつけるには苦い事実でしたが，長生きするためには完全断酒が最善だ，と彼は決断しました。もちろん，今までは飲酒がすべての中心だったので，アルコールなしで友人も愉しみも報われる人生もどうやって探すかは難題でした。私たちは第4編に書かれた方法を駆使して，C.J. が断酒に転換しようとする作業を一緒に行いました。

　フランは，MASTとADSのどちらでも，ジョセフとC.J. との中間でした。つまり，MASTでは高い得点でADSでは中間の得点です。彼の成功率が高いのは，減酒より断酒でしたが，すでに何回も断酒しようと試みて失敗していました。減酒プログラムという新しい選択肢ができて，彼は最終的にそれに取り組むことを希望しました。

3章　減酒はあなたに合っていますか？　37

PART

2

第2編
あなたが飲む時に

ここまで読んできたところで，あなたは減酒（適切に低減した飲酒）を始める心構えができたか，少なくとも自分の飲酒をどのようにコントロールしようかと考えているでしょう。第2編の各章では，飲酒量を減らす具体的な方法を提案します。当然，それは全体の内容の一部に過ぎません。後の章では，あなたが飲む前にすべきこと（第3編），飲む代わりにすること（第4編）が，述べられています。

　一部の人たちは，まあまあ安定した飲酒者たちです。彼らは，決まって同じ量のアルコールをほとんど毎日のように飲みます。彼らはコントロールを失った飲み方をしたことはありません。ただ，飲む量が多いだけなのです。アルコールへの依存度が大きくなるに従って，飲酒量を適度で問題のない水準まで減らすには，より多くの努力が必要になってきます。

　それ以外の人たちは，時々飲み過ぎます。彼らはあまりにも短い時間の間に多くを飲み過ぎて，悪い結果を招くのです。彼らが危険なのは，彼らが毎日飲む量によるのではなく，特定の状況下で時々めいっぱい飲んでしまうからです。ある飲み過ぎと次の飲み過ぎの間は，彼らは適度な量飲むか，全然飲みません。もちろん，中には毎日のように飲み過ぎ，より深刻な話の種になる人たちもいます。

　あなた自身の飲み方がどうであれ，この章では，あなたが順序だてて減酒に取り組む方法の概念が述べられています。ゴールは，あなたや他の人たちを危険にさらしたり害を及ぼすレベル以下にあなたの酒量を減らすことです。

自由意志での実験

　人間は，習慣——多かれ少なかれ知らず知らずのうちに発展していく行動パターン——には弱いものです。過量飲酒もそうした習慣の1つで，自分自身ではあまり考えていないうちに進行します。第2編の大部分は，1つの確立された習慣を変え，それを減酒（適切に低減した飲酒）という新しい自動的なパターンに置き換えることに関するものです。こうした移行をするための1つの方法は，新しい習慣を確立する前に，意識的に以前の習慣を破ることです。

　妙に思われるかもしれませんが，減酒の幸先良いスタートを切るためには，アルコールから一時離れてみるのが1つの良い方法なのです。ある人たちには，このプログラムを始める前に2週間ぐらいアルコールなしで過ごしたのが非常に役立ちました。こうするのが良い理由はいくつもあります。

1. 古い飲酒習慣を破って，あなたが新しい習慣を身につける良いきっかけを与えてくれます。
2. あなたが精神安定剤や鎮静剤のようなアルコール代わりの薬物を飲んでいない限り，あなたが身体的にアルコールに依存していないことを確かめる間違いのない方法になります（次項をみてください）。
3. あなたが一定期間アルコールなしで過ごせることを示してくれます。
4. あなたの生活の他の部分がどのように飲酒と絡んでいるかを見つけて，どの程度まであなたが，心理的にアルコールに依存しているかを判断するのに役立ちます。
5. 最後ですが大切なのは，断酒の継続を選んだのは自分自身だと発見するかもしれないこと

40　第2編　あなたが飲む時に

です。

　ある意味では，これはあなたが自分自身の飲酒をいかに自由に管理できるかを探るための，自由意志に基づく実験です。

　この自己コントロールプログラムを始める多くの人たちが，このアルコールからの"休暇"を試みてもいいなと思っていました [12]。つまるところ，本当の減酒とは，数日あるいは数時間断酒している期間を延長することでもありますから。もし，あなたがたった2週間でさえアルコールを飲まないことに抵抗を感じるなら，この自由意志に基づく実験は，あなたにはさらに大きな意味があります。

　もちろん，選択権はあなたの手中にあります。これは絶対**必要な**最初のステップではありません。もし，あなたが2週間の断酒期間をおかないで自己コントロールプログラムを始めても，あなたはこの後に述べる方法をすべて利用できます。それでもなお，私たちは2週間の事前断酒を自由意志に基づく実験としてあえて推奨したいのです。

アルコールに対する身体依存

　アルコールは，強烈な身体依存をもたらす薬物です。あなたが長期間にわたって大量のアルコールを摂取し続けると，あなたの体は正常に機能するためにアルコールの力に頼るようになります。そこでもし，アルコールの供給が突然減少したり，完全になくなったりすると，身体は数日の間，さまざまな状態で不快な反応を示します。このプロセスは離脱症候群と呼ばれており，身体の不愉快な反応は離脱症状として知られています。依存や離脱症状は人によって大きな違いがあります。一部の人たちは，やや速く身体的にアルコールに依存するようになります。それ以外の人たちは，長年飲み続けて止めても，明らかなアルコール離脱症状が出ません。

　どの程度の速さにしても，酒量を減らし始める時に身体が不愉快な反応を起こす可能性に対して，あなたは対応策を準備する必要があります。身体依存が強い場合，アルコールによる離脱症状は，ヘロインによる離脱症状より遥かに危険です。

　ふつうは，アルコールの消費が徐々に減らされる場合には体の抵抗も穏やかですが，ある程度の離脱症状を体験するでしょう。これらの症状は，頭痛やばくぜんとした緊張感や"震え"から，幻覚やけいれん発作といった激しい反応にまで及びます。もしあなたが，酒量を減らし始めて不快な感じがするようだったら，ただちに医師に相談する必要があります。医師こそが，離脱症状の重さを判断して，安全に症状を緩和してくれる最善の人物です。一般的に，次のような状態のときは，激しい離脱症状が出やすくなります

- 日常的に大量のアルコールを飲んでいる。
- アルコール（あるいは抗不安薬のようなアルコールに代わる他の薬物）を数日間抜いて過ごせたのは，かなり前のことである。
- 過去にあなたが1日かそれ以上飲むのを止めた時に，あなたの身体が不愉快な反応を起こした。

第2編　あなたが飲む時に　41

適切な医学的な管理をすれば，アルコールの離脱症状は危険ではなく，あまり苦痛も感じません。疑わしいと思った時には，かかりつけ医に相談しましょう。

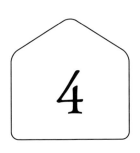

さあ，始めよう

限度を決める

　何かを望んで変える時に，重要な第一歩は心の中で明確なゴールを定めることです。自分のためのはっきりした限度（飲酒の許容量）を決めることは，おそらく減酒（適切に低減した飲酒）の最も簡単な戦略です。そして，多くの人が最初に試します。

　あなたの限度は，どれくらいにすべきでしょうか？　もちろん，それはあなた次第ですが，ここにあなたが決める際の参考になる多くの情報があります。

"1杯"の中味は何でしょう？

　人が"1杯（のお酒）"で意味するものには，大きな違いがあります。私たちが治療した1人の女性にとっては，1杯とはベルモット（薬草で味をつけたワイン）を少々入れたジンを縁まで満たした8オンス（250ml）のグラスのことでした。彼女が2杯しか飲まなかったと言った場合，2缶のビールを飲んだ男性とはまったく異なる状態を意味していたのです。

　そこで私たちには，1杯のお酒の中味に関する共通して使える定義が必要です。幸い，すべてのアルコール飲料はエタノールまたはエチル・アルコールとして知られる同じ種類のアルコールを含んでいます。このことによって，すべてのアルコール飲料の杯数は，ある標準飲酒単位で換算できます。標準飲酒単位の大きさは，国により異なります [13]。

　アメリカの1標準飲酒単位は，2分の1オンス（15ml）＝12gの純エチル・アルコールを含むすべての飲料の量として定義されており，ふつうに提供されるアルコール飲料の1杯によく対応しています［訳注1］。

［訳注1］日本の1標準飲酒単位（1単位）は20gの純エチル・アルコールを含むすべての飲料の量として定義されています。最近では，1ドリンク（10gの純エチル・アルコールを含むすべての飲料の量）も使われます。44ページの例は，原著にあるアメリカ合衆国の記述に加えて，日本の標準飲酒単位とアルコール飲料の量を記載します。

以下は日本の1単位（純アルコール20g）および合衆国の1飲酒単位（純アルコール12g）のアルコール飲料の量です。

	日本の1単位	合衆国の1飲酒単位
ビール （度数　5度）	500mℓ	300mℓ
日本酒 （度数　14度）	180mℓ＝1合	107mℓ
焼酎・泡盛 （度数　30度）	80mℓ＝0.5合	50mℓ
酎ハイ （度数　7度）	350mℓ	214mℓ
ワイン （度数　12度）	200mℓ	125mℓ
ウイスキー （度数　40度）	60mℓ	37mℓ

　同じ飲酒単位のアルコール飲料のそれぞれには，同じ種類でほぼ同じ量のアルコールが含まれています。

　この本の表と解説は，すべてこの合衆国の標準飲酒単位に基づいています [訳注2]。

　もしあなたが数学好きなら，どれくらいのエチル・アルコールをあなたが消費しているかを正確に算出するのはまったく簡単です（もしあなたが数学嫌いなら，この段落はとばして読んでください）。

　飲料の容量に，それに含まれるアルコールの度数を小数になおして掛けてください。さらにアルコールの比重係数0.8を掛けてください。それがあなたの消費したエチル・アルコールの質量です。

　　たとえば5度のビール500mℓが1缶なら，　　40度のウイスキーダブルなら，
　　　500 × 0.05 × 0.8 ＝ 20g となります。　　　60 × 0.4 × 0.8 ＝ 19.2g となります

有害な飲酒を避けるために勧められる毎日の限度

　さまざまな医学や科学分野の機関から，ふつうは1日当たり推奨できる最大限の飲酒単位数の形で，安全な飲酒の指針が示されています。アメリカ国立アルコール乱用依存研究所NIAAA（www.niaaa.nih.gov）──アメリカにおけるアルコールに関する科学的研究の大半を資金援助している連邦政府の機関──が出した減酒（適切に低減した飲酒）の指針は，女性は平均して1日当たり1飲酒単位純アルコールで12g（週に7飲酒単位純アルコールで84g）まで，男性は平均して1日当たり2飲酒単位純アルコールで24g（週に14飲酒単位純アルコールで168g）までで，それ以上は飲むべ

［訳注2］以下の記述では，アメリカ合衆国の標準飲酒単位──純アルコール12g相当──を「**飲酒単位**」と表記します。これは，現在の日本においては，厚生労働省が定めた1単位──純アルコール20g相当──とWHOが定めた1ドリンク──純アルコール10g相当──とが混在して使用されており，さらに原著の記述をすべて厚生労働省やWHOの標準飲酒単位に換算すると整数値でなくなるためです。
［訳注3］日本の厚生労働省（以下，厚労省）が出した『健康日本21』における「節度ある適度な飲酒」は，1日平均純アルコールで約20g程度（1単位）で，**女性と65歳以上の高齢者においてはより少量が望ましい**，という内容になっています。

> 同じ体重の男女がまったく同じ量のアルコールを飲んだ場合，女性の血中アルコールのレベルの方が顕著に高くなります。

きでないという内容になっています [訳注3]。飲酒がこれらの限度を超えると，問題や疾病や総死亡率の危険度もまた上昇します。また多くの保健機関が，毎日アルコールを飲まないで休肝日を設けることを勧めています。なぜ，指針に性差（性別による差）が設けられているのでしょうか？　第1に，男性は女性より身体が大きい傾向があり，そして体重は（この章の後半で述べられているように）アルコールが及ぼす効果に密接な関係があります。第2に，男性はアルコールが血流に達する前に，それを胃の中でより急速に代謝します。よって，たとえ同じ体重の男性と女性がまったく同じ量のアルコールを飲んだとしても，女性の方は著しく血中アルコール濃度の高い状態になり，より激しく酩酊します。

全国的な平均値

　もう1つ比較のための基準になるのが，平均的な人たちがどれくらいの量を飲んでいるかを調べることです。先を読む前に，自分で推測してみるのも一興でしょう。

　平均的な成人男女が，いつもの飲む日に1日当たりどのくらいの量の飲酒をしているとあなたは思いますか？ [訳注4] 答えは，46ページにあります。

通常の1日の限度

　ここでさらに複雑な問題に入る前に，あなたの通常の1日の限度——あなたが選ぶ1日ごとと1週間ごとの上限飲酒単位数はどう決めるか——を考えてみましょう（私たちは少し後で特別な場合の限度について考えます）。これまでに論じられてきた推奨される1日の上限と，全国の飲酒の資料の両方を考慮に入れましょう。これまでに分かったことに基づいて，あなたが自分の限度として設定するゴールは，

　　1日当たりの飲酒単位数は？　　＿＿＿＿＿＿です。

　　1週間当たりの飲酒単位数は？　　＿＿＿＿＿＿です。

　　（飲酒単位は44ページ参照）

[訳注4] 以下もアメリカ合衆国の調査でなく，日本の調査結果を示します。原著37ページから39ページの記述は，合衆国のものなので割愛しました。

4章　さあ，始めよう　45

飲酒の国民標準表（日本成人男性）

飲酒量は日本の単位（44ページ表参照）

飲酒頻度・飯酒量	人　数	日本の成人男性100人中で
月1回以上飲んで飲む日は 5単位以上の人→	2人	2人 1〜2位
月1回以上飲んで飲む日は 4単位以上5単位未満の人→	2人	2人 3〜4位
月1回以上飲んで飲む日は 3単位以上4単位未満の人→	5人	5人 5〜9位
月1回以上飲んで飲む日は 2単位以上3単位未満の人→	14人	14人 10〜23位
月1回以上飲んで飲む日は 1単位以上2単位未満の人→	25人	25人 24〜48位
月1回以上飲んで飲む日は 1単位未満の人 ＋ ほとんど飲まない（飲めない）人 ＋ やめた（1年以上やめている）人　→	52人	52人 49〜100位

3合以上の多量飲酒している人は次の通りです。
★毎日，4単位以上の多量飲酒している人は，100人中1人だけである（成人男性100人中1位）。
★毎日，3単位以上の多量飲酒している人は，100人中4人だけである（成人男性100人中4位以内）。
★1週間に5日以上飲み，飲むときは3単位以上の多量飲酒している人は，100人中5人だけである（成人男性100人中5位以内）。
★1週間に3日以上飲み，飲むときは3単位以上の多量飲酒している人は，100人中8人だけである（成人男性100人中8位以内）。

飲酒の国民標準表（日本成人女性）

飲酒量は日本の単位（44ページ表参照）

飲酒頻度・飯酒量	人　数	日本の成人女性100人中で
月1回以上飲んで飲む日は 4単位以上の人→	1人	1人 1位
月1回以上飲んで飲む日は 3単位以上4単位未満の人→	2人	2人 2〜3位
月1回以上飲んで飲む日は 2単位以上3単位未満の人→	3人	3人 4〜6位
月1回以上飲んで飲む日は 1単位以上2単位未満の人→	9人	9人 7〜15位
月1回以上飲んで飲む日は 1単位未満の人 ＋ ほとんど飲まない（飲めない）人 ＋ やめた（1年以上やめている）人　→	85人	85人 16〜100位

（日本アルコール・薬物医学会雑誌，45（1）；38-48, 2010による）

（参考）アメリカ成人のアルコール消費の標準値

	〈男性〉	〈女性〉
禁酒者・非飲酒者	28%	40%
一時的飲酒者（週に1飲酒単位未満）	23%	31%
週に1飲酒単位未満の成人（上の2つの計）	51%	71%

血中アルコール濃度（BAC）

　ここまで私たちは，平均について話してきました。しかし，行動や身体に対するアルコールの影響の話になると，本当に問題になるのはどれくらいの量のアルコールが血液中にあるか？です。脳や器官に影響するのは血液の中のアルコールです。

　血液中のアルコールの量は，血中アルコール濃度またはBACと呼ばれています。BAC（Blood Alcohol Concentration）は，通常，100mℓの血液当たりのアルコールのミリグラム数で記録されます（略してmg％と表記）。一般的な表示では，BACはしばしば（0.08や0.15のような）小数として示されたり，1,000で割られたmg％で表示されます（小数点を右へ3桁移動するだけ）。私たちはmg％での表示を好みますが，それは整数の方が小数より混乱が少ないことと，BACが本当は百分率ではないことの両方の理由からです（技術的に言えば，それは容量に対する重量の比率です）。したがって私たちは，この本でBACを考える時にはmg％を使います[訳注5]。しかし，それを一般的な小数点の形態に換えたい場合には，小数点を左へ3桁移動かすだけでよいのです。

　誰かのBACについての妥当で正確な予測は，吐息のサンプルによって得られます。これが，ハイウエイのパトロール警官たちが運転者の酩酊度を調べるために息のサンプルを採る理由です。すぐ分かるように，あなたもまた，ちょっとしたことを知るだけで，いつでも自分のBACを予測できます。これは特に役に立ちます。なぜなら，研究によれば，過度の飲酒者たちは身体の内部の兆候から自分自身の酩酊の度合いを判断することが難しいからです[14]。つまり，より多く飲む人ほど，自分たちが実際にどれほど酔っているかを感じるのが難しくなるわけです。

> より多く飲む人たちほど，実際の自らの酩酊度を感じづらくなります。

[訳注5] 日本では警察庁サイトを始め，飲酒運転に係る機関が呼気アルコール濃度をmg/ℓ単位（小数表示）で示しています。また，mg/mℓ単位のBACに0.5をかけるとmg/ℓ単位の呼気濃度になります。この項目に最も関係するのが飲酒運転なので，混乱を避けるために以下はmg/mℓ単位で表示します。

あなたはどう思いますか？

アルコールは，一般的に人の気分を良くしますか，悪くしますか？　＿＿＿＿＿＿

答えは，49ページの囲み記事「アルコールの事実」の中にあります。

BACのレベルの効果 [訳注6]

　酔いの効果の大部分は，アルコールの脳への作用によって生じます。アルコールの影響は血液中の量からはっきりと予測できます。よって，もしあなたが誰かのBACを知っていれば，あなたはアルコールがどんな影響を彼または彼女に与えそうか，おおまかに予測できます。いくつかの例を挙げてみましょう。

- 0.2mg/mℓくらいの軽度で適度な飲酒者たちは，何らかの微妙な影響を感じ始めます。これが，1飲酒単位（ビールなら250mℓ）飲んだ後に達する，おおよそのBACです。

- 0.4mg/mℓくらいのほとんど軽度で適度な飲酒者たちは，リラックスしはじめます。このレベルでは，反応時間と微細な運動技能が明らかに減損されて，運転に影響を及ぼします。すでにかなりの国々が，このBACの水準で運転することを違法だとしています [訳注7]。運転する際に真に「安全な」アルコール量はないので，私たちは，最終的には法律的な限度は0.2mg/mℓ（20mg％）以下にすべきだと考えています [15]。

> 0.55mg/mℓに達する時までに，アルコール本来の効果は，すでに現れている。

- 0.55mg/mℓある時期に，アメリカ合衆国における全国の速度制限は，毎時55マイル（時速90km）でした。そしてこれは，飲酒に対してもまた，適用すべき限界を示す制限値でしょう。血中濃度0.55mg/mℓに達する時までにあらゆる望ましいアルコールの効果は生じているのです。これ以上のレベルになると，効果は一転して否定的な局面を迎えます。判断力・認知力・学習能力・記憶力・協調運動・性的な興奮・警戒心・自己コントロールなどのすべてが衰え始めます。同時に，このレベル以上では記憶力も徐々に影響され始めるので，より低いBACのレベルでは憶えていたことも，より高いレベルのBACでは，その記憶をところどころ失いがちになります。

- 0.6mg/mℓぐらいになると，判断力が損なわれます。そのことに必ずしも気づかなくても，人は自分の能力（運転や水泳などをする能力）について理性的な判断をするのがより困難にな

[訳注6] 呼気中アルコール濃度値mg/ℓ はBAC×0.5で算出されます。
[訳注7] 日本の酒気帯び運転の基準は下記のとおりです。
　　　　呼気中アルコール濃度　0.15mg/ℓ 以上0.25mg/ℓ 未満　→　免許停止90日間
　　　　呼気中アルコール濃度　0.25mg/ℓ 以上　　　　　　　　→　免許取消し　欠格期間2年
　　　　　　　　　　　　　　　（警察庁 site［https://www.npa.go.jp/bureau/traffic/insyu/info.html］より）

アルコールの事実：アルコールの気分に与える効果

　多くの人は0.2〜0.4mg/mlの低い血中アルコール濃度でちょっと幸福でリラックスした気分になります。しかし0.6mg/ml当たりでは、気分はアルコールがない状態へ逆戻りします。さらに、好ましい気分の効果は、人が実際には飲んでいなくても自分は飲んでいると思っている時でさえも生じます。つまり、気分の高まりはアルコール自体とはほとんどあるいはまったく関係ないのです。実際はアルコール自体は、中枢神経系の抑制薬なのです。

　0.6mg/ml以上になると、悪い報せがあります。酩酊度が増えるに従って、気分は実際には落ち込む傾向が見られます。しかし、おかしなことが起こります。完全に酔いが醒めた後で、飲んでいた間に彼らがどのように感じていたか人に訊いてみると、彼らはしばしば幸福だったと言うのです！　彼らは、最初の1杯の効果は憶えていても、2〜3杯も飲むと自分たちの気分に起きたことをえり好みして忘れているかのようです。アルコールによる記憶障害は、気分が最初の時点以下に落ち込んだまさにその辺りから起き始めるので、そうなります。

　結論：あなたは、文字どおり"ハッピー・アワー（幸福な時間）"を体験しますが、あなたの飲み方があまりにも速い場合は、それから後はどんどん気分は落ちていきます。

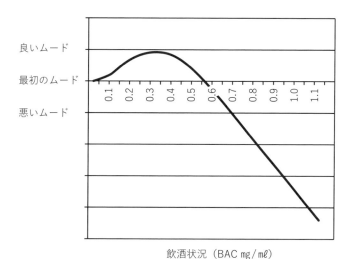

BACの増加に伴って起きる気分の典型的なグラフ

ります。そして，しらふなら冒しそうもない危険を冒します。このレベルでは学習力や記憶力も損なわれ始めます。アルコールによる酩酊で危険なのは，良好な判断力が最初に失われやすく，それゆえあなたの判断がくもってきた時にそれを判断するのが難しい，ということです。

- 0.8mg/mℓぐらいでは，筋肉運動の協調力と運転の技術が完全に損なわれます。現在では，これが合衆国の大部分の州で法律的な酩酊のレベルになっています。一部の州では，すでにより低い限度が施行されています。
- 1.0mg/mℓぐらいでは，記憶・反応時間・運動の制御と協調が完全に劣化します。
- 1.2mg/mℓぐらいになると，このレベルに徐々に達するか，あるいはアルコールに対する耐性が高くなっている人でない限り，通常は嘔吐します。これが，過剰摂取に対する身体の最初の防衛線です。
- 1.5mg/mℓでは，体のバランスが損なわれます。そして多くの人が，直線上をまっすぐ歩くのが難しくなります。このBACのレベルは，8飲酒単位（日本酒なら4.8合，30度焼酎なら2.4合あるいは約10オンス＝300mℓのウイスキー）と等しい量のアルコールが，血流の中を循環していることを意味しています。
- 2.0mg/mℓほどになると，多くの人が"ブラックアウト（記憶喪失）"に罹ります。彼らは，自分たちのBACのレベルがこれを超えた期間に起きたすべてあるいは一部のことを憶えていません。
- 3.0mg/mℓになると，ほとんどの人が意識を失います。これが，過剰摂取に対する身体の最後の防御線です。
- 4.5mg/mℓは，成人に対する平均的な致死量で，呼吸と心臓の動きが止まります。

　確かに，アルコールへの反応は個人差があります。たとえば，十分に飲み続けて自分の耐性を高めて，6.0mg/mℓ以上のBACのレベルでも生き延びる人もいます。その一方で，若者では2.0mg/mℓ以下の摂取でも致命的になる場合があります。

特別な場合の限度を設定する

　これより前にあなたは，飲酒の通常の限度——通常の飲む日の最大限の飲酒単位数——を設定しました。今度は，異なる種類の限度を考える時です。これまでの情報に基づいて，あなたがいつもの限度より多く飲んでもよい時であっても，度を過ごさないように選ぶといいBACのレベルは，どうなるでしょう？

　　　　特別の場合のBACの限度：＿＿＿＿＿＿ mg/mℓ

　私たちは間もなくこの数字の考察に戻りますが，最初にあなたはさまざまな量の飲酒で到達するBACのレベルを予測する方法を知っておく必要があります（もしあなたが，運転をしたり，ボートを漕いだり，他の危険な可能性のある活動をする場合には，私たちはゼロ以外のどんなBACのレベルも推奨しないことを思い起こしてください）。

50　第2編　あなたが飲む時に

あなた自身のBACのレベルを予測する

　あなたのBACは，本質的に4つの事柄によって決定されます。

　どれくらいの量を飲むか，どれくらい速く飲むか，男性か女性か，体重はどれくらいか，の4点です。年齢・月経周期・胃の中の食べ物のような，BACの水準に影響を与える他の要素もありますが，あなたは，自分の体重・性別・標準飲酒単位の数（飲酒量）・飲酒の時間数によってほぼ近い値を得ることができます。

　付録Cには，コンピューターで算出された一連のBACの表があり，それらは性別・体重別になっています。あなたの性別（男性または女性）と体重にもっとも近い数字をのせた表を見つけてください。そのページに"しるし"をつけておきましょう。なぜなら，それを1回以上は使う必要があるからです（もしあなたの体重が110kg以上か45kg以下だったら，110kgか45kgの表を使用しなければなりません。もしあなたの体重が，ちょうど中間の60kgだったら，端数を切り下げて55kgにしましょう）。その表のコピーをとって，持ち歩くのも良いですね。私たちの来談者の多くは，自分個人用のBACの表が，プログラムで最も素晴らしい部分の一つだと思っています。たとえば，どのようにすれば自分たちが飲んだ量を血中のアルコール濃度に換算できるか，多くの人は知りません。これらの表は，あなたの飲酒の適切な限度を設定し，どれくらいの時間で身体からアルコールが消えるかを理解する，あなたのための方法を示してくれます。あなたがインターネットを利用しているなら，自分自身の個人的なBAC表を作ることができます。サイトはhttp://casaa.unm.edul/BAC Table/. です。

　さてあなたは，自分の表を使う準備ができました。表のいちばん上に，飲酒のさまざまな期間が示されています。これは，飲み始めから飲み終わるまでの時間の長さです。下の側には，1から25までの標準飲酒単位数が示されています。次の3つの段階を試みてみましょう。

第1段階： あなたのBACの上昇を注意して見る。

　あなたの表で，自分の指を"1時間"の欄から下の方へ動かしてみましょう。1飲酒単位から，2飲酒単位・3飲酒単位などに移るにつれて，コンピューターが1時間以内のさまざまな飲酒量について算出したBACのレベルが表示されます。飲酒単位数が増えるにつれて，どれくらいあなたのBACが上昇するでしょうか？　"2時間"の欄についても，同じようにやってみましょう。

第2段階： あなたのBACの下降を見守る。

　次に，あなたの指を5飲酒単位の行にそって，動かしてみましょう。あなたが1時間で5飲酒単位の飲酒をした場合にあなたのBACのレベルはどうなるでしょうか？　次に，あなたが2時間の間に同じ5飲酒単位の飲酒をすると仮定して，指を右へ動かしてください。3時間の場合は？　4時間の場合は？　時間が増すに従って，あなたのBACはどれくらい下降するでしょうか？

　これはまた，ある一定の飲酒単位数の飲酒をした後で，あなたのBACのレベルがゼロまで下がるのにどれくらいかかるか，を推定する方法です。たとえば，あなたが1時間で3飲酒単位飲んだとしましょう。あなたの表によれば，BACはどのようになるでしょうか？　次に，その後はアルコールを飲まないと想定して，さらに1時間経った後では（あるいは2時間後では）あなたのBACはどうなるのでしょうか？　こうした3飲酒単位の飲酒によるすべてのアルコールが消えるのに何時間

4章　さあ，始めよう　51

かかるでしょうか？　あなたがどんなにしらふだと感じていても，運転をしたり，ボートを漕いだり，泳いだり，機械を使ったり，他の危険性のある活動をする場合には，あなたのBACのレベルが完全にゼロまで下がるのを待つように，私たちは強くお勧めします。

　かなりの人たちが，この段階で，飲んだ夜に"ぐっすり眠った"にもかかわらず次の朝に自分たちのBACがまだ高いのを知って驚いています。またある母親は，BACのレベルが法律的な限度を遥かに超えていたにもかかわらず，車を運転して子どもたちを学校まで送っていたことに気づいて，ショックを受けています。もし彼女が運転を続けていたら，前の晩以降は何も飲んでいないのに，アルコールの影響で逮捕されていたかもしれません。

第3段階：あなたの限度をまっとうしよう。

　これはあなたの表のもっとも高度な使用法です。あなたが数ページ前に書き上げた，特別の場合の限度——あなたが超過しないように選んだBACのレベル——を憶えていますか？　その限度がどのようにして飲酒単位数に書き換えられるか，の推定にあなたの表を使うことができます。

　たとえば，あなたが自分の限度として0.6mg/mℓのBACレベルを選んだと想定しましょう。

　82kgの男性のための表を見ましょう。この男性が0.6mg/mℓの限度以下でいられる総飲酒単位数は，1時間で3飲酒単位の飲酒になるでしょう（3飲酒単位の飲酒によってBACは0.46mg/mℓになり，4飲酒単位の飲酒によってBACは0.67mg/mℓに上昇するため）。もし彼が，1時間ではなく2時間かけて，自分の飲酒を引き延ばせば，彼は4飲酒単位も飲めて（BAC 0.51mg/mℓ），自分の0.6mg/mℓのBACの限度以下を保つことができたでしょう。同じように彼は，3時間だけでは5飲酒単位しか飲めません（BAC 0.56mg/mℓ）が，4時間の間なら6飲酒単位飲んでもまだ，自分の限度をちょうど過ごした状態（BAC 0.61mg/mℓ）でいられるでしょう。

　64kgの女性の数字を比べてみましょう。彼女が0.6mg/mℓのBAC以下に留まるためには，彼女の限度は次のようになるでしょう。

　　　　1時間に2飲酒単位（0.48mg/mℓ）
　　　　2時間に2飲酒単位（0.32mg/mℓ）
　　　　3時間に3飲酒単位（0.48mg/mℓ）
　　　　4時間に3飲酒単位（0.32mg/mℓ）

　前に述べた男性と同じ体重82kgの女性でさえ，男性よりも低い限度になるでしょう。それは，体内でアルコールを分解する速度の性差によるものです。

　　　　1時間に3飲酒単位（0.59mg/mℓ）
　　　　2時間に3飲酒単位（0.43mg/mℓ）
　　　　3時間に4飲酒単位（0.52mg/mℓ）
　　　　4時間に4飲酒単位（0.36mg/mℓ）

　次に，それをあなた自身の表で試しましょう。あなた自身の＿＿＿＿＿＿ mg/mℓの特別の場合のBAC限

あなたは　どう思いますか？

　ある人たちは，他の人たちより「お酒に強い」のです。彼らは，大部分の人たちが同じ血中アルコール濃度で見せるような酩酊の効果を感じたり示したりしないで，多量のアルコールを飲むことができます。あなたはどう思いますか？　このようにお酒に強い人たちについて

- 他の人たちより，アルコール問題を起したり，アルコール依存症になったりする危険性が少ないでしょうか？
- 他の人たちと同じような危険性があるのでしょうか？
- 他の人たちより，アルコール問題や依存症の危険が多いのでしょうか？

　答えは，後のページの"アルコールの事実"の枠の中にあります。

度を守るために，あなたが限度以内でいられる期間の最大限の標準飲酒単位数は，次のとおりです。

　　　1時間の飲酒では，_____ 飲酒単位

　　　2時間の飲酒では，_____ 飲酒単位

　　　3時間の飲酒では，_____ 飲酒単位

　　　4時間の飲酒では，_____ 飲酒単位

　　　5時間の飲酒では，_____ 飲酒単位

　私たちは，これらの表が男性と女性の平均的なBACレベルを予測している点を強調しておく必要があります。当然，人はお互いに異なっており，これらの表は一人ひとりの個人に対して完全に正確だとは言えません。あなたのBACは，どれくらい直近に食べたとか，月経周期のどの段階にあるかとか，どんな気分でいるかとか，あなたの肝臓の健康状態はどうなのかとか，さらには，あなたの遺伝的な体質に至るまでの他の要素によって影響されます。私たちは，あなたのBACのレベルがどうなるか，正確に保証することはできません。それでもなお，これらの表は目標を設定するのに役立ちます。なぜなら，それらは異なるアルコール量によって到達すると期待できるあなたのBACのレベルについて最善の予測値を与えてくれるからです。あなたが飲む量に加えて，これらの表は3つの他の大切な要素を考慮に入れています。

　あなたの性別，体重，そしてあなたが飲酒を終えるまでにかける時間の長さです。

　もう1つの重要な事実についても留意しましょう。

　それは，あなたが自分の限度内にとどまれる飲酒単位数は，酒量がふえると減っていくという事

実です。1時間で3飲酒単位飲めるということは，2時間で6飲酒単位飲めることを意味していません。いったんあなたが最大限のBACに達すると，（多くの人にとって）その状態に留まるのに必要な時間当たりの飲酒単位数が減ってきます。なぜなら，肝臓はそれぞれの時間内に少量のアルコールしか分解できないうえに，あなたが飲み続けていると，アルコールが，あなたの血流の中に累積し続けるからです。

"私は，感じることをそのとおりには
判断できないのでしょうか？"

　減酒の方法を学ぶのを支援するために私たちが1つ試みたのは，彼らにどのようにして自分たちの身体感覚からそれぞれのBACを知るのかを教えることでした。私たちは呼気分析器を使って実際のBACをフィードバックして，彼らが自分たち自身の身体感覚にもっと注意するように促しました [16]。それを学べる人もいますが，最も必要だと思われる人たちは，皮肉にも最もそれを学べないようです。より多く飲む人たちは，バイオフィードバック訓練（自分の生理的な状態を知り自己コントロールする）を行っても，自分が感じている状態から自分の酩酊度を判断する方法を学ぶことがしばしばできません。これと対照的に，この章で述べられている評価の方法は，どれくらい飲むかには関係なく誰にでも使えます。

酔いざましの方法：
本当か嘘か？

　あなたのBACをより速く低くしたり，あなたが飲むアルコールの効き目を落とすために，できることは何かあるでしょうか？　以下の文が，"正しい"か，"誤り"か，丸で囲んでください。

　1. コーヒーやビタミン剤や他の薬剤は，アルコールの効き目を減らす。

正しい　　　　　誤　り

　2. 異なる種類のお酒を混ぜなければ（ちゃんぽんで飲まなければ），それほど酔っぱらわない。

正しい　　　　　誤　り

　3. ビールではあまり酔っぱらわない。

正しい　　　　　誤　り

54　第2編　あなたが飲む時に

アルコールの事実：耐性

　アルコールに対する高い耐性を持つ人は，多くの人たちが感じるアルコールの効果を感じたり，その影響を示さないまま，より高いBAC（血中アルコール濃度）のレベルに到達できます。このような耐性——お酒に強い体質——は特殊の保護機能や抵抗力だと考える人もいます。つまり，アルコールに対する高い耐性を持つ人は危険も少ないと。

　だが，実際はその逆が真実です。もしあなたが，お酒の効果を感じたり，効果を示すことなく，高いBACのレベルに到達できる場合，あなたがアルコール問題や依存症に陥る危険性ははるかに高いのです。それは多くの人たちが持つ体内の警告システムがないようなものです。アルコールは血流の中に残ったまま，身体に損傷を与え，精神的な機能に影響を及ぼすのに，そんなことが起きているとあなたに警告するものが何もないのですから。要するに，アルコールへの高い耐性があると，あなたはその多くが高いBACレベルに関係している長期的な身体への損傷をもろに受けてしまいます。酩酊の時間が長いほど（あなたが感じようが感じまいが，上昇したBACレベルで），損傷も大きくなります。

　4．運動すると，アルコールはより速く消える。

正しい　　　　　　誤り

こうした信念のすべてが神話なのです。

> アルコールへの高い耐性は，あなたを長期的な身体への損傷から守ることはありません。

1. 誤り→コーヒーのような「覚せい剤」は（脳や神経や筋肉に対する）抑制作用のあるアルコールの効果を相殺できません。逆にあなたは，"すっかり酔いが醒めた酔っぱらい"状態になります。
2. 誤り→重要なのは，あなたが消費するアルコールの総量です。あなたが同じ時間で飲むとすれば，350mℓのビール6缶だけを飲んでも，3缶のビールと105mℓの度数50度のリキュールを飲んでも，同じように酔っぱらいます。
3. 誤り→度数5度の350mℓの缶ビール6本には，度数50度の30mℓのリキュールより多くのアルコールが含まれていることを忘れないでください。合衆国でのアルコールに関連した事故による死亡やケガ，慢性疾患や社会的問題の大半がビールを飲んだ結果です。
4. 誤り→運動によって，アルコールが体内から消える速度が加速されることはありません。

次の2つのことだけが，あなたが酔い潰れないために役立ちます。

1. **飲む前と飲んでいる時に，食べましょう。** 胃の中の食べ物は，アルコールが血流に吸収される速さを遅らせます。空っぽの胃で飲むと，アルコールの影響が大きくなります。アルコールが直接，血液や脳に入るからです。アルコールが胃の中に長く留まれば留まるほど，より多くの部分が血流に入る前に分解されます（特に男性の場合）。胃壁を覆う油分の多い食物（オリーブ油のような）はいちばん効き目があります。フルクトース（果糖）を大量に摂取すれば，アルコールの代謝が促進されます。しかし，差が現れるほどたくさんの果物を食べるのは容易なことではありません。フルーツ・ジュース用のミキサーがあなたを救わないことは確かです。

2. **減酒して飲みましょう。** これが，当然最も確実な酔っぱらわない方法です。

　これからは，あなたが自分のBACを予測したいと思う時にあなたの表を使ってください。あなたの体重がかなり変わった場合には，新しい体重に近い表に差し換えるか，http://casaa.unm.edu/BACTableで，新しい表を作ってください。

あなたの限度を忘れないように

　人がふつう，飲酒を管理するために最初に試みるのが，自分の限度を設定することです。実際，それは重要な第一歩です。この章は，飲酒についての情報とアルコールが人々にどんな影響を与えるかの情報に基づいて，あなたが適切な限度を設定するのに役立つように書かれています。さて，それらのすべてを1カ所に集めて，次ページの，"個人目標カード"を利用しましょう（あるいはあなた自身のカードを使いましょう）。最初にあなたは通常の限度（45ページ）を設定しました。それは，ふつうに飲む場合に対する上限として，あなたが選んだ飲酒単位数でした。その数字は何だったでしょうか？　それをあなたの個人目標カードに書き入れましょう。

　あなたはまた，通常の限度を超えてもよいが飲み過ぎないように，特別な日のためのBAC（血中アルコール濃度）のレベルを選びました（50ページ）。あなたの特別な日のBACの限度を，個人目標カードに記入しましょう。

　最後にあなたは，付録Cの表を使って，これをさまざまな時間内に，特別な場合でも限度内になる最大飲酒単位数に換算しました（53ページ）。これらをあなたの個人目標カードに書き入れましょう。

　　34歳の建設作業員のアダムは，自分の飲酒を管理する支援を求めて，私たちのクリニックに来ました。彼は6カ月前に離婚して，その頃から彼の飲酒量は着実に増加していました。彼は，週末に酒を飲んでいる時，殴り合いのケンカに何度もまきこまれました。彼はクリニックに来る数週間前に酔っぱらい運転で逮捕されました。逮捕されたのはこれが初めてで，彼はその体験に動揺しました。

　　アダムは，平均して週に50飲酒単位も飲んでいました。それは，約36杯のビールと14飲酒単位の種々雑多なアルコール飲料です。彼は，多くは仕事の後で仲間と1日に5～6飲酒単位は軽く飲んでいました。週末になると彼は，家の中や外のバーの両方で，たんまりと飲みました。

56　第2編　あなたが飲む時に

個人目標カード

私の通常の限度　　　　　　　：1日 ＿＿＿＿＿＿＿ 飲酒単位

私の特別な時のBACの限度 ：＿＿＿＿＿＿＿ mg/ml

　　　　　1時間で ＿＿＿＿＿＿＿ 飲酒単位

　　　　　2時間で ＿＿＿＿＿＿＿ 飲酒単位

　　　　　3時間で ＿＿＿＿＿＿＿ 飲酒単位

　　　　　4時間で ＿＿＿＿＿＿＿ 飲酒単位

　　　　　5時間で ＿＿＿＿＿＿＿ 飲酒単位

『あなたの飲酒をコントロールする』(第2版)，2013より

限度を設定するための段階を踏んだ手順に従って，アダムは最初，自分の通常の限度を1日当たり3飲酒単位にすべきだと考えました。彼はアメリカ男性のわずか3%だけが自分と同じように多量に飲んでいることを知って，驚きました。彼は，長期的な飲酒による害を避けるために推奨される飲酒の限度も考えました。彼は自分の通常の限度を，1日当たり2飲酒単位とすることも考えましたが，現在のパターンからはあまりにも大きな変化であるように感じました。これが，彼が3飲酒単位を限度として選んだ理由で，いずれはそれをさらに2飲酒単位に減らそうと考えていました。

　自分の特別な場合の限度について，彼はBACを55mg%＝0.55mg/mlの"速度制限"以内に保ちたいと思いましたが，自分では"5マイルは超過"しそうだと感じていました。そこでアダムは，自分の特別の場合の限度を0.60mg/mlに決めました。次に彼は，BACの表を使って，これを飲酒単位に換えました。彼は自分の体重表（256ページの付録Cの82kg）を探し当てて，欄を下の方に0.60mg/mlのレベル（あるいは，それ以下の最も近いレベル）に達するまで，1・2・3・4，そして5時間とたどりました。この手法を使って，次のような飲み方なら自分の限度を守れることが彼には分かったのです。

　　　1時間に3飲酒単位
　　　2時間に4飲酒単位
　　　3時間に5飲酒単位
　　　4時間に5飲酒単位

4章　さあ，始めよう　57

5時間に6飲酒単位

　これを簡単にするために，彼は最初の1時間に2飲酒単位，その後1時間ごとに1飲酒単位と決めました。彼はまた，通常の限度の2飲酒単位を飲んだ時に自分のBACがどうなるかについても強く興味を持ちました。彼は（この表を使って）もし1時間以内に3飲酒単位飲んだ場合には，自分のBACは0.46mg/mℓになると算出しました。彼が2時間で同じく3飲酒単位飲んだ場合には，彼のBACは0.30mg/mℓにしかなりません。そして，3時間で1時間ごとに1飲酒単位の計3飲酒単位飲んだ場合には，彼のBACは0.14mg/mℓになるだけです。最後に，4時間で3飲酒単位飲んだ場合（あるいはそれらを3時間で飲んで1時間待った場合）は，彼のBACはゼロになるでしょう（これは本当です。なぜなら，アダムの体は飲んだすべてのアルコールを事実上完全に処理して，飲酒の速さに遅れないでついていくことができたからです）。よってこれらの限度は，アダムにとって，極めて適切だったのです。確かにその限度を守るには，かなりの努力を要しました。彼は，自分の飲酒量を少なくとも半分に減らす必要がありました。しかし彼は，たいていの日には1日当たり3飲酒単位以上飲まなくてもやっていけると考えました。そして，まったく飲まない日を少なくとも1週間に1日は設けられると思いました（彼はその日は自分の子どもたちと会える土曜日が良いと考えました）。計画は，全体では特別な場合の限度内の安全圏にいながらも，時々1・2飲酒単位は飲み過ぎてもよい程度の余裕を持たせたものでした。

　約3週間のあいだ方針を守った後で，アダムは自分の限度に腹が立ってきました。彼は，ほとんどの日は自分の通常の限度を適切に守り抜いてきました。そして，特別な場合の限度を過ごしたのは，たったの一度だけでした。しかし，彼は閉じ込められたように感じ始めました。なぜ自分は3飲酒単位で止める必要があったのか？　いったい誰が，もっと飲んではいけないと言ったのか？　新しい限度を守る場合に一種の精神的な閉所恐怖症の状態に陥るのは，よくあることです。自由が奪われたように感じるのです。彼は，こうした限度を設けたことがいかに不当だったかについて独り言を言いました（19章を参照）。しかしそれから，彼は自問自答をしました。なぜ自分は，3飲酒単位で止めねばならなかったか？　実際には，そうする必要はなかったのです。でも，自分が選んだのです。彼の選択には，それなりの理由があったのです。誰がこれ以上飲むなと言ったんだって？　他に誰も，彼を見張る者はいませんでした。彼が，自分自身の限度を決めたのです。もし，他の誰かが彼の限度を設定していたら，それに背くのはもっと簡単だったでしょう。しかし彼は，その限度は彼が決め，彼自身が選んだことを再認識し，自分の選択にはしかるべき理由があったことも思い出しました。彼はまた，認めるのを嫌いましたが，朝，特に月曜の朝にこれまでにない爽快な気分を味わい始めていました。

　アダムにとって，通常の限度は自分の飲酒の総量を減らすのに有効でした。けれども，特別の場合の限度もまた重要でした。というのも，彼はかつて特に週末に非常に高いBACレベルまで飲む傾向があったからです。

　ベッキーは大学生で，彼女が選択した心理学の授業を通じて私たちの自己コントロールプロ

グラムのことを知りました。彼女は心を惹きつけられました。ベッキーは，自分をコントロールできて責任感のある人でいたいと考えていたからです。彼女はよくいるふつうの人で，ほどほどに行儀のよい学生でした。けれど大学にいる間は，彼女の飲酒が学業と友情の両方の妨げになっていました。彼女は，最近のパーティで飲んでいる間に意識を失い，その晩の後のことはどうやって家に帰ったかも含めて，何も覚えていなかったことも特に気にしていました。彼女はまた，自分の父親が若い頃に酒を飲んで問題を起こし，10年前から断酒をしていることも気にかけていました。

ベッキーは，ふつうは1週間に約25飲酒単位（たいていはビールを）飲んでいました。彼女には，主に週末の一晩か二晩のうちにお酒の大部分を飲んでしまう傾向がありました。他の日には，彼女はわずかしか飲まないか，まったく飲まないかでした。これが彼女の高校時代からのパターンでしたが，大学の卒業が近づいたこの数カ月の間に，彼女の酒量は徐々に増えていました。

ベッキーは，自分の飲酒の限度を決めるための手順に従いました。彼女は毎日の（通常の）限度についてはあまり関心がありませんでした。なぜなら大部分の日には，彼女はまったく飲まないからです。しかし彼女は，自分の体験から，週末に飲んだ時に自分の判断力が徐々に減退していくのを知っていました。それは彼女が特に避けたいことでした。彼女はBACの情報から，この障害がいつも0.60mg/ml当たりで起きることに気づきました。この下に留まるために，彼女はあらゆる場合のBACの上限として0.50mg/mlを選びました。

それから彼女は，自分自身のBAC表（54kg　付録Cの245ページ）に向かいました。0.50mg/mlの限度内に留まるためには，自分の飲酒はどの程度であるべきかを確かめました。彼女は驚きました。

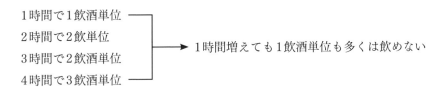

1時間当たり1飲酒単位も多くは飲めないとは！　彼女は，もう何飲酒単位か飲めるように特別の場合の限度としてより高いBACレベルを設定していたので，少々気楽になったようでした。彼女は，週末の晩はお決まりとして8缶のビールを飲んでいました。それである時間に起きたことを思い出せなかった理由が彼女にも分かりました。彼女は法定限度を越えるBACでしばしば飲酒運転していたことを認識しました。"なぜ0.50mg/mlをやらないの？"と，彼女は考えました。彼女はいつでも後で考えを変えることができました。

ベッキーにとって通常の限度はあまり意味がありませんでした。週末を除いて，彼女は常に1飲酒単位多くても2飲酒単位のビールかワインを飲むだけでした。特別の場合を除いて，飲む日には1飲酒単位だけ飲もうと決めることは，一向に問題がありませんでした。彼女が気にする必要があったのは，特別の場合だけでした！

4章　さあ，始めよう　59

先へ進む前に，あなたが自分のために設定した目標について，もう一度考えてみましょう。それを妥当だと思いますか？　それは少なくとも現時点であなたが目指した目標ですか？　もしそうなら，一度試してみましょう！　後で目標を上げるのも下げるのも，当然のことながらあなたの自由です。

いったん，あなたが自分自身のために明確な目標を立てたら，次の挑戦はいかにその目標を守りつづけるかです。**これからの章の他のすべてが，あなたが限度内で自己コントロールの目標を達成するのに役立つように意図された内容になっています。**私たちが提案する達成手法のメニューから何か選んだり，自分自身のアイデアを引きだしたりして，どんなふうに最適にゴールに到達するかを決めるのは，あなたです。この責任の取り方にもまた，好ましい面があります。あなたの飲酒で起きたどんな変化も，明らかにあなた自身の輝かしい業績なのです。自己コントロールの手法を利用して得た成功は，**あなたの成功**なのです。それが，**自己**コントロールと呼ばれている理由なのです。

クリスは，46歳の郊外に住む母親でした。弁護士である夫は，長い間よく出張していました。彼女の2人の子どもたちも，最近独立して引越しました。彼女はほとんど毎日飲酒していました。そのほとんどは，数年にわたって，家で独りで飲むか近所の友人たちと一緒に飲む，グラスで数杯のワインでした。彼女の酒量はしだいに増えて，週に40飲酒単位となり，家事や食事の間や，一晩じゅう飲み続けるほどになりました。

クリスは，通常の目標としてワインをグラス1杯以上は飲まないと決めました。彼女が自分のために設定した，特別な場合の限度は，4時間に最大限3飲酒単位でした。彼女は慎重に自分のワイングラスに1飲酒単位（125ml）の印をつけて，注ぎ過ぎないようにしました。

2週間のうちに，クリスはまったく自信を失ってしまいました。彼女は14日間に13日も自分の通常の限度を守るのに失敗したのです。彼女は自己コントロールプログラムへの参加自体を諦めかけていました。私たちは，少なくとも一時的には，彼女がもっと緩やかな自分自身の限度を設定するように助言しました。

クリスは自分の限度をあえて調整しました。彼女は，ふつうの日の通常の限度として，2飲酒単位を設定しました。特別の日の限度は，わずかに変えて4時間に4飲酒単位にしました。これが助けになったようでした。彼女は次の3週間の間にほんの2回だけ，通常の限度を過ごすだけで済みました。そして，特別な場合の限度を過ごしたのは1日だけになりました。この成功に励まされ，彼女は再び自分の限度を厳しくしようと考えました。私たちは彼女に緩やかな限度でさらに1〜2週間続けるように助言し，彼女はそれを実行しました。結果的に，彼女は1日にグラス1杯のワインの通常の限度に戻りました。彼女はもっと高級なワインを買って，毎日少しずつ飲んで，味を楽しみました。通常の限度を過ごしても良い，と決めた特別の日には彼女は1日3飲酒単位の安全な限度の範囲を守りました。

限度を調整したことで，彼女はすべてを諦めてしまうほどの，気の落ち込みを避けることができました。彼女のもっと適切な限度（これからの第一歩だと，彼女が考えていた限度）を通して，彼女はもとの目標を徐々に達成しました。減酒へのあらゆるステップが，正しい方向への第一歩なのです！

5

飲酒記録をつける

　ほとんどの技術を習得したり，意図した変化を達成するためには，少なくとも2つのことが必要です。

　明確な目標と，あなたがどうやっているかのフィードバックです。4章は，ゴールの設定に焦点がおかれていました。こんどは，あなた自身に良いフィードバックを返す時です。暗いところでアーチェリー（洋弓）の練習をするのは，非常に難しいですね。多くの矢を放っても，どこに当たっているかが見られないと，的を射ることの上達はできなさそうです。学習には良いフィードバックが欠かせません。それがこの章の狙いです。

　このステップ，実は極めて簡単です。あなたは自分の飲酒記録をつけ始める必要があります。小切手帳（あるいは近年ならアプリ）によってお金の使い方の記録をつけるように，良いアルコール消費記録をつけるわけです。小切手帳の場合と同じように，良い記録をとることは，自分がしたことを時々考えたり，うまくいっているかを推測しようとするよりもはるかに良いのです。あなたが飲酒記録をつけると，あなたは自分の飲酒について確実に分ります。心理学者は自分のしていることの記録をつけることを「セルフ（自己）モニタリング」と呼んでいます。今，セルフモニタリングを始める良い理由が3つあります。

1. なによりも，あなたは正確なフィードバックを必要としています。飲酒単位を計算すると，正しい方向に向かっているか，はっきりと分かります。そこには，まさに黒か白かしかなく，それを曖昧にする必要はありません。あなたは目標に向かっているか向かっていないかのどちらかです。
2. セルフモニタリングそのものが，酒量を減らすのに役立つようです。私たちが，このプログラムで成功した人たちに最も役立ったのは何だったか尋ねたところ，最も多かった答えの1つが記録をとることでした。彼らは次のように言っています。
「注意を払うことで，自分の飲酒をより意識するようになりました」
「記録カードが，私が飲もうとするたびごとに考える機会を与えてくれました」
「記録を続けることによって，自分を騙せなくなりました。自分の目の前にそれがあったからです」

3. ここで述べられているセルフモニタリング法は，あなたが自分自身の飲酒についてさらに知るのに役立ち，自己発見の手がかりになります。第3編になると，あなたが続けた記録が飲み過ぎる時の状況分析に非常に役立つことが分かるでしょう。

これが"セルフ（自己)"モニタリングであることを忘れないでください。それは，あなた自身があなたのために行うことなのです。

それならセルフモニタリングには何が必要でしょうか？　人がゴルフをする時に持ち歩くプレイングカードと同じような，携帯用の小さいカードと何かの筆記用具が必要になります。入力を促す電子機器を携帯して使うと，もっと良いでしょう。あなたの飲酒記録をとるのに私たちが推奨したいシステムは，下の書式に示されています。

このカードは簡単に作れます。標準的な3×5インチ（7.6×12.7cm）の罫線つき索引カードの上部にいくつかの言葉を書いて，欄を分けるために垂直線を引けば，できあがりです。罫線つき索引カードは，官給品としても，文具店やディスカウント・ストアーや多くのスーパーやドラッグストアーからでも入手できるでしょう。

あなた自身で自作する方法（カードのストックのコピーやコンピューターからのプリントアウトなど）も工夫してください。なぜなら，あなたの自己コントロールプログラムではそう多くは使いませんので。

次に，いつもあなたの記録カードを身につけておきましょう。ポケットや小銭入れ，小切手帳や財布などの便利な場所に入れましょう。また（電子機器を使わない時は）記入するためのペンや鉛筆も必要です。いったんこれを行えば，もうあなたのセルフモニタリングを始める準備は整ったのです。

毎日の記録カード

日	時	飲酒の種類	量	周りの状況

『あなたの飲酒をコントロールする』（第2版），2013より

セルフモニタリングカードの使い方

　有効なセルフモニタリングをするための決まりはごく簡単です。あなたがどこかで何かのアルコール飲料を飲むすべての時に，あなたが飲む前にそのことをカードに記入してください。ここに描かれたカードが示すように，飲むたびごとに少なくとも省略形で記入する5つの事項があります。日時・飲酒の種類と量・および飲んでいる状況についてのメモです。以下は実用上の留意点です。

何を飲んでいるか，知っておくこと

　あなたのアルコール消費についての正確な記録を続けるために，あなたは何を飲んでいるかをよく知っておく必要があります。特に，自分がいま手に持っている飲み物の中にどれくらいのアルコールが入っているかを知っていなければなりません。それには2つの事を知る必要があります。何mℓの飲料をあなたは持っているか，そして何度（％）のアルコールがその飲料に含まれているかの2点です。

容量（mℓ）

　あなたが市販の缶やボトルでアルコール飲料を飲んでいる場合，mℓ数は通常ラベルに表示されています［訳注1］。日本では，ビールは通常350mℓの缶か500mℓの缶で販売されています。飲食店ではびんビールを提供するところもありますが，中びんは500mℓです。ワインやウイスキーのびんは720mℓが多いです。日本酒は4合びん（720mℓ）か1升びん（1,800mℓ）で販売されることが多いですが，最近では紙パックで1,000mℓ入りのもの等もあります。焼酎・泡盛などの蒸留酒は，4合びん・1升びんだけでなく，2Lや2.5Lのペットボトルでも販売されています。最近では，蒸留酒をあらかじめ薄めたものを1合カップ（180mℓ）で販売したり，ジュースと混ぜてカクテルのようにした「缶酎ハイ」が350mℓをはじめとして種々の容量で販売されています。

　アルコール飲料がグラスに注がれた場合には，ちょっと複雑になります。あなたが家でよく使う特定のグラスがあったら，いつものようにお酒を満たしてから，その中味を計量カップに移し替えましょう（氷を使った時はその部分を差し引いて）。蒸留酒を注ぐ際には，計量カップを使いましょう。縁や一定の線まで満たした時に含まれる量が分かっている場合には，ショットグラスでもOKです。バーのグラスは大きさがだいぶ違いますが，バーテンダーや食事係の人はそれにどのくらいの量のアルコールが入るか知っているでしょう。もし，あなたがちょっと気になったら，それを尋ねる控え目な聞き方があります。たとえば，こんなふうに言います。「帰りは代行運転を頼みますが，参考までに，どれくらいのアルコールがこのマルガリータに含まれているか教えていただけますか？」［訳注2］大部分の食事係やバーテンダーたちは，自分たちの顧客の安全には関心が深いので，喜んであなたに正確な情報を伝えてくれるでしょう。あなたのグラスに上乗せして注がせるのは避

［訳注1］以下アメリカ合衆国の記述ではなく日本の実態に即した記述に改変しました。
［訳注2］日本では，アメリカ合衆国よりも飲酒運転の基準が厳しくかつ厳罰化されているので，原著とは別の尋ね方に変えました。

けましょう。なぜなら，それによってあなたがどれだけ飲んでいるか記録するのが，さらに難しくなるからです。注いでもらった飲料を飲み終わるまで，ちょっと手をグラスの上にかざして"結構です"と言いましょう（もしあなたが無作法に思われるのを怖れているなら，礼儀正しく相手の気持ちを損ねないで飲酒を断るアイデアが8章で述べられています）。

度数（％）

もう1つあなたが知る必要があるのは，どれくらいのアルコールがその飲料に含まれているかです。日本では，あらゆるアルコール飲料にその飲料に含まれているアルコールの割合を表示することが義務づけられています。その単位は容量％で，「度」あるいは「％」と表示されています。

ビールの度数はだいたい5度（％）前後です。ワインはおおよそ12度（％），日本酒はおおよそ14度（％）前後です。蒸留酒のうち焼酎・泡盛は25度か30度のものが多いですが，40度や50度のものもあります。ウイスキーはおおむね40度から50度のアルコールが含まれています。

あなたが強度の分からないアルコール飲料を飲む場合に困った問題が生じます。誰かが，あなたのために別の部屋で飲料をミックスしたり，あるいはあなたが中味が分からないポンチ（果汁に洋酒・砂糖・レモン・香料を混ぜて作る飲み物）を飲む場合のことです。一般的には，こうした状況を避けるのが最善でしょう。もし可能なら，あなた自身でミックスできないか聞いてみるか，ミックスされるのを見ておきましょう。何がどれくらい，ポンチの容器に入っているか確かめましょう。あるいは，初めから謎のポンチは避けるようにしましょう。

記入

できる限り，一度には1飲酒単位のアルコール飲料を飲むのが，最も好ましいのです［訳注3］。

例としては，ビール500㎖・缶酎ハイ350㎖・ワイン200㎖・日本酒1合＝180㎖・30度焼酎／泡盛0.5合＝90㎖がそれぞれ2飲酒単位です。

あなたがこれらの量を記入するとしましょう。

（お酒の酒類）	（量）
ビール	6缶
ワイン	1,000㎖
ウオッカ	30㎖
ウイスキーサワー	5杯

あなたは，一度にあまりにも多くのアルコール類を飲んでいます。そして，あなたはたぶんこれを後で記入しているでしょう。これを1つの飲酒単位に換えてみましょう。そして，それぞれの飲酒を始める前に記入することを忘れないでください。

［訳注3］ 以下，日本の実態に即した例に改変。

64　第2編　あなたが飲む時に

いつ，どこで

　酒の種類や量に加えて，毎日の記録カードには他の情報に関する欄があることに注意しましょう。それは以下のものです。

　　　日　付：あなたが飲酒をしている日
　　　時　刻：あなたが最初のひと口を飲んでいる日の時刻
　　　状　況：あなたの飲酒で重要かもしれない記録に値する特別の情報
　　　　　　　（これは11章で詳述します。今はこの欄は無視してください）

　ちょっとした練習で，あなたはこうしたすべての情報を数秒のうちに自分のカードか電子機器に記入できるようになります。

　この情報を，最初のひと口を**飲む直前に記入する**習慣を身につけることが大切です。

　あなたがこのような手順で記録を続けたら，あなたは自分の飲酒についてより多くのことを知ることができます。あなたが情報を記録するのを先延ばしした場合，あなたはこの自己コントロール手法の潜在的な利点の多くを失うことになります。あなたが1杯を飲み切らなかった場合でも，あなたはいつでも記入内容を変更することができます。

　飲んでいる間に記録をするのはちょっとした難題かもしれませんが，これこそあなたがアルコール使用の主導権を握るうえで重要な第一歩なのです。あなたが正確な記録を始めるのに何かの妨げがある場合に備えて，人が初心を思い出して自らを動機づけるためにしてきた事を紹介します。

> あなたの飲酒についての情報をあなたが最初のひと口を飲む**直前に記録する**習慣を身につけるのは，極めて重要なことです。

- 記録する前には決して飲まないことをルールにしましょう。そして，最初のひと口を記入したことに対するごほうびだと考えましょう。
- あなたの良いリマインダー（記録することを思い出させる合図）を考え出しましょう。飲酒のすぐ前に見られるような物や，自分に記入し続けることを思い出させる何かです。ちょっと考えられるのは，あなたのポケットに入れた小石とか，お金に触った時に気づくような財布の中のカードだとか，携帯のディスプレイのメモとか（もしあなたが，あなたの携帯を見る人々に何をしているか公表したくなければ暗号を使うこと），自分のボトルに結びつけたリボンとか，冷蔵庫の上のメモとか，いつも飲む時に使う特定のグラスやコースターなどです。
- あなたが飲む前にそれを記入するたびに，「自分のためだ」「我が道を行く」「自分のプログラムを全うするぞ」といった，何か自分自身を励ますことを言ってみましょう。
- 他の人たちをあなたの記録保持に巻き込みましょう。あなたが信用する誰かが，あなたが飲酒を記入するのを思い出すのを助けてくれて，そうすることを励ましてくれるでしょう。あなたを監視するようにこの人に頼んではいけません。記録を続けることはあなたの責任です。

しかしもし，他の誰かがあなたが行っていることを知っていて，あなたを勇気づけてくれれば，それは大きな支えになります。

多くの習慣のように，いったん飲み始める前にすべてを記入するパターンを身につけてしまえば，そうすることはもっと容易になり，より自然に思われてくるでしょう。

"もし，誰かが私が何をしているかと
尋ねたら？"

とても気楽に他の人たちの周りで記入する人もいます。しかしそれ以外の人は，周りの人たちが記録をすることにどう反応するかと心配しています。私たちの経験によれば，大部分の周りの人たちはカードに気づきさえしないか，それについて何も考えていません。もし，あなたが小さいノートブックや小切手帳や電子機器の中に記録を残せば，さらに注目されづらくなるでしょう。

しかし，もし誰かがたまたま気づいて，あなたが何をしているかと聞いてきたら，あなたは何と答えたらよいでしょうか？

すべての人に適切な答えはありませんが，使われてきた返事の例をいくつか挙げましょう。

「私は酒量を減らそうとして，自分の飲酒記録をつけています」
「私はダイエット中で，カロリーの記録を残しています」
「私は出費を記録しています」
「私自身のためになることをしています」
「勉強のためになることをしています」

個人的な意見

糖尿病が持病で，私は自分の血糖値を管理するために食べたものについての詳細な記録を残す必要がありました。自分の指を検査器具でちくりと刺して，血糖値を何年も測り続けた末に，私は血糖値を低く保つ方法を完全に習得していました。しかし，時々記録を取るのを忘れることがありました。私は，何をするかをもうよく分かっていると考えて，自分の血糖値を調べるのを止めてしまいました。その時，心の一部では，私は限度に縛られることからまんまと逃げおうせたと考えていました。そして，この状態がちょっと続くと，"たぶん私は，本当は糖尿病じゃないんだ"とさえ思うようになりました。しかし，糖尿病は重力と同じように，まさに合法的に私につきまといました。そして，このように考えるのは，記録を残さない言い逃れに過ぎませんでした。

——ウィリアム・R・ミラー

「私はFBIのためにメモを取っているところです」

　独創性を発揮して，答えられる限りのことを考えてみましょう！　普通は短い答えで十分で，長い説明は必要ありません。
　あなたが答えたくない状況下にある場合の他の代替手段は，さらに微妙なものになります。次に示したのは，質問に答えたくない場合に何とか記録を残すためのいくつかの独創的な手段です。

- 失礼してトイレに行ったり，電話をしに行ったりして，密かに記録を書き留める。
- メモを取る時には，テーブルを離れてバーの方へ行く。
- あなたの請求書やバーの勘定書き，あるいは伝票にちょっと書き留めておく。

　大部分の人がセルフモニタリングは簡単で面白いと考えています。ほとんどの人たちが，自分の飲酒単位数を計算したり，間をおいたり，自分のBACレベルを推定するのにさしたる注意を払いません。記入するのに数秒しかかからないことを忘れないでください。重要なのは，**その場**でそれぞれの飲酒についてひと口飲む前に記入する方法を見つけ出すことです。そうでなければ，あなたは重要な自己コントロール法の効果を損なうことになります。

セルフモニタリングでの個人的な体験

　いままで，このセルフモニタリングの過程以上に，私たちの来談者達から諸々の意見や感想が寄せられた手法はありませんでした。こうした大きな反響から得られたさまざまな体験が，あなたが記録をつけ始める際の参考になるでしょう。

家に電話する

　数年前ある女性は，記録をとることを非常に気にしていました。彼女はいつも友人たちと飲んでいましたが，自分がしていることとその理由についての質問に答えたくありませんでした。最初のうち彼女は，自分のセルフモニタリングの行動を隠すためにはスパイ活動のようなことまでもやりかねない状態でした。彼女はひとり暮らしで，かかってきたすべての電話の日時を記録する留守電を持っていました。彼女は友達と出かけた時は，お酒を飲み始める前に携帯電話を使って家に電話をかけていました（今では彼女はショート・メールを自分に送れるでしょう）。彼女は外出した時はいつも同じお酒を飲んでいたので，アルコールの種類まで憶えておく必要はなかったのです。家に帰ると，彼女は留守電から電話のきた時間をひろって，それを自分の記録カードに移して，飲酒ごとの正確な時間を記し，どんな場所に誰といたかをメモしました。けれどしばらく経つと，彼女はこのやり方に疲れてきましたし，自分がかける電話についての言い訳も考えなければなりませんでした。そこで彼女は，財布に入れた小さいメモ帳に時刻を書き留める方法に換えましたが，それは何の疑いも生じないことに気づきました。それでも気になる時には，彼女は時々トイレに立ち，個室の中で秘かにメモをしました。彼女はまた，1回ごとに飲酒を記録するというわずらわしさ自体が，自分の減酒に役立っていることに気づきました。

5章　飲酒記録をつける　67

有効なセルフモニタリングのための重要なステップ

1. 電子的な記録を残していない限り，常に記録カードやペンまたは鉛筆を持ち歩きましょう。
2. 最初のひと口を飲む前に，毎回すべての飲酒を記入しましょう。
3. お酒の種類・量・日付・最初のひと口の時刻を記録しましょう。
4. 一度に1回の飲料の記録を残しましょう。
5. もし，たまたま1回の飲酒の記録に失敗した場合には，後で記入しましょう。遅れても「記録なし」よりはましです！
6. カードがいっぱいになるまで使ってから，新しいカードに換えてください。あるいは，そうしたいなら，毎日新しいカードで始めることもできます。大切なのは，あなたの飲酒についての完全で正確な記録を残すことです。

外部記憶

　ある男性は，それぞれすべての飲酒について最初のひと口を飲む直前に記録することに，特に念入りに取り組んでいました。まるで正確一点張りの会計士みたいでした。毎回の飲酒と記録をつける行動はまさに一体となってきて，あえてその度ごとに彼に記録を残すように自覚を促す必要もないほどでした。彼は，自分のしていることを誰が聞こうが知っていようが，一向に気にしませんでした。彼はただ，人に自分の飲酒を記録しているという本当の事を話しました。彼がデートに誘った1人の女性は，「あら，私もダイエットで同じことをしているのよ！」と感想を述べ，2人は夕食の間じゅう，自分達の記録カードについて冗談を言い続けました。彼は，セルフモニタリングの早い段階では，まだけっこうたくさん飲んでいました。そして「こうした記録をつけることは確かに良いですね。記録がなければ，自分がどれくらい飲んだか分からないですからね」と述べていました。

　ある朝彼は，頭がぼんやりした状態で目を覚まし，前夜のことの一部を思い出せないことに気づきました。彼は最初の数時間のことは思い出しました。しかし，その後の記憶はまったくありませんでした。彼は自分のセルフモニタリングカードを引っ張りだしました。すると，まさにそこに自分の記憶喪失の間も通して，その晩の1杯ごとの記録が残っていたのです！　彼は，記憶が止まった時のBACレベルを推定することさえできましたが，それは2.0mg/mℓをちょうど過ぎていました。

心の苦闘

　また別の人は，記録をとるのに苦労していました。彼女には，記録をとりたいという気持ちはありましたが，いつも何かが邪魔をしているようでした。彼女は，ペンを持っていなかったり，記録カードを家に忘れたり，単に人との話に夢中になってそれをまったく忘れたりしていました。他の時には，彼女は自分の飲酒を記録することが恥ずかしいか腹立たしいと感じていました。家に帰った後や次の日に，彼女はいつも1枚の紙に書き留めておくために思い出そうとしましたが，自分が飲んだ時のことを正確に再構築するのは至難の技に思われました。この状態が5～6週間続いた後，

68　第2編　あなたが飲む時に

彼女はがっかりしてすべてを諦める寸前まできていました。その時です。何かが彼女の頭の中で閃きました。「とっても簡単なことなのに，私はまだ，記録を巧みに避けてきたんだわ。飲酒を記録するのはとても難しくてできないと自分自身に信じ込ませようとしているけど，それは難しくない。私は自分の飲酒の状態を正直に見ることを避けているのね」。彼女はまず第1に，自分がこのプログラムに取り組もうと決めた理由（2章）を再び考えてみました。そして，何かにはたと思い当たりました。彼女の言によれば，その後から記録をとることが急に簡単になりました。

あなたの進歩の1週間ごとの要約

　私たちが指摘してきたように，毎日の記録カードはいくつもの面で価値があります。1つは，飲酒を管理する上であなたの進歩の跡をたどる助けになることです。減酒への小さなステップがようやく形になってきたのです！　しかし，数週間におよぶあなたの進歩の真価を本当に認めるためには，あなたのカードを要約して解釈する方法が必要になります。この目的のために，進歩の要約表を用意しました（下を参照）。この表の使い方は単純です。あなたはただ，6つの行のそれぞれに記入して，毎週1つの欄を埋めるだけでよいのです。月曜日に記録を始めて，日曜日に記録を締めることをお勧めします。毎日曜日の晩に，進歩の要約表にあなたの要約を記入してください。この本の表をコピーするか，自分で作れるでしょう。

　この進歩の要約表を使うことによって，あなたは少なくとも2つのことをすることができます。あなたは，少なくとも1週間に一度は，腰を落ち着けて自分の進歩の跡を評価できます。この自己評価は，曖昧な記憶（週の終わりまで待ってから，自分の飲酒について思い出すような）に基づくの

進歩の要約表

週の終わりの日付					
今週の飲酒単位数の合計					
自分の通常の限度内に留まった日数					
今週の1日最高の飲酒単位数					
最高記録の日の飲酒に費やされた時間数					
今週の，予測された最高のBAC （血中アルコール濃度表を利用）					

『あなたの飲酒をコントロールする』（第2版），2013より

ではなく，あなたの実際の飲酒パターンについての正確な情報に基づいたものになります。また，要約表を利用すると，あなたは勇気をもらえます。自己コントロールの手法に取り組むごほうびとして，あなたがゴールに向かって前進しているのを自分の眼で見る以上のものはないでしょう。自己管理プログラムが成功している場合，あなたは自分が徐々に進歩していることをカードや進歩の要約表の中に見出せるのです。

デーヴィッドは，ローカルTV局の38歳のスポーツキャスターでした。彼は，自分の飲酒で仕事がダメになることを恐れて，自己コントロールプログラムに参加しました。前の晩の飲酒の影響が残っているうちに仕事に入る状態がますます頻繁になっていたのです。デーヴィッドは，一組の3×5インチの罫線入り検索カードを買って，自分のプログラムのセルフモニタリングに取り組み始めました。彼はこの章で示された5つの欄を記載した20枚のカードを作りました。デーヴィッドは常にペンとメモ帳をポケットに入れていましたので，1枚のカードを折ってメモ帳の間に挟むだけでした。彼は，最初のカードが一杯になり，まだ家に帰れない場合に備えて，予備のカードを折って財布の中に入れていました。

月曜日の朝からデーヴィッドは自分の飲酒の記録をとり始めました。彼には，その日仕事がありましたが，昼食の時にビールを2杯飲みました。記録を取ることにすこし神経質になっていたので，最初のビールについてはトイレに行って記録しました。2杯目のビールは最初に頼んだ2杯の一部だったので，それをバーのカウンターに貰いに行った時に記入しました。

月曜日の夜に彼は好きな行きつけの場所に出かけました。そこで彼は友人たちと会って，彼らに合流しました。彼らは，待ってましたとばかりに，テーブルの上のピッチャーから彼のためにグラスに1杯のビールを注ぎました。自分の記録を残したい一心で，彼は何とかして知られないようにして，それを記録しました。彼のグラスの半分が空になると，1人の友人がピッチャーを持ち上げて，またなみなみと注ごうとしました。デーヴィッドは，自分のグラスを手で覆いながら"いや，結構。すぐにぜんぶ空けちゃうから"と言いました。驚いたことには，誰も彼が断った理由を聞きませんでした。事実，誰もかれも会話に熱中して，気づきさえしませんでした。

3杯飲んで，1人の友人がたまたまカードに気づいて尋ねました。"おい，デーヴ，何をしてるんだい？"みんなが振り向いて，彼が何をしているか，見定めようとしました。

デーヴは答えを用意していました。"実は，僕は今週，飲んでいるものを記録しているんだ"と彼は言いました，"僕はダイエット中でね。それに，1週間に自分がどれくらい飲み干しているかも知りたくて"。

"へぇー，本が要るようになるね！"と友人の1人が言って，みんなが笑いました。そして会話は別の話題に変わりました。その後では，誰も彼のカードに注意を払わなくなりました。

デーヴィッドは，毎日の記録カードをつけ始めてから，自分が前よりも少なく飲むようになったと感じていました。カードに記録するのは少しわずらわしかったのですが，彼はちょっとしたこんな簡単なことで飲酒についての自覚が高まることに興味を感じていました。

ある週，デーヴィッドはこの手順を省きました。ある夜彼は，自分の飲酒記録を止め，1日の終わりに書くようにしました。このやり方は，彼に合っているように思われました。しかし

日曜日がきて，進歩の要約表に記入している時に，彼はいつもの週より多く飲んだこと，自分の限度も超していたことに気づきました。この現象は，彼が記入した回数に基づいたもので，その他に何回かの記入漏れが確かにあったと彼は思いました。彼は最初のひと口を飲む直前に記入する方式に戻りました。

　デーヴィッドは，自分が満足できる水準まで酒量が減り，それを維持できると確信するまで，ほぼ6カ月にわたって毎日の記録カードを使い続けました。彼にとっては，記録カード自体が飲酒のレベルを低く保たせるものだと思われました。

記録をとること自体が，多くの人たちを減酒へ向かわせるようです。

　私たちは，あなたができるだけ早く毎日の記録を始めることを推奨します。あなたは，今ただちに自分の飲酒の状態を変える必要はありません。自分の平均的な飲酒の速さなどのおおまかな状態を明らかにして，あなたの飲酒を減らす出発点をつかむために1～2週間のあいだ記録してみることもできます。けれども，記録をとること自体があなたを減酒へ向かわせても驚かないでください。多くの人たちが，記録をするだけで，もっと真剣に自分の飲酒について考えるようになることを発見しています。このプログラムを利用した人たちは平均して，セルフモニタリングを始めた直後に，自分の酒量を3分の1ぐらい減らすことができました。セルフモニタリングは，とても高い動機づけをする有利なスタートになりえるのです。

目的達成に責任をもつ

　今あなたは，自分自身の限度を設定しましたし（4章），自分の進歩を記録する方法を学びました（5章）。あなたは，自分の飲酒を変える方法を試す準備ができたのです。

　5章で示されたように，1〜2週間，ただ記録を取るのも良いアイデアです。いったん飲酒を記録する習慣が身についたら，その後の章で説明される自己コントロールの手法を使い始められますね。本質的に私たちが提供するのは，お試しメニューです。

　自己管理プログラムを始める時はいつも，一度に全部を試そうとする傾向があります。私たちは，あなたがもっと楽な気持ちで，一度に1つの新しい技術を試すことをお勧めします。おそらく，あなたに効果があるものと，ないものがあります。そして，それらを1つずつ試してみることで，あなたは最も役立つものを発見できます。また"一度に1つ"のアプローチだと，あなたはそれぞれの方法に集中でき，自然に感じるまで練習できます。よくメニューを見て，次に何をするか決めましょう。たとえば，もし他人があなたにお酒を無理強いするのが大きな問題だったら，たぶん8章から始めるのが良いでしょう。7章の「飲酒のペースを落とす」のアイデアに目を通せば，特にあなたの心に訴える1つか2つを発見できるでしょう。それを試してください。このプログラムで成功した人たちは，助言をどれもこれも全部は使っていません。むしろ彼らは，自分に最も役立つ2〜3のアイデアを見つけて，それを全うしたと言っています。

　あなたの準備が整ったところで，7・8・9章で述べられている手法を始めましょう。これらの章には，あなたが飲んでいる最中にできることが説明されています。これらはしばしば，比較的速くあなたの飲酒量を減らす効果を発揮します。これらの方法をやり遂げて，あなたに役立つものを続けましょう。その一方で，第3編や第4編から新しい技術を加えていきましょう。

　この本の第3編で説明されている方法は，あなたの飲酒コントロール計画をさらに補強するものです。第2編での「飲む時に」使う技術を使い続けながら，これらの章に書かれている手法も試してみましょう。おそらく第3編のいくつかの章は，他の章よりもあなたに深く関係があるでしょう。

　最後に第4編にいきましょう。これらの章は，過量飲酒について一般的な動機を明らかにして，それぞれの場合にアルコールの使用に代わる手段を提案しています。繰り返しますが，あなたの状況に合うものも，合わないものもあるでしょう。あなた自身の飲酒に重要だと思われる要素を扱っている章に特別の注意と努力を払ってください。たとえばもし，あなたが「気落ちした時」に飲む傾

向があるなら，21章を最優先で実行しましょう。もし，あなたが眠りたいために飲むのなら，23章が役立ちます。

　習慣的な行動を変えるのは，徐々に進む過程です。マーク・トウェインが述べています。『習慣は習慣だ。誰も窓の外に投げ捨てられないが，一度に1段ずつなだめて階下に動かせる[17]』。前の方法が快適に感じるように時間をとり，新しい方法をつけ加えてください。数週間が過ぎたところで，この本の節を読み直して，新しい技術を試みてください。1週間に一度，たぶん，あなたが進歩の要約表に記入した後の日曜日ごとに，どこがうまくいき，どこがうまくいかなかったかを，簡単に振り返りましょう。ある技術が役立ちそうだが，手が届きそうもないと思ったら，それを紹介した節を読み直しましょう。検討の結果，問題のある部分が分かったら（たとえば，ある状況下では思いのほか飲み過ぎることなどが分かったら），それに対応する戦略が説明されている第4編の節を読んでください。このようにして，あなたは自己管理法の使い方を学び，それらをあなたの個人の力の宝庫に加えることができます。

　最終的には，あなたは特に自分に効果がありそうな方法をいくつか見つけられるでしょう。私たちがこの本を利用して成功した人たちに面接した時に分かったのは，彼らが自分に役立つ方法を判別して，それらを忠実に実行したことでした。決め手は，私たちが提案したメニューから，あなたに役立つものを選ぶことです。

> 成功した人たちは常に，いくつか役立つ方法を選んで，それらを忠実に実行しました。

　レイチェルは，そこそこの常習飲酒者でした。多くの場合，彼女は家にいる時か友達と一緒の時に，ライトビールを飲んでいました。記録カードをつけ始めた時，彼女は，自分が平均的に1日に6～7飲酒単位飲んでいることと，その量はセルフモニタリングを始める前に飲んでいた量より少ないことに気づきました。記録を取ることで，彼女は自分がどれくらい飲んでいるかをもっと意識するようになりました。彼女はまた，自分の好きな特定のドイツ製"ライト"ビールには，普通のビールとほとんど同じような量（4.8%）のアルコールが含まれているのを知って，驚きました。彼女は「ライトビールだから，実はそれほど多くは飲んでいない」と，常に自分に言い聞かせていたのです。

　目標設定の過程を通して，彼女は最大限を1日3飲酒単位として，1時間当たり1飲酒単位のライトビール以上は飲まないという，自分のための限度を選びました。それは，彼女の過去の飲酒習慣からは，かなり抑えた量でした。しかし，7章の考えを勘案して，彼女は最適だと思われる最大限2飲酒単位の量に減らすことに決めました。ほとんどの場合，彼女は"時計と睨めっこ"に頼りました。ビールを飲み始めた時の時間を書き留めて，1時間が過ぎるまでもう1杯のビールを飲み始めないようにしたのです。それは，1杯のビールを長く延ばして飲むことを意味しました。最初のうち彼女は，ちょっと飲んでからビールを置きっぱなしにしました。しかし彼女はすぐに，この方法が嫌になりました。なぜなら，ビールは温かくなってしまい，彼女は冷たいのが好きだったからです。家にいる時には，彼女は冷たいグラスにビールを半分ほど注いで，瓶の残りを冷蔵庫に入れておきました。しかし，それも極めて手数に思われました。彼女に閃いたのは，ビールをさらに引き延ばしてゆっくり飲んで，その間に何か他のものを飲むことでした。彼女は，合間にクラブソーダ——炭酸水でカロリーがない——を飲むこと

にしました。彼女は，ほとんどアルコール分がない“ノン・アルコール・ビール”も飲み始めました。そして，ビールと一緒にそれらを飲んで愉しみました。そのように変化する際に，“時計と睨めっこ”法が役に立ちました。

　過量飲酒の引き金を振り返る（第3編）うちに，レイチェルは自分が実際に飲み過ぎてしまう場合に，はたと思い当たりました。それは，彼女がある男と一緒に飲んでいる時で，その男は山ほど飲んでは，飲み遅れないように彼女をせかし続けていたのです。この状況下で彼女は，自分の限度を超すようなお酒を断るために，8章のセリフも使いはじめました。そして第4編のあらゆる内容から，レイチェルは，最も自然で，すでに心の中で自分に何回も語りかけてきたような独り言のアイデア（19章）を見つけました。彼女は，自分のがんこさを鼓舞しながら次のような独り言を言う自分を容易に想像できました。「レイチェル，自分の限度にこだわろう！　この男は，あなたを酔い潰したいだけなのよ」

　こうした手段はすべて，彼女にはとても効果がありました。数週間のうちに彼女は，ほとんどの日は2飲酒単位のライトビールだけを飲んで，自分の限度を達成しました。ある日には，彼女は実験的にクラブソーダだけを飲んだりしました。彼女は外出して，友人たちと一緒の時にこうすることを特に，楽しみました。信じ難いという友達の顔を見たかったのです。そして，みんなが彼女は絶対禁酒主義者になったと思うや否や，彼女は1杯のビールをおいしそうに飲むのです。レイチェルは，ちょっと謎っぽく見せて，人にいろいろ推測させるのが大好きだったのです。

飲酒のペースを落とす

　自分自身のために決めた限度内にあなたが留まる，最も簡単な方法の1つに，**飲酒のペースを落とす**ことがあります。ペースがあまりに速いために多くの人たちが飲み過ぎるのです。アルコールが効いてくるまで少し時間がかかるので，2杯目のように感じていても，実は4〜5杯も飲んでいます。その結果として，自分たちが好む効き目に達するには4〜5杯は必要だと信じるようになります。そこで不幸にも，3杯・4杯・5杯目がぐっと効いてくるのです。ある人は私たちに「2杯目のマティーニが欲しいと感じる時には，私はただ20分待つことにしています。そこで，前の効き目が現れて，すでにもう1杯飲んだように感じます」と言いました。アルコールを処方箋なしの薬物だと考えましょう。もし，あなたがその使用を選んだなら，あなたはどれくらいの服用量が有益な効果を生じさせ，いつ過量内服になるかを知っておく必要があります。

> もう1杯マティーニが欲しいと感じた時には20分待ちましょう。すると，あなたはすでに1杯飲んだように感じるでしょう。

　もう1つ，飲酒のペースを落とすのが良い理由は，アルコールに対するあなたの耐性を調整するためです。4章で説明したように，耐性（お酒に強いこと）は通常好ましいものではありません。あなたは，同じ効果を得るために常により多くのアルコールを必要として，あなたの身体はそのすべてを処理する必要がありますから。ある人の体験によれば「ちょうど3杯だけで，ビール6杯分の快感を味わえれば，それに越したことはありません。でも，私がこれまで3杯で得ていた同じ快感を味わうのに6杯ものビールが必要になったら，私は収穫逓減の状態に陥り1杯当たりの効果はどんどん減少していきます」。

　アルコールへの耐性は，あなたが飲む量に左右されます。1杯飲んだだけでも，次の1杯へのあなたの反応度は減少します。それほど速いのです。あなたがより多く飲めば，あなたの耐性は増加します。あなたが飲酒を控えれば，あなたの耐性は減少します。

　この章には，あなたの飲酒のペースを落とすための方法をいくつか提示してあります。あなたの減酒は第2段階に入りました。

お酒の種類

　飲酒に関連した問題を持つ人たちには，**より強いお酒**を注文して消費する傾向があります。ここで言う“より強い”とは，アルコールの割合が高いことを意味します。ここに比較的強い酒類の例があります。

　　モルト・リカーとエール（アルコール分が多いビール）／マティーニ
　　リキュール（ストレートあるいはオンザロック）／（ウイスキーなどの）ダブル
　　アルコール分強化ワイン：シェリー，ポート，ムスカテル，ベルモット

　普通のビールよりモルト・リカーに多くのアルコールが含まれ，ハイボールやスクリュードライバーのように非アルコール飲料を混ぜたものよりマティーニやマンハッタンのようにすべてリキュールで作られたカクテルに多くのアルコールが含まれています。調合された酒類よりストレートの酒類に，シングル1杯よりダブルの方に，一般的なワインより強化ワインに多くのアルコールが入っています。結果として，あなたがこれら強いアルコール飲料を飲んだ場合には，弱いアルコール飲料を飲んだ場合よりはるかに速く酔っぱらう（すなわちあなたのBAC：血中アルコール濃度が上がる）でしょう。

　ですから，あなたがアルコールを摂取するペースを遅らせる，単純だが効果的な方法の1つは，純アルコール分の少ない，あまり強くない酒類に切り換えることです。**アルコール濃度の低い酒類**は，次のようなものです。

- カクテル（ストレートのお酒の代わりに）
- 低アルコール濃度のビール——しかし騙されてはいけません。“ライト”ビールは，必ずしもアルコール分が少ないことを意味していません。
- テーブルワイン（通常12%のアルコール分——強化ワインの代わりに）再びラベルを調べましょう。ワインの醸造会社は，アルコール分の表示を義務づけられています。

　低濃度のアルコール飲料を選ぶと，あなたのひと口ごとのエチル・アルコール摂取は少なくなります。あなたがこうした飲料に不慣れなら，自分でもっと学習しましょう！　異なる種類のお酒を試してみましょう。“いつもの”という習慣を破りましょう。カクテルの作り方をレシピ本でよく調べて，ワインについて研究し，新しい低濃度のアルコール飲料を注文して，買ってみましょう。

　お酒の種類に関するもう1つの助言も有用でしょう。ある種の飲料は非常に口当たりがよく，つい速く飲んでしまいます。サングリアやパンチやモヒートやトロピカル・カクテルといったブレンド酒類や甘い果汁酒がそうです。

　一方，ビールやテーブルワインのようなアルコール濃度が低い飲料で飲み過ぎる人たちも多くいます。また，あなたが特に速く飲みたくなるようなアルコール飲料もあります。おそらく，あなたの好みもこの範疇です。あなたがガブ飲みしがちなお酒をよく憶えておいて，何か他のものを試し

てみましょう。口慣れていないか，あなたがあまり好みでない味のアルコール飲料に換えてみましょう（その際も，味の悪さがアルコール濃度の強さとは関係ないことを確かめましょう！）。

　26歳のカウンセラーのイヴは，リースリング（ドイツ葡萄の白ワイン）がことのほか好きでした。彼女は，レストランやラウンジに出かけた時はいつでもそれを注文して，家にも常備していました。彼女は自分の飲み方を吟味して，他の種類のアルコール飲料を出された時には，いつもよりゆっくりと飲んでいるのに気づきました。特に，辛口の赤ワインやソーダ水で作られたアルコール飲料の場合は，この傾向が著しかったのです。イヴは，辛口のキャンティ（イタリア葡萄の赤ワイン）やカベルネ（黒葡萄のワイン）を飲むように努めて，それらを飲み終わるまで本当に長い時間がかかったことに気づきました。数週間も経つと，彼女は一連の異なるワインにも慣れて，味を楽しみながらゆっくり飲むようになりました。カクテルを注文する場合には，彼女はソーダ水で作られたものを選びました。ひと口をゆっくりすることで，1杯はより長持ちして，明らかに彼女の合計アルコール消費量は減少しました。また，イヴは辛口ワインやカクテルの味も好きになりました（人は通常，何を飲んでも好きになります。その理由は，アルコールの好ましい効果や飲んでいる快適な環境が，お酒の味を引き立てるからでしょう。もちろん，だからと言って，これらを速く飲み始めないように！）。

　あなたは「でも私は，自分の好みのアルコール飲料の味が本当に**好き**なんです！」と抗議するかもしれません。そう，当然あなたはそう言うでしょう！　しかし，あなたの飲酒を管理するためには，お酒の種類を変えることが役立つかもしれないのです。これは特に，あなたの好みのお酒のアルコール濃度が高くて，あなたがより低濃度の飲料に換える場合に好ましい成果を発揮します。しかし，大部分のアメリカ人たちはビールを飲んで飲み過ぎの状態になってしまうので，単にアルコール分が少ない飲料を飲めばいいという問題ではありません。

　あなたはイヴと同じように，あなたが換えたアルコール飲料もおそらく好きになるでしょう。多くのアルコール飲料を見つけて楽しみましょう。そして，1つの"お気に入り"にこだわらないようにしましょう。ここで大切な要点は，あなたがゆっくり飲んで減酒するのに最も手頃なアルコール飲料を選ぶことなのです。

飲む時間を延ばす

　あなた好みの飲料も含めて，すべてのアルコール飲料を飲む時にできることがいくつかあります。それは，飲酒の時間をもっと長く延ばすことです。基本的にそれは，ひと口ずつ飲むことから始まります。

　1杯を飲み終わるまでのひと口の回数を数えてみてください。初めはそれを変えようとしないこと。あなたの普通のやり方で，ただひと口ずつ飲んでください。ただし，回数を数えてください。次に，1杯を少しずつ飲み，ひと口の回数を増やしてください。これは当然，ひと口当たりの量を減らすことを意味します。私たちは，あなたが1杯ごとに少なくとも12口で飲むこと（さらに多く

7章　飲酒のペースを落とす　77

が望ましい）をお勧めします。やってみましょう！　もし氷を使っていたら，グラスの半分近くまで氷を足しましょう。

　ひと口の量を減らしても，速くすることで埋め合わせしたら，何にもなりません。あなたのひと口の間隔をあけることも，また大切です。少なくとも，まるまる1分間は（さらに多くが望ましい）間隔をあけましょう。手元に秒針がついた腕時計や置き時計があれば，あなたは実際にひと口の間の時間を測り，その感触をつかむことができるでしょう。ひと口の間にさらに長い間隔をおくように努めましょう。すべて60秒ごとにひと口することにこだわる必要はありません。90秒も飲まないでいたらどうなりますか？　2分ではどうでしょうか？　あなたが最初にこれを実行した時に，記録カードに1杯ごとのひと口の回数を書き入れて，それぞれの種類のお酒を飲み終わるのにかかった時間の長さを調べましょう。特に，1杯の最初のひと口に注意してください。なぜなら，その時に人は最も速く飲む傾向があるからです。

　簡単で役立つ方法の1つは，飲み物を下に置いて，ひと口の間はそれに手を触れないことです。それによって，グラスを手に抱えてチョビチョビ飲む習慣が破られます。たとえばテレビを見ている時によく起きる，うわの空の状態になって飲むことにも用心しましょう。飲酒のペースを落とす練習には，少なくとも最初は，それ相応の意識的な努力が必要です。あなたは，すでにしっかり身についた習慣を変えるのですから。

　　　高校教師の55歳になるフィリップは，主に家で飲んでいました。彼はほとんどスコッチウイスキーでしたが，それを週に2〜3クオート（2〜3L）も平らげていました。彼は自分の家族と上司の校長に言われて，私たちのプログラムに参加してきました。

　　セルフモニタリングの過程で，フィリップはかなり驚きました。彼はスコッチをケースごと買っていました。そのため，自分が1日当たりどの程度飲んでいるかという事実にすぐ直面せずにすんでいました。記録を取ること自体が，彼のアルコール摂取量を少し減らすのに役立ちましたが，彼が長年身につけてきた飲酒習慣を変える必要があるのは明らかでした。

　　フィリップは，自分の飲酒の速さに注意を払ってみて，"ひと口飲む"という言葉は自分の飲みっぷりをまったく表していないことに気づきました。ひと口どころか，彼はお酒をガブ飲みしていたのです。彼は，1杯を3回や多くの場合は4回で飲み干して，数分のうちに次の1杯を注いでいました。彼は，ひと口の量を少なくして，もっとゆっくり飲もうと決心しました。彼は自分の腕時計の秒針とにらめっこして，1分に1回だけ，ひと口すすりました。ひと口飲む間には，彼は自分のグラスを下に置きました。

　　最初は奇妙に感じましたが，この方法を使うと，彼は自分の飲み方がずっと遅くなってきたと感じました。グラスを自分の手から離すことによって，彼は時々何か他のことに気を取られて，数分の間ひと口も飲まないでいました。それでもまだ，彼は1杯を約6ないし7口だけで飲み干していました。

　　フィリップは，ウイスキーをオンザロックに変える決心をしました。最初は氷のために水っぽかったのですが，まだ味は楽しめました。純粋な鉱泉水から作った氷はアロマを深めるようでした。さらに彼は，1杯のスコッチを最終的には10口から15口で飲むようになりました。そして特に，自分の手を使う何か他のことに没頭している間は，彼の1杯の飲酒時間は20分以上

に延びました。彼は，さまざまな大きさの昔なつかしいルービックキューブ（26個の小立方体からなる立方体の各面をそれぞれ同色にまとめるパズル）のように自分には難しいパズルを集めていたので，これらをコーヒーテーブルの上に置いて，飲んでいる間じゅういじくり回すとひと口の間の時間が長くなると気づきました。彼はまたパズルを楽しみ，自分のコレクションを増やし始めました。

あなたの飲酒の間隔をあける

　飲酒の間隔を広げるという考えの基本は，あなたがある一定量の時間内に1杯だけ飲めると自分で決めることです。これは，あなた自身のためにもう1つの制限：時間制限を設けることを意味します。

　1つの例として，4章であなたが設定した特別の場合のBAC（血中アルコール濃度）限度を振り返ってみましょう。あなたの血中アルコール濃度の限度内に留まるには，あなたが4時間以内に消費できる最大限の飲酒単位数はいくらだったでしょうか？（飲酒単位は44ページ表を参照のこと）

　　　それをここに書いてください：4時間で _____ 飲酒単位

　次に，これで240（4時間を分になおした数）を割りましょう。

　　　240分／ _____ 飲酒単位 ＝ 1飲酒単位当たり _____ 分

　その答えが，あなたが自分のために設定した特別の場合のBAC限度を維持するのに必要な1飲酒単位当たりの分を表しています。特に最初の1杯の後は，どんなに短くしてもこの1飲酒単位当たりの時間の長さを守ってください。

　こんどは，毎日の通常の限度に戻ってみましょう。1日の平均的な飲酒単位数は何飲酒単位でしたか？　そして，飲む時の典型的な1日の飲酒にどれくらいの分や時間を費やしましたか？

　　　それを分の単位でここに書きましょう：平均的な日の飲酒時間は _____ 分

　次にこの数をあなたの通常の限度（平均的な日の飲酒単位数）で割りましょう。

　　　_____ 分 ÷ 1日当たり飲酒単位数 _____ ＝ 1飲酒単位ごとに _____ 分

　この2番目の答えは，あなたが1飲酒単位ごとに割り当てる，平均的に推奨される時間の長さを分の単位で表したものです。

　あなたが行ったばかりの計算の結果を要約しましょう。

　これらの限度によって，あなたが1飲酒単位に割り当てるべき時間の最短は何分ですか？（これ

7章　飲酒のペースを落とす　79

は，通常は最初の答えになるでしょう）

　　　それをここに書き入れましょう：少なくとも　1飲酒単位当たり＿＿＿＿＿＿　分

　そして，これらの限度によって，あなたが1飲酒単位ごとに割り当てるべき**平均的な**時間は何分でしょうか？（これは，2つの答えのうちの長いほうで，普通は2番目の答えです）

　　　それをここに書きましょう：平均的に　1飲酒単位当たり＿＿＿＿＿＿　分

（飲酒単位は44ページ表を参照のこと）

　節度のある一般的な社会の飲酒者たちは，通常は1飲酒単位を飲み終えるのに少なくとも20分か30分をかけますし，最初の1〜2飲酒単位の後ではもっと長い時間をかけることを覚えておいてください。あなたの平均的な飲酒時間の目標は，1飲酒単位当たり30分より短くならないはずです（つまり，1時間に2飲酒単位以上にはならない）。速く，あるいは遅く飲む結果の事例として，次のページの囲み記事を参考にしてください。

　これらの時間の限度を妥当だと思いますか？　そうでなければ，1飲酒単位ごとの適切な時間の限度はどのくらいだとあなたは考えますか？　もし，あなたがその速さで4時間飲んだら，あなたのBAC（血中アルコール濃度）はどの程度になるでしょう？（算出にはBAC表を使いましょう）

　飲酒の間隔を延ばすか「時計と睨めっこ」法は，私たちの自己管理プログラムで最も一般的に使われる手法の1つですが，たぶんその訳は単純だからです。あなたが徐々に飲酒間隔を延ばせたら，あなたは減酒に向かっています。また，あなたが最初の1杯から時間を延ばせれば，あなたは有利なスタートを切っています。人が飲み過ぎる時の一般的なパターンは，数杯を速く続けて飲むこと（いわゆる「かけつけ3杯」）です。最初の1〜2杯の飲む速さを遅らせることで減酒パターンへ持ちこめます。

　たぶん，あなたの限度から1飲酒単位当たりもっと時間をかけて飲み始める必要性が分かるでしょう。どのようにしてそれを実行できますか？　ここに，いくつか提案があります。

> 節度ある社会生活を営む飲酒者たちは，通常**1飲酒単位**飲み終えるのに，少なくとも**20〜30分**かけます。そして，最初の**1〜2飲酒単位**を飲み終えた後では，**1飲酒単位**ごとにより長い時間をかけています。

1. ひと口をもっとゆっくりと啜り，ひと口の量を減らして，あなたの飲酒の時間を長引かせましょう。
2. 1杯を飲み終わって次の1杯を飲み始める間に，時間が経つようにしましょう。
3. 飲酒の間にノン・アルコールの飲料をはさみましょう（これは，あなたが何か注文したいか，何か手に持って啜るものが欲しくなった場合に役立ちます）。
4. あなたが冷たい飲み物が好きだったら，氷を入れるか冷やすかして，冷たさを保ちましょう（温くならないうちにと，ごくごく飲まないでください）。ワインはアイスバケットの中で，ビールは断熱された缶ホルダーの中で，冷やしておくことができます。

アルコールの事実：遅ければ遅いほど良い

　より速く飲めば飲むほど，あなたの血中アルコール濃度がより高くなるのは，極めて単純な事実です。過量飲酒は（過食と同じように）しばしば，多過ぎるものを速く摂りすぎることから生じます。最初の1時間くらいに飲むのが速くなり過ぎることは，特によく見られます。下のグラフの事例について考えてみましょう。これは，体重160ポンド（73kg）の男性が午後5時頃に飲み始めた場合の血中アルコール濃度を示しています。

　"より速く"飲む場合には，彼は最初の1時間に3飲酒単位を飲み，次の1時間に2飲酒単位を飲み，それから飲むペースが横這いになり1時間ごとに1飲酒単位を飲んでいます。午後7時までに彼の血中アルコール濃度（BAC）はすでに0.80mg/mlを超えて，その後も上がり続けて1.08mg/mlに達しています。飲み方を遅くして，1時間に1飲酒単位にした場合には，彼の血中アルコール濃度は0.40mg/ml以下に保たれます。

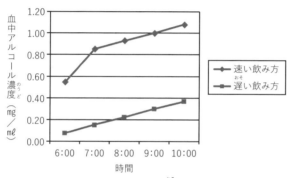

体重160ポンド（73kg）の男性の遅い飲み方と速い飲み方

　下の2番目のグラフは，体重140ポンド（64kg）の女性の同じ飲み方の結果を示しています。4章で検討された理由によって，彼女の血中アルコール濃度は，同じ量を飲んだ男性の濃度（前のグラフの中の数値）より遥かに高くなります。彼女の飲み方を1時間に1飲酒単位に制限した場合には，彼女の酩酊の度合いは大きく変わってきます。それでも，彼女のBACは5時間後には，0.80mg/mlを超えています。

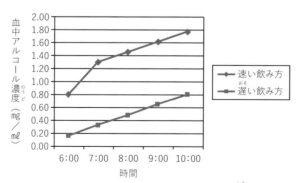

体重140ポンド（64kg）の女性の速い飲み方と遅い飲み方

5. 飲酒の間に，何か他のことをしましょう。何か身体に良いものを食べてみましょう（ただし，喉が渇いてお酒が飲みたくなるような，塩気や香辛料のきついスナックには注意しましょう）。チューインガムを噛むとか，ダンスをするとか，誰かと話をするとか，他の楽しいこともしてみましょう。

　グローリアは非常に多忙な女性でした。40歳にして，彼女は成功した公認のリアルター（不動産業者）であり，2人のティーンエイジャーの母親でした。彼女は，アルコールが自分の忙しい日々に安らぎを与え，日常の仕事のわずらわしさを減らしてくれると感じていました。しかし，一連の生活のストレスによって彼女の酒量が急激に増えて，時には仕事上の約束まで忘れるようになりました。こうした"無責任さ"と自分の娘たちに対する短気な態度が増えてきたことを自分に対する警鐘と考えて，彼女は私たちの自己コントロールプログラムに参加したのです。

　グローリアは，ペースの速い飲酒者でした。彼女は，1飲酒単位飲むのに平均10分しかかけませんでした。そして飲み終わると，できるだけ早く次の1杯を注ぐ習慣になっていました。飲酒に間隔をあけることが，彼女の自己コントロールへの重要な第一歩であることは明らかでした。

　彼女は，自分自身のための時間の限界を計算することから始めました。彼女の特別の場合の4時間のあいだの限度は6飲酒単位でした。彼女はこれで240分を割って，自分の1飲酒単位当たりの最も短い時間が40分であることを発見しました。

　次に彼女は，1日当たり2飲酒単位という自分の毎日の限度を使いました。彼女は，平均的な日の飲酒に約2時間あるいは120分（2×60）を費やしていると予測しました。彼女は120を2で割って，平均的に自分が1飲酒単位当たり60分をかけるべきことを発見しました。

　したがって，グローリアが自分の自己コントロールの限度を維持するためには，1飲酒単位につき40〜60分を費やす必要がありました。彼女にとって，これはあまりにも長いように思われました。しかし彼女は，それを試す覚悟を決めました。

　彼女は，1飲酒単位ごとに啜る回数を平均4回から約10回へ増やしました。これで彼女の飲酒は約20〜25分と大きく伸びました。彼女は，余った時間をお酒は飲まないでグラスに残った氷を吸ったり，ソフトドリンクを飲んだりして過ごしました。彼女はお酒の間にソーダを飲んでいると，1飲酒単位に40分かけることが何の苦にもならないことに気づきました。これらの単純な戦略によって，グローリアのアルコール消費量は，ひとりの場合でも他の人たちと一緒の場合でも減ってきました。飲酒が減るにつれて，彼女は忙しさに追われた時でも心を休められる他の方法を見出しました（彼女が利用したリラックスの方法は18章で述べられています）。

飲酒を断る上手な方法

　もし，あなたが他人から勧められた飲酒を断り切れなかったら，あなたの自己管理計画はすべて無効になるでしょう。限度について自分自身で行った取り決めを守るためには，他人ではなくあなたが，自分が何を飲むかに責任を持つ必要があるのです。これは，飲酒の勧めや飲酒へのプレッシャーに対しても備えを固めることを意味します。このプレッシャー（精神的な圧力）は微妙なものです。たとえ誰も直接にあなたにもう1杯を飲む圧力をかけない場合でさえ，あなた自身が周りの人たちに「遅れないでついていく」気になっているかもしれません。その場の風潮に流されるのを避けるには，何らかの意識的な努力が必要になります。

　しばしば，あなたは一言も発しないで，望まない飲酒を避けることができます。もし誰かが，ボトルやピッチャーを持ち上げて，半分空になったあなたのグラスに近づいたら，自分の手でグラスを覆ったり，手を振って断る仕草をするだけで，普通は十分です。もしあなたがテーブルを数分離れる場合には，自分の空に近くなったグラスを持っていくこともできます。皆がもう1杯を新しく注文する少し前に，そのテーブルから離れましょう。ソフトドリンクを注文しましょう。そしてテーブルに戻った時に，あなたの席の前に望まない1杯のお酒があった場合には，それをそこに置いた

あなたはどう思いますか？

　人々が一緒に飲んでいる丸いテーブルを想像しましょう。テーブルにつく人たちが飲む量に大きな影響を与えるのは，次のどちらの場合だと思いますか？　非常に遅く飲む人が1名加わった場合と非常に速く飲む人が1名加わった場合のどちらでしょうか？

_____

　答えは，85ページにあります。

ままにすればよいのです。事実，ある文化では，もてなし役の人はこれであなたが十分に飲んだと判断するのです。

　あなたがどのようにして言葉で飲酒を断るかは，当然ですが，勧めてくる人によって違ってきます。おそらくあなたは，見知らぬ人に対しては，雇用主に対するのとは異なった言い方をするでしょう。こういう状況にうまく対処する言い方を工夫するのは，ひとえにあなたです。次に示したのは，他の人たちがよく使ってきた断り方の例です。

　　　「いや，結構です」
　　　「今は結構です，ありがとう。もうちょっと後で」
　　　「もう結構です。十分に飲みました」
　　　「いや，結構です。もうちょっと間を置きたいので」
　　　「いや，結構です。1杯開けたばかりなので」
　　　「ありがたいのですが，ダイエット中なので」

　通常，友達はこのような言葉を尊重して，この件は終わりになるでしょう。それでも，時としてあなたは，追加のプレッシャーに対応しなければならないでしょう。誰かがこう言うかもしれません。「さあ，もっと飲もうじゃないか！」あるいは「おい，一体どうしたんだ？」または「わかったよ。じゃあ，何を持ってこようか？」さらに「その1杯も飲めないのか？」こうした種類の追加プレッシャーにもあなたは対処して，自分の自己コントロールをくつがえされないように準備する必要があります。ここに，他の人たちがこのような状況の下で使って成功した，2回戦用の言い回しがあります。

　　　「いや，本当にできあがってしまったんだよ」
　　　「やあ，分かった。いますぐでなくてもいいね？」
　　　「かかりつけの医者が無理しないよう言うので，酒を減らしているんだ」
　　　「実は，本気で酒量を減らしているんだ。手を貸してくれるかい？」
　　　「気にしないでくれ！　いますぐには飲みたくないだけなんだ」

　あなたは，軽く一言加えるか，あるいは飲酒の圧力をかける人に質問し直すこともできます。

　　　「私はここで飲み比べに負けたのかな？」
　　　「どうして，そんなに飲み急がせるんだい！」
　　　「俺がもっと飲むことが，なんでそんなに重要なんだい？」
　　　「僕が断っているのが分らないのかい？」

　あなたが実際に使う前に断る練習をしておけば，役に立ちます。友達に頼んでプレッシャーをかけてもらい，対応する方法をいろいろ試しましょう。あなたが飲むのは自分で選んだのであって，誰か他人が

必要になる前に断る技術を練習しましょう。

84　第2編　あなたが飲む時に

アルコールの事実：誰が飲むペースを決めるか？

　一緒に飲んでいる人たちが，あなたがどれくらい飲むかに強い影響を及ぼす，ということはおそらく驚くにあたらないでしょう。もっと驚くべきことは，この影響は主に一方向に効き目を現すことです。酒場での実態調査で，心理学者のジョン・リードは，常連達は親しい態度で速く飲む見知らぬ男性が彼らの隣に座ると，かなり飲酒量を増やすことを発見しました。これに対して，遅く飲む見知らぬ男性が隣に座った場合には，常連達の飲酒のペースには何の影響も見られませんでした。いくつかの他の研究により，この発見は確証されました。速いペースで飲む人がテーブルに加わると，そのテーブルの他の人たちの飲酒のペースも速くなる傾向があります。そして，遅いペースで飲む人がテーブルに加わった場合には，他の人たちの飲酒への影響はほとんど見られませんでした。

飲むように頼んだり望んだからではないことをはっきりさせておきましょう。

　追加の飲酒を避けるためのさらにもう1つの有効な手段は，あなた自身をプレッシャーを受ける状況下に置かないことです。激しく速く飲むと分かっているグループの人たちと出かけないようにしましょう。パーティーは1時間で切り上げましょう。人生の変化に成功した人たちはしばしば，誘惑や難しい状況を避けることから始めています。たとえば，禁煙した人たちはよく，しばらくの間は他の喫煙者を避けています。時が経ち，（減酒しているという）新しい自分になじむと，より厳しい状況にも限界を超えることなく，たやすく身をおけることでしょう。

　あなたの友達や家族がほとんど大酒飲みの場合は，こうなるのは非常に難しいでしょう。時が経つほど，人は自分自身と同じような飲み方をする仲間たちに惹きつけられることが，しばしばあります。ですから，自分の減酒を進めるにつれて，あなたは周りの人たちと歩調を合わせづらくなるでしょう。

　当然のことながら私たちは，飲酒量を減らしたり，断酒したいと思っている人たちと一緒に作業して，こうした障害にしばしば出会っています。ある人たちのすべての社会的なネットワークは，多量飲酒者で構成されています。ですから，そういう人たちは，過剰に飲み続けるか，独りぼっちになって孤立するか，の選択に直面するように見えます。しかし状況は，本当のところそれほど白か黒かではありません。他にも多くの選択肢があり，以下は役に立つ一例です。

- あなたが行っていることを親しい友達何人かに話して，支援を頼みましょう。その人たちと一緒に，飲まないですむ場所に出かけましょう。
- 多量飲酒者ではない人たちとの人間関係を強化しましょう。私たちは，友人関係や他の人間関係を飲酒が増えて失った人をしばしば知っています。あなたがいつも一緒に愉快に過ごした多量飲酒者ではない人たちがいますか？　彼らを訪ねてみましょう。
- 飲酒を必要としないグループや活動に参加しましょう（20章を参照のこと）。アルコールな

8章　飲酒を断る上手な方法　85

パーティー（集まり）とは何か？

　イタリアがワールドカップに勝ったばかりの時，ローマじゅうの街路の上で大騒ぎがありました。歩行者たちがむじゃきに街路を占拠して，踊り，叫び，歌い，イタリアの旗を打ち振っていました。誰もお酒を飲んでいなかったのを見て，驚いたアメリカ人旅行者が手振りでお酒を飲む仕草をしながら，「どうしてパーティーを楽しまないのかね？」と尋ねました。お祭り気分のイタリア人が答えました，「もう十分楽しいのに，誰が酒を飲む必要があるんだい？」と。

　　しで愉快にすごせる集団や娯楽がたくさんあります。試してみましょう。この戦略については，この本の第4編で詳しく述べられています。

　最後に，あなたが飲酒の勧めを断る方法を学べるもう1人の人物がいます。あなた自身です！　あなたは，心の中でこう言っている声を知っているでしょう

　「さぁ，もっと飲もう。次の1杯を飲んだって，害にはならないよ」妙に聞こえるかもしれませんが，あなたはまた，他の誰かからの飲酒の誘いを断るのとまったく同じような言い方で，その内部の声に答え返すこともできます。あなた自身への独り言については，次の章と19章に詳しく書かれています。

自分の進歩をほめる

　ここまでであなたは，自分の特定のゴールを設定し（4章），自分の飲酒を記録することで自分の進歩の度合いを測る方法を学びました（5章）。あなたは，自分のアルコール消費の速度を遅らせる方法をいくつか習得し（7章），飲酒の勧めを断ったり，飲酒のプレッシャーに耐える方法について考えました（8章）。要するに，行き先を選んでそこに到着できる最善の方法を考えたのです。それはちょっと時間のかかる旅行です。よく知られた諺にあるように，"数千マイルの旅もほんの一歩から始まる（千里の道も一歩から）"がこの場合の適切な表現でしょう。それは，最初の1つのステップの後は多数の小さいステップが続くことを意味しています。

　長い探求の過程をたどっている誰もが，その途中で何かしら元気づけを行うことができます。**あなた自身を元気づけましょう！** 進歩の要約表（5章）に記録を残す1つの理由は，たとえ小さなステップであっても，あなたの旅の進み具合を知って，その進歩を祝うためです。あなたが目標に向かって進んでいることを祝いましょう！ あなた自身に語りかけませんか？（それはおかしなことではありません）もし7日のうちで5日間，あなたの限度内に留まれたら，他の2日のことで自分を批判する代わりに，達成できた5日をほめましょう。あなたが自分の飲酒を管理するうえで達成できた1つの業績を認めて，正しい方向に向かうたとえ小さな変化でも肯定しましょう。大部分の進歩は，徐々になされるものです。あなたが進歩していることを思い出すことは，一歩一歩あなたが成功に向かって努力し続ける助けになります。

　　電話会社に勤めている29歳のハンナは，パーティーへ行くのが好きで，友達と出かけて「ちょっと数杯」飲むのを楽しんでいました。彼女が自己コントロールプログラムに参加したのは，その**数杯**のお酒を真に楽しみながら飲むためでした。
　　ハンナは，自分にとって最も難しいことの1つが，飲酒を断ることだと知っていました。男たちは，彼女が前の1杯を飲み終える前にいつも，彼女のためにお酒を注文していました。彼女は，親友の1人にプレッシャーをかけてくれるように頼んでお酒の断り方の練習をして，不快感を与えないで自然に断れるいくつかの言い回しをすぐに考え出しました（美味しそうね。でも，今すぐには飲めそうもないの。ありがとう。……など）。彼女は社交の場で，だんだんと自分が好きな時だけ飲酒の勧めを受け入れられるようになってきました。

ハンナは，自分が飲みたくない飲酒をうまく断れたたびごとに，次のような独り言を心の中でつぶやきました。「ハンナ，素晴らしいわ！　とてもうまく飲酒の勧めを断れたわ。それだけでなく，勧めてくれた人を嫌な気にさせないで」。この自己肯定の考え方によって，彼女は自分の飲酒への管理能力に自信を持ちました。そして，たまたま誰かが自分が断ったことに対して腹を立てた場合にも，彼女は依然として肯定的に，次のような独り言を言っていました。「それでいいのよ。あなたは正しいことをしたわ。あなたは本当にそれを飲みたくなかった。そして，丁寧に断ったのよ。もし，それに耐えられなかったら，それは彼自身の問題よ」。

　もう1つ考えられるのは，あなた自身を何か形のあるごほうびで祝うことでしょう。それをあなたの成功のお祝いだと考えましょう！
　それは，昔ながらの報奨金のようなものではありません。通常，最も効果的なごほうびは（1）あなたの好みにピッタリのもの，（2）成功の後でできるだけすぐに与えられるもの，（3）"特別"のもの，です。その意味を説明させてください。

好みにピッタリのごほうび

　あなたへのごほうびになるものが，他人へのごほうびになるとは限りません。これが，あなたが自分自身のごほうびを選ぶのが最善である理由の1つです。ごほうびの意図が裏目にでないように，細かなことにも注意しましょう。花粉症にかからない限りは，田園の午後を楽しむのもよいでしょう。食べ物は，もしあなたが体重を減らそうとしているなら，賢明なごほうびではないでしょう。そして，もちろんお酒類は，飲酒を減らそうとする場合には，適切なごほうびではありません。ここに，あなたの好みにピッタリのごほうびを選ぶためのガイドラインがあります。

1. それは，あなたがそれを得るために本当に努力するような非常に愉しいものであるべきです。
2. それは，あなたが容易に時間をさけるような簡単なものであるべきです。
3. それは，あなたが容易に負担できるようなあまり経費がからないものである必要があります。
4. それは，あなたが飽きないような変化に富んだものであるべきです。

手軽なごほうび

　良いごほうびの第2の特性は，それが容易に利用できることです。良いごほうびは，あなたがほぼいつでも楽しめるようなものです。ちょっとしたご馳走はよく見られる例です。ごほうびとして軽食をいつでも食べられるようにそこらに置いておくこともできます。スーパーマーケットで雑誌を買うのは，ごほうびとしてはちょっと手軽ではないけれど，達成したその日に買えるでしょう。
　国立公園への旅は，とても手軽とは言えないし，あなたの毎日の成功を祝うには，ちょっと大がかりかもしれません。このように手の届きにくいごほうびは，あなたの長期的なプロジェクトが完了した時には，すてきな最後の祝典になるでしょうが，あなたが目的に達する途中での小さなステップに対して報いることも重要です。
　まだ先のごほうびを毎日の評価基準で有効にする方法の1つにポイント付与があります。たとえば，マッサージをごほうびにしたい時に，マッサージの点数を50点に設定できます。あなたが目標

への小さなステップを達成するたびに，何点かを得て，マッサージの点数に近づく仕組みです。同じような規則が，服や新しいスポーツ用品，CDやDVDのようなものに適用できます。同じように，あなたは飲酒を減少させるに従って，アルコールに**使われる**はずだったお金を貯めて，あなたが本当にほしいものを買うことができます。これは時々，"アルコールを家具に変える"と表現されます。

特別におまけされたごほうび

　良いごほうびは，あなたの好みにピッタリで手軽なものです。ごほうびを魅力的にする3番目の事柄は，"特別のおまけ"という特性です。この言葉で私たちが言いたいのは，このごほうびはあなたの普通の体験にはないものだ，ということです。あなたの進歩を補強するためにごほうびを使うことで，あなたの人生にはより好ましい体験がもたらされるという利点があるのです。あなたが，すでにともかく行っていたような事柄で自分にごほうびを与えるとしたら，それは正確にはごほうびとは言えません。あなたがネットサーフィン（インターネットをあちこち見て回ること）を楽しみにしていて，しばしば1時間もそれに使っていると仮定しましょう。もしあなたが，その時間をあなたのごほうびにすると決めて，それを得るのに失敗した場合には，あなたは自分の通常の楽しみさえ失うことにもなりかねません。ごほうびは，あなたがふだんは行っておらず，あなたに新たな愉しみを与えるような特別のおまけとなる活動や事柄であることが，特に望ましいのです。

"私は違う！　私はごほうびを必要としない"

　自分自身にごほうびをあげるべきではない，と考える人たちもいます。
　「私には報酬の必要がありません」と彼らは言います。「私は，当然行うべきことをしているので，報酬を払われるべきではありません。そんなのは子どもじみています！」
　実際は，私たちのすべてがごほうびを必要として，使っているのです。私たちは，学んだとおりに物事を行いますが，私たちのすべてが報奨制度に反応しています。積極的な強化策を注意深く利用することによって，あなたは自分自身の行動を変えられるのです。一体どうして，自分が望んでいる変化を達成するために，自分自身を元気づけようとしないのですか？　あなた自身が変化するのを容易にし，途中で，毎日の努力に値するお祝いを愉しみましょう！

> 私たちはすべて，報酬を必要とし，それを利用しています。ごほうびを，あなたの成功のお祝いだと考えましょう。

ごほうびについてのアイデア

　あなたのやる気をおこさせるごほうびに何を使ったらよいか，とあなたは困っていませんか？
　ここに，物質的なものと精神的なものの2種類に分けられた提案があります。
　モノのごほうびには通常お金か時間かその両方が支出されます。たとえば

9章　自分の進歩をほめる　89

1. 品物：雑誌・音楽・書籍・化粧品・衣服（本当の好みに合った）・ゲーム・気のきいた小物・家具類。

2. 食べ物：素敵な食事・特別のごちそう・菓子類・ベーカリー（パンやパイなど）・アイスクリーム・特選の高級料理・熱帯の果実（マンゴー・パパイヤ・新鮮なパイナップルなど）。

3. 外出：映画・レストラン・ダンス・演劇・博物館・公園・展示会・見本市・ショッピング・見物。

4. 種々雑多なこと：特別な理由の出費・友達への贈り物・特別な貯蓄預金。

5. 社交的な時間：人と話す時間・ゲームをする時間・どこかへ行く時間・電話での会話の時間・キッスや恋愛をする時間・散歩やジョギングの時間。

6. くつろいで観賞する時間：興味を惹かれるものに集中する，音楽を聴く・本を読む・テレビを見る・人々を観察する・手紙を読む・ネットサーフィンをする（インターネットを見てまわる）。

7. 好きなことをする時間：あなたが「する時間がなかった」次のようなことをする時間，ペンキを塗る・絵を描く・彫刻をする・陶器を作る・パットゴルフをする・ぶらぶらと歩く・書き物をする・何かを建てる・楽器を演奏する・車やステレオ装置を修理する・模型やパズルを組み立てる。

8. 何もしない時間：しなければならないことがない時間・無為に過ごす時間・休む時間・昼寝の時間。

　精神的なごほうびは，あなたが自分自身について思い当たったり，言ってあげたいことです。それは，あなたが成し遂げたことや，あなたが大切にしている自分の特徴についてのほめ言葉であったりします。言い換えれば，前に検討したように精神的なごほうびには，自分自身の何か良い点について，独り言を言うことも含まれています。

　あなたが行ったことについての精神的なごほうびには

　　「今日，私は本当によくやった」
　　「私が彼女のためにしたことは，とても役に立った」
　　「私はあの状況にうまく対処した」
　　「かなり難しかったが，私は時間に間に合うように終えられた」
　　「あの飲酒を断るのにかなり努力したが，私は断ることができた」
　　「今日時間どおりに起きたのは，すばらしい達成だ」
　　「私は今週，自己コントロールが良くできた」

　あなたの個人的な特徴に関する精神的なごほうびは

　　「私はけっこう頼りになる」
　　「私の家族は私のことを本当に心配してくれる」
　　「私は賢い」

「私はよく遊び，よく働いている」

「私は感受性が鋭い」

「私は正直者だ」

「私は人に好かれる」

「私には能力がある。自信をもって事に当たれる」

　さらに，他の種類の精神的なごほうびは，何か愉快なことを心に描くことも含まれます。1つの目標を達成した後で，あなたは非常に好ましい場面を心に描いて，自分自身にごほうびを与えることができます。あなたは，夏の浜辺で寛いでいる自分や涼しい森の中を散歩している自分や他に何か，あなたが楽しめる設定を心の中で描けます。あなたが自己コントロールの結果として自然に得ている成果を確認するのも良い方法の1つです。たとえば，あなたがみごとに飲酒を管理している場合には，次のように自分自身のことを心に描きましょう。

　　二日酔いではなく，爽快な気分で目覚める。

　　体重がいくらか減っている。

　　いままでより多くの友人がいる。

　　節約したお金で，欲しかったものを買っている。

　　85歳になっても，健康で活動的である。

　　より幸福な結婚生活，あるいは家族との生活を送っている。

　　健康診断の結果は何の問題もない。

　　仕事に精を出して，昇進するか，さらに良い仕事をしている。

　あなたがマッサージや旅行といった特別なお祝いのためにポイントかお金を貯めている場合には，それがすでに起きていると想像することもできます。

　物質的なごほうびと精神的なごほうびの両方が重要です。両方にそれぞれの利点があります。物質的なごほうびは形があり，日常生活に加わる好ましい体験となるので，効果的です。物質的なごほうびは，ある種のお祝いとなります。精神的なごほうびは，いつでもどこでも貰えるので，役に立ちます。あなたが直接編み出して，ある目標を達成するやいなや貰えるようにするので，どちらも完全にあなたにぴったりマッチするでしょう。

あなた個人のごほうび

　ここで数分間かけて，あなた自身への効果的なごほうびをいくつか考えてみましょう。

　物質的なごほうびから始めましょう。愉しみをもたらす何を購う余裕がありますか（お金や時間という意味で）？　何のためにあなたは努力するのでしょうか？　適切なごほうびは，楽に入手できるもの（新しい家ではなくサンドイッチのようなもの）であることを思い出してください。あなたの好みにピッタリ合った物質的なごほうびとしては，どんなものがありますか？　少なくとも5つ考えて，ここに書き入れましょう。

_____

_____

_____

_____

　次に，あなた自身にあげられそうな精神的なごほうびいくつかを考えましょう。どんな事を自分自身に言ってあげられそうですか？　あなたが自分の長所だと思う言葉を少なくとも5つ書き込んでください。

_____

_____

_____

_____

_____

　あなたが何かをうまく成し遂げた時に自分に言ってあげられそうなことを少なくとも5つ書き入れてください。

_____

_____

_____

_____

_____

_____

_____

自分自身と契約する

　さて，あなた自身へのごほうびの選び方について考えてきました。以下に示したのは，簡潔な"お祝い"契約を設定する際の留意事項です。

1. **あなたにとって適切な進歩の量はどれくらいか，を決めましょう。** あなたは，望むべき次の段階として何を考えていますか？　自分に過度の負担をかけないようにしましょう。あなたが自己管理力を少し増やすことこそ重要なのです。自分のために一連の小さいステップを設定することが役立ちます。たとえば，もしあなたが体重を減らしたいと思った場合は，最終的な目標に達するまで待たないで1ポンド減るごとにあなた自身にごほうびを与えることになるでしょう。

2. **あなたが次のステップに移る時に自分に与えるごほうびを選びましょう。** 物質的および精神的な両方のごほうびを考えてみましょう。

3. ゴール（第1段階）とごほうび（第2段階）を決めたら，あなたが自分のために設定した進歩を達成し，いろいろなごほうびで自分自身を祝うことを**確実に実行しましょう。**

4. あなたが**自分のゴールを達成したかどうかを判定する**には，毎日の記録カードを使いましょう。もし達成していなかったら，あなたが一度にあまりにも大きなステップを試していると判断しましょう。

5. **成功した場合に限り，自分にごほうびを与えましょう。** もし目標の達成に失敗したら，ごほうびはなしです。自分がしていることと関係なくごほうびをもらうと，ごほうびはあなたの変化に役立ちません。

　マニュエルは，飲酒によって臨床工学技士としての自分の仕事に支障が出始めたので心配していました。彼は上司の注意を引く程に大きなミスをいくつか冒していました。そのうえ彼は胃にも問題があり，いつも飲み過ぎては，我慢しきれないような痛みを抱えていました。

　身体の不快感によって，彼の飲酒量はすでにかなり減っていましたが，彼はさらに酒量を減らしたがっていました。

　マニュエルは，週に約30飲酒単位のお酒を飲んでいました。彼は，週に12飲酒単位という通常の限度を決め（1日当たり2飲酒単位以内で，休肝日を週に1日は設ける），これを彼の目

9章　自分の進歩をほめる　93

標にしました。彼は，一連の小さいステップを伴う6週間にわたる契約を自分と結びました。ステップは次のとおりでした。

第1週：飲酒量を計27飲酒単位に減らす。
第2週：飲酒量を計24飲酒単位に減らす。
第3週：飲酒量を計21飲酒単位に減らす。
第4週：飲酒量を計18飲酒単位に減らす。
第5週：飲酒量を計15飲酒単位に減らす。
第6週：飲酒量を計12飲酒単位に減らす。

　このプログラムは，6週間かけて彼が通常の限度を達成するものでした。それは適切だと思われました。次に，彼は何をごほうびとして使うか，考えました。それは，彼が本当に好きなもので，もし目的の達成に失敗すれば，我慢できるような，特別なものであるべきでした。彼は携帯でもっとデータ通信することが良い自分へのごほうびになると思いました。マニュエルは音楽が大好きで，それを公開してフェイスブックで最も良いところをシェア（共有）するのが好きでした。データ量が割引限度を越えると高くつきましたが，毎月もっとデータ通信できる気前のよいプランにするよりは時々高くつく方がよさげに見えました。彼は，もし週間目標を達成したら，その週の日曜には好きなだけデータ通信できると決めました。
　これが自分に対するマニュエルの契約でした。
　"もし最初の週に27飲酒単位以上飲まなかったら，日曜日に好きなだけ携帯を使える。もし27飲酒単位を超えたら，私は日曜にはしゃべるかテキストデータ以外では携帯を使わない"。
　マニュエルは，自分が目標を達成したかどうかを判定するために，週ごとに自分の毎日の記録カードを使っていました。彼は初めの3週間のあいだは，見事に目標を達成して，フェイスブックの多くの友達とつながり，歌をシェア（共有）して本当に楽しみました。そして第4週目に過量飲酒の一夜を過ごし，その週の合計が目標の18飲酒単位を超えてしまいました。彼は日曜日ごとのデータ通信を楽しんでいましたので，よっぽど携帯を使おうかと思いましたが，自分との契約をきちんと守ろうと決めました。彼は，次の週に同じ目標を守ろうと決め，確かに18飲酒単位以下に留まることができました。その週の日曜日の夜に，彼はある大好きな音楽ビデオを公開し，とても誇らしい気分を味わい，進歩を続けました。

進歩を続ける際のパートナーたち

　あなたは，あなたの自己管理の契約に他の誰かを関わらせたいと思うかもしれません。もしそう思うなら，その誰かは，あなたが信頼していて，これを機会にあなたを批判したりせず，あなたにガミガミ小言を言わない人物でなくてはなりません。また，その誰かは，あなたの幸福やあなたの飲酒の削減の支援に真から関心を抱いている人物である必要があります。私たちが診たある女性にとって最も支えてくれる人物は，あきらかに自分の母親でした。彼女は，母親とは密接で温かい人

間関係を保っていました。彼女は「わたしの母は，いつも私の傍にいて，いつも私を批判せずに盛り立ててくれました」と言いました。このママは，深く立ち入らないで人を支える能力を持っていました。これに対し，忠告や批判を与える傾向の強い両親を持っている他の人たちにとっては，自分のママやパパは最善の選択ではないでしょう。ある男性は，自分のパートナーに，飲み歩いた仲間だったが自分の家族と時間を過ごすためにそこから身を引いた友達を選びました。兄弟・姉妹・同僚，あるいは牧師さんも，適切な人物でしょう。また，その人物と直接会う必要はありません。遠くに住んでいて電話やEメールやSNSで接触できるような，支えてくれる友達のほうを好む人たちもいます。

パートナーがあなたを支援できる，少なくとも2つの方法があります。

1. パートナーは，あなたの進歩に強い関心をもち，あなたを励まします。そして，一定の間隔（1日1回，週に1回など）話し合います。あなたは，この本をパートナーと共有して，一緒に戦略を練り上げるかもしれません。しかし，大部分の場合は，あなたが自分の飲酒を変えようとしている時にパートナーが話し相手になってくれるだけで十分です。パートナーの彼または彼女は，見事なアイデアを持つ必要もなければ，あなたの問題を解決しようとする必要もありません。

   いやむしろ，自分の体験を聴いて共有してほしいだけだ，と彼または彼女に伝えましょう。たとえばステファンは，兄のポールに自分の飲酒と減酒への努力について打ち明けました。彼はそれまで，そのことについて何も話していませんでしたが，ポールは驚きませんでした。それどころか，ポールはホッとしました。彼はステファンの飲酒について密かに心配しており，弟が自分に打ち明けてくれて満足したからです。ポールは，助けになることは何でもしようと心に決め，時にはちょっとした助言の言い過ぎはあったものの，多くの場合は聞き役になっていました。彼らは，毎日お互いにメッセージ機能で通信し合い，週に数回電話で話し合うパターンを作り上げました。ポールは，毎晩ほぼ同じ時間に「どれくらい？」と通信して，ステファンはその日の飲酒単位数を返事しました。たとえポールがステファンをほめもしないが批判もしないことで合意していたとはいえ，言うことを良くわきまえているポールは，適確に彼を助けました。ポールは返事を受けたことを確認するために「受け取ったよ」とだけ，メッセージ機能で通信しました。彼らが電話で話し合う時には，ポールは常に弟の状況を聞き，弟が減酒に失敗して気落ちしている時には元気づけてやりました。

2. パートナーは，あなたが自分に与えたごほうびを分け合うでしょう。あなたのパートナーは，実際にあなたにごほうびを与えたり，それを一緒に楽しんだりもするでしょう。

   スザンヌは冒険家でした。彼女はもっと若い頃には，友達とのキャンプやロッククライミング，急流でのイカダ漕ぎを楽しみ，特に砂漠を4WD（四輪駆動車）で突っ走るのを楽しんでいました。けれど，過去数年にわたり彼女の酒量が増えるに従って，彼女はこれらを止めて，より活動的な友達とは会わないようにしていました。誰が減酒を進めている自分のパートナーになってくれるか，と彼女が考えた時にただちに心に浮かんだのが，しばらく会っていなかった旧友のリディアでした。彼女の電話番号はまだ以前と同じで，リディアは電話をもらって驚

9章　自分の進歩をほめる　95

き，歓びました。ほら，思ったとおり，彼女はまだあの古いジープを持っていました。スザンヌは自分の状況を説明しました。リディアは同情して，支援の手筈を整えました。実は，また一緒にあの4WDに乗って出かけるのが，たまらなく愉しそうに思われたのです。

あなたがパートナーを利用すべきでない，少なくとも2つの状態が考えられます。

1. 他人に警察官の役割を負わせてはいけません。もしあなたが，誰か他の人に自分が正直でありつづける責任を負わせたら，いとも簡単にその人との信頼関係が崩壊するでしょう。あなた自身が，自分を管理する責任を持っているのです。進歩を続ける際のパートナーがあなたの最愛の人の場合には特に，信頼関係の崩壊の危険性が高いでしょう。

　　サムは，自分の妻を進歩を続ける際のパートナーに選びました。それは，彼がすでに彼女に事の次第を打ち明けていたのと，彼女のほうも確かに夫の飲み過ぎを知っていたからです。しかし，彼はすぐに思春期のような行状に戻って，彼女に分からないようにうまく酒を飲んでは，彼女をだますようになったのです。彼女は彼のことをよく分かっていましたが，彼が自分の飲酒について彼女に対してあまりにも不正直な事件を3回も起こした後で，2人とも彼女がこの役割を担うのはよくないという結論に達しました。彼の新しい進歩を続ける際のパートナーとしてリストに挙がったのは，飲み仲間ではなかった「年上の賢明な」仕事仲間でした。

2. あなたが目標の達成に失敗しても，パートナーがあなたを罰することはないようにしましょう。誰かに無理に行動を止められたり，罰したりされると，あなたがその人のことを良く思わなくなります。さらに，悪い結果を隠すためにその人を欺こうとするかもしれません。変化する責任はあなたにあり，他の人の役割は元気づけと好ましい方向への強化であることをあなたの契約書に明記しておきましょう。

> パートナーにあなたを監視したり罰を与えるように頼んではいけません。

あなたがパートナーを自分の契約に関わってほしいと思う場合の指針が次にあります。

1. あなたが信用し，あなたを心配してくれる誰かを選びましょう。その人が，あなたの飲酒にあまりにも感情的になり過ぎないこと，そして多量飲酒者でないことが重要な点です。
2. 彼または彼女に，あなたの目標と計画を伝えて，この本をパートナーに見せましょう。
3. あなたはこの人に，あなた自身の進歩について責任をもってほしいと頼んでいるのではなく，進歩することとあなたに関心を持ってもらいたいだけであることを説明しましょう。
4. その人がどのようにして支援できるか，明確に説明しましょう。あなたのパートナーに，自分を支援してもらう上で何をしてもらいたいか，何をしてもらいたくないか，を具体的に伝えましょう。あなたのパートナーは，あなたが自分に与えるごほうびを支援ないし共有できますか？あなたは，自分の進歩と苦闘の過程をどのようにして知ってもらいますか？　いつ，あなたた

ちはあなたの進歩について話し合うのでしょうか？　パートナーは，どのようにあなたを勇気づけるのでしょうか？

　ジョンが飲酒運転で逮捕された時，ジュディーとジョンは結婚して8年経っていました。彼は，ビールが切れた時に家で独り飲んでいて，車を運転してスーパーへビールを買いに出かけました。家からほんの数ブロック手前の帰り道で，彼は赤信号に気づかず走り抜け，危うく他の車と衝突するところでした。彼の車は信号機の反対側の歩道に乗り上げ，数分のうちに警察が来て，彼は逮捕されて手錠まで掛けられました。

　ジョンは，自分がまったく酔っていないと感じていたのでなおのこと，自分のBAC（血中アルコール濃度）が1.20mg/mlと出たのには驚きました。このプログラムを始めた時彼は熱心に自分のBAC表を見ましたが，自分が飲んだ6飲酒単位のビールにあてはめると，BACはさらにちょっと高くなる（ほぼ1.25mg/ml）になるのでした。明らかに彼は，自分の認識よりはるかに深く酔っぱらっていました。

　手錠をかけられ，指紋を採られ，留置場に入れられたのは，何とも屈辱的で，ジョンはこんなことが二度と起きないようにしたいと思いました。最初に彼は，自分が該当するBAC表を使い，ハンドルを握る前に身体からアルコールが確実に抜けているには何をすべきかを調べました。そして彼は，2つの限度を設定しました——1日当たりビール3飲酒単位の通常の限度と0.60mg/mlの特別な場合のBACの限度です。これを分かりやすく言い換えると，2時間に3飲酒単位のビールか，3時間以上で4飲酒単位のビールになります。彼は，"特別な"場合でも3飲酒単位を自分の限度にしようと決めました。それはシンプルで守りやすいルールでした。

　自分の「進歩を続ける際のパートナー」に誰がなるべきかについて，ジョンの心の中には何の迷いもありませんでした。ジュディーは，ジョンが逮捕される前からすでに，彼の飲酒を心配していました。彼らは本当に愛し合っていて，彼がジュディー以上に信頼できる人は誰もいませんでした。彼は，自分のプログラムと目標について彼女に話し，支援を求めました。それはジュディーを喜ばせ，彼女の気持ちを動かしました。

　最初に，ほんの冗談に彼らが思いついたのは，彼が限度を超した時にはセックスなしの日にすることでした。しかしそれは，ジョンにとっての好ましい強化というよりは，2人にとっての刑罰でした。ジュディーはジョンが減酒を望み，目標を達成した週には何か特別なお祝いをしようと率先して探しているので，幸せに感じ安心しました。2人は，一緒に短いリストを考え出しました。

　　好きな料理を一緒に作る
　　映画に出かける
　　一緒にサウナバスに入る（アルコール抜きで）

　彼らは，ジョンが目標を果たした時の週末には，彼がメニューを選ぶことに同意しました。最初のうち彼女は，彼がしばしば彼女の外出中に飲んでいたので，彼がまったく正直なのか半信半疑でした。しかし，彼の記録カードを一緒に見るようになってから，彼女の心配は消えま

9章　自分の進歩をほめる　97

した。そして彼女は，彼の飲酒習慣や気分や彼女への心遣いがまったく変わったのに気づきました。ジョンは，毎週は目標を達成できませんでしたが，目標達成したほとんどの週の途中では，多くの食事や映画や入浴などの愉しみを共有しました。

10

減酒を続ける工夫

　おめでとうございます！　あなたは，飲んでいる間に行えることを書いた第2編を修了しました。次は，減酒を保つために飲む前に行えることをいくつか考えてみましょう。

　しかし第3編に移る前に，これまでに蓄えた進歩を振り返りましょう。第2編の内容についての理解と活用の度合いをチェックするために，質問をいくつか用意しました。1つでもYesと答えられなかった場合には，もとに戻ってその章を読み直しましょう。

- あなた自身の通常の飲酒限度を明確に設定しましたか？　それがどんなものか覚えていますか？　　　　　　　　　　　　　　　　　　　　　　　　　　　　　　　　　　　　　(4章)
- あなたはBACの意味を知っていますか？　　　　　　　　　　　　　　　　　　(4章)
- あなたは特別な時のBACの限度を決めましたか？　それはどんなものですか？　(4章)
- あなたは，通常の場合と特別の場合とで限度の違いを理解していますか？　　　(4章)
- あなたは，毎日の記録カードの作り方と利用法を知っていますか？　　　　　　(5章)
- 記録カードの記入時に何をしているかと尋ねる人への対応策は，決めてありますか？(5章)
- 飲酒の時間を引き延ばす明確な計画をあなたは持っていますか？　　　　　　　(7章)
- 自分の限度内に留まるために，どれくらい飲酒の間隔をあけるべきか，知っていますか？　　(7章)
- あなたは飲酒へのプレッシャーに対処する準備はできましたか？　　　　　　　(8章)
- 目標への週ごとの段階的なステップを設定することも含めて，成功したらごほうびを出す手順を作りましたか？　　　　　　　　　　　　　　　　　　　　　　　　　　　　　(9章)

　あなたは先へ進む準備ができましたか？　プログラムのこの時点で，よく聞かれる質問事項が次に示されています。

毎日の記録カードはどれくらいの期間，使うべきですか？

　明らかにこれからの人生でずっとは，毎日の記録カードを使う必要はありません。あなたが適切で安全なレベルまで酒量を減らし，自分の飲酒パターンについての理解を増やすのに役立てるのが目的です。私たちがはっきりとお勧めできるのは，あなたがそのカードを少なくとも10週間か，あなたの飲酒が満足できるレベルに達してその状態を3〜4週間維持できるまでは，使うことです。別の表現をすると，あなたが目標を達成して新しい飲酒パターンが安定するまでは記録をとり続けてください。もし後になって，あなたの酒量が再び増えたら，毎日の記録カードの使用を再開するとよいでしょう。

私は第2編の他の自己コントロール法をどれくらい長く使い続けるべきですか？

　ここでは私たちは，「これからの人生でずっと」ということができます。このプログラムは，あなたが一時的に体重を減らすために行うダイエットのようなものではありません。むしろ，ここで述べられた方法は，あなたが減酒を守りたいと思っている間はずっと実行し続けるべき，一生の飲酒の適切な**スタイル**を示しています。それにはあなたの毎日の習慣の変化が含まれます。実際には，同じことがダイエットについても言えます。一時的で短期間の急激なダイエットは，通常体重を減らしてもそれを維持することができません。安定した体重の減少は，食べ物を選び，料理して食べるという，毎日のパターンの積み重ねから得られます。

> あなたが目標を達成して新しい飲酒パターンが安定するまでは，記録をとり続けてください。

私は第2編の方法のすべてを利用すべきでしょうか？

　必ずしもそうではありません。大切なのは，あなたの飲酒を目標のレベルまで減らして，そこに安定させるために十分なものを使いこなすことです。前にも述べたように，この変化の期間中は，あなたが自分の飲酒について注意深く記録を取り続けることを強く推奨します。これを試行錯誤の実験期間だと考えてください。酒量を減らし，間隔をあけ，飲酒を断わることなどを試して，どれくらいそれがあなたの役に立つか調べましょう。自分の減酒に役立つものを特に実行しつづけましょう。

私の変化はどれくらいすぐに現れるのでしょうか？

　私たちの研究では，減酒に成功した人の大部分は，約6週間以内に酒量の基本的な削減をしています。平均的に彼らは，この期間に自分たちの飲酒を半分に減らしています。この本を使って努力している人たちは，自分の飲酒を6カ月以上にわたって減らし続けました。その期間の後は（平均的には），酒量は減りもせず増えもしませんでした。よって，あなたは6〜8週間以内にかなりの進歩を見られるはずです。

　このプログラムについての私たちの経験では，10〜12週間のうちに満足すべき飲酒の減少が生じ

ない場合は，その後も減りそうにありません。その時には，何か他のことを試みるほうが良いでしょう。第5編で述べられているように，他にもたくさん選択肢はあります。

第3編に進む前に，ある一定の酒量を減らしておく必要がありますか？

必ずしも必要ではありません。あなたは少なくとも，数週間のセルフモニタリングを完了して，あなたのアルコール消費量を減らすために特定の方法を試してみるべきです。第2編の方法は，減酒するには必要ですが十分ではありません。一度，あなたが第2編の方法を応用したら，自分の飲酒を管理する助けになる追加のアイデアを求めて，第3編と第4編に進みましょう。

この時点で，私が注意すべき何かがありますか？

あなたがアルコールの使用量を減らすにつれて，他の薬物の使用量が増えることが起こりえます。すなわち，あなたは1つの薬物を他の薬物と入れ換えたのです。"薬物"という言葉は，タバコ・処方薬（精神安定剤や鎮静薬）・市販薬（睡眠薬やアスピリン）・意識を変容させる違法ドラッグなどを意味しています。もし，あなたがこれらの薬物のどれかを使っている場合には，減酒の効果を上げるために使う度合いに注意してください。私たちは，実際には大部分の人たちが酒量を減らす時に他の薬物の使用量を増やしていない事を発見しています。しかし，その可能性には注意を怠らないようにしましょう。

あなたは，酒量を減らすに従って，それに対処したり避けたりするためにアルコールを使っていた事柄に直面するかもしれません。この本の第4編は，こうした問題に特に焦点を当てています。あなたが酒量を削減するにつれて身体的な不快を感じる場合には，主治医に診てもらいましょう。また，私たちは第4編で，あなたが専門的な援助を探す際に考えるべき指針も書きました。

それが私に効かなかったら，どうしたらよいでしょうか？

この点について話すのは，やや早過ぎると思われます。私たちは，あなたがそんなに早く諦めないように勧告します。自己コントロールを進めていた人が一時的な後退の兆候を見せるのは，よく起きることです。もしあなたが，たまたま飲み過ぎて目標の限度を超えてしまったら，次の日にただちにあなたのプログラムへ戻りましょう。

そのことで自分自身を打ちのめしても，よいことはありません。減酒に成功した人たちの大部分は，いまだに飲み過ぎの日々を過ごすことがあります。

でも，もしあなたが真直に忍耐強く努力してもなお，あなたの飲酒が変わらないとしたら，どうすればよいのでしょうか？　もし万一，あまりにも多くの過量飲酒の日とアルコール関連問題が起き続けたら？　次に何をすべきでしょうか？　それが，私たちがこの本に第5編を加えた理由です。もしあなたが，10～12週間経っても減酒に苦闘し続けている場合には，この本の結論的な章を読むべき時です。断酒があなたにとってさらに実行可能な目標になるかどうかを，考える際の助けになるでしょう。

PART

3

第3編
あなたが飲む前に

第2編では，自己コントロール力を高めるために，あなたが**飲酒中に**できることをお話ししました。この編では，**飲む前に**起きること，つまり飲酒の引き金になることに焦点をあてます。

　まず大切なのはあなたの飲酒の引き金を発見することですが，これが11章のテーマです。12章から16章にかけては，さらに詳しく個々の飲酒の引き金を掘り下げていき，その上であなたができることを提案しています。

　第2編と同様に，書いてある方法を試してください。**読んで終わりにしないこと**。実験してみることで，どれがあなたに役立つかが分かります。あなたにとって特に重要な章もあれば，あなたには直接関係のない内容の章もあるでしょう。何があなたの飲酒に本当の変化をもたらすものかを見出し，それを達成する方法に集中しましょう。

飲酒の引き金を見つける

　時間は夕方の5時半。カークにとって最悪の月曜日が終わりました。多くの得意先を失い，彼の月間売り上げは最低記録を更新していました。車を走らせて家に帰る途中，以前に入ったことのないバーを見つけ，"ちょっと1杯"のために彼は車を止めました。

　そのバーは，呑兵衛の常連客が集まるバーのようでした。その晩も常連客がなだれ込んでくると，バーテンダーは店の灯りを落とし，みんなの最初の1杯を注文する声が飛びかっていました。

　カークはとても悪い気分でした。彼は疲れて，空腹で，のどがカラカラで落胆していました。カークが腰を下ろしたのは，ウイスキーを次から次へとのどに流し込んでいる常連客の横でした。

　カークは困り果てていました。その店には彼が飲み過ぎてしまいそうな条件が揃っていたのです。彼は疲れて不機嫌で，夕方5時半で胃が空っぽでした。周囲の人はたくさん飲んでいました。うす暗くて内緒の雰囲気，のどは渇き，周囲は次々とお代わりしています。それらすべてがしばしば飲み過ぎの引き金になるのです。

　ある一定の状況下ではたくさん飲んでしまい，別の状況下では飲酒量をコントロールしながら飲めることに，あなたは気づいているでしょう。その違いは偶然ではありません。特に，あなたがその影響に気づかなければ，あなたを取りまく状況が飲酒量を大きく左右します。カークの例は極端なものだとしても，彼の飲酒の引き金のたぐいは，あなたが飲む時にも必ずあり，影響を及ぼしています。あなたの飲酒量に影響を与えるものとして以下があります。

- 飲んでいる時に一緒にいる人たち
- あなたが飲んでいる場所
- 飲んでいる時間と，その曜日
- 空腹とのどの渇き
- 所持金はいくらか
- 飲む以外に何をしていたか

105

• 飲む時にどんな気持ちだったか

　これらのすべてがあなたの飲酒の引き金ではないでしょうが，いくつかはたぶん引き金でしょう。どの要素が，あなたの飲酒習慣に影響を及ぼしているか，それを見つけ出すにはどうしたらいいか。じっくり考えてもいいですが，もっと役立つ方法があります。

　5章では，あなたの飲酒を記録して，セルフモニタリングする方法をお話ししました。「毎日の記録カード」に，日時とお酒の種類，量を書き入れるというものですが，そのカードには〈状況〉欄があったことを覚えているでしょう。今こそ，この欄を活用するときです。

　〈状況〉欄には，引き金になりそうなことを書きとめます。以下の章で引き金については説明します。自分の飲酒を記録する際にどんな時間でも場所でも書きとめていいですよ。そうすると，見本のカード（ページ下）のように記入されるでしょう。

　この記録カードを数週間記録してみると，いくつかパターンがあることに気づくかもしれません。自宅でひとり飲む時やあるバーで飲むなど，決まった場所では飲み過ぎるが，他の場所ではより節度を保って飲んでいるかもしれません。こうして，毎日の記録カードであなたの飲酒の引き金が発見できます。

　飲酒のパターンを見つけたら，あなたは次に何ができるでしょう？　次の12章から16章は5種類の異なる引き金について書かれています。毎日の記録カードを使って，それら5つの要因のうちどれが自分に最も重要かを発見しましょう。次に示すのは，その手順です。

1. まず，1つか2つの要因（たとえば，誰と一緒に，どこにいて飲酒をしたか）を記録することから始めます。
2. すべての飲酒について，その時の様子を記録カードの〈状況〉欄に書きとめます。これを

毎日の記録カード（例）

日	時間	お酒の種類	量	状況（場所）
2／20	8：30	スクリュードライバー	1	パ　ブ
2／20	9：30	バーボン	1オンス	レストラン
2／20	9：40	バーボン	1オンス	レストラン
2／20	10：30	ワイン（白）	6オンス	パットの家
2／21	12：30	バーボン	1	自　宅

2週間くらい続けてみてください。

3. 記録カードを広げて，多く飲んだ日をじっくりと探します。その時あなたはどこにいましたか？　誰と一緒にいましたか？　記入するにつれ，何らかの一貫したパターンを見つけましたか？

4. 状況を書き入れることに慣れたら，あなたが重要だと思う別の側面を加えていきましょう。飲み過ぎた時，なにか予感はありましたか？　その予感はどのような感じでしたか？　何か他のことをしていましたか？　記録を取り続けることによって，あなたの予感は的中しましたか？　確認しましょう。

5. 記録カードは捨てないでください。少なくとも，飲酒や飲み過ぎの引き金となる事柄の明確な全体像をつかむまでは保存しておきましょう。もしあなたが，ひんぱんに飲酒する人でないとしたら，1つのパターンを見つけるまでにもう少し長期間にわたる記録が必要となるでしょう。

> 毎日の記録カードを利用して，どの種類の引き金があなたにとってもっとも重要か，見つけましょう。

　次の5つの章（12〜16章）は，ある種の引き金がいかに飲酒に影響しているかを説明し，酒量を減らすためにそれを利用する方法を提示しています。それぞれの章を読む際には，そこに述べられている要因が，あなた自身の飲酒では重要かどうか，考えてください。

飲む場所

　あなたは，決まった場所ではいつもより多く，いつもより速く飲む傾向があることに気づいていますか？　人は，ある状況におかれると飲み過ぎてしまうことが多いようです。特定の状況，たとえば，部屋・照明・音楽……などは，潜在意識でアルコールとつながっています。

　それは，旧友，高校時代の古い友人に再び巡り会った瞬間と似ているかもしれません。古い友人と一緒だと，何年も前の知り合ったころと同じようにふるまいがちです。古い友人と会うことで，昔なじみの行動パターン——飲酒も含めて——が急激に蘇ります。ある場所は，飲み過ぎを誘発するらしいのです。

　一方で，アルコールをあまり飲まない場所があることにも，あなたは気づいているでしょう。ある状況があなたを飲み過ぎの状態にするように，他の状況では節度を保つかまったく飲まないでいられるのです。

　さてここで，11章でお話しした毎日の記録カードの〈状況〉欄を使って，あなたが飲む場所の記録を始めましょう。もし，自分の飲酒に影響をおよぼす特定の場所を見つけたら，その情報は飲酒をコントロールするヒントとして使えます。

　どこがあなたにとって危険度の高い場所かは，すぐ分かることもあれば，すぐには分からないこともありえます。それは，ある特徴を備えた1つの場所ですらないかもしれません。研究では，たとえば次のような場所では，アルコールを多く飲みがちだと分かっています。

- 照明が暗くなる
- 特定の種類の音楽が演奏される（たとえば，心臓の鼓動に近い，ゆっくりしたテンポのカントリー・ウエスタンなど）
- 性的なパートナーを求める競争が激しい（たとえば，異性愛の男性は，まわりに男性が多く女性が少ない場合には，より多く飲む）
- 飲むために人々が集まる（そして酔っぱらう）
- 他の人たちが盛んに飲んでいる

> ある場所が飲み過ぎの引き金になるようです。

反対に，次のような場合，人は少ししか飲みません。

- まわりに家族がいる
- 照明が明るい
- 飲酒以外の理由で人々が集まる
- レストラン
- 飲酒とは違う活動が行われている

あなたがアルコールを飲み過ぎる場所

　自分が飲み過ぎがちになる「場所」はどこかに気づいたら，次はどうしましょう？
　いくつかの選択肢があります。その1つは，しばらくの間はそれらの場所を完全に避けることです。そうした場所から離れてひと休みしましょう。二度と行くなと言っているわけではありません。危険性が高い場所からの「休暇」中に，自分がその場所に戻った時に役立つように，この本から飲酒を制限する方法を選び出しておくといいでしょう。もちろん，アルコールを飲み過ぎる場所にけっして戻らないと決心することもできます。減酒に成功した人たちは，危険性の高い場所にはしばらくは近づかないことが多いです。禁煙を成功させた人たちも同じです
　あなたが，それらの場所から離れられない，あるいは離れたくないと思っている場合には，そこにいる間自らの飲酒をコントロールする方法を考えなければなりません。氷や濡れている床の上が滑りやすいのを知っている時により注意深く歩くのと同じだと考えてください。飲酒の引き金の近くにいる時は特に警戒が必要です。第2編で述べた方法を注意深く使う，よいチャンスです。
　もう1つの選択肢は，「状況」を変えて減酒を実行しやすくすることです。状況を変えるというのは古い習慣を破るということ。そのためにできる可能性について，次に示しました。

バーやレストラン，他の公共の場所で

　好みのテーブルやスタンドがある場合は，別の場所に移ろう。
　飲み友だちではない人たちと出かけよう。
　飲んでいた時間とは違う時間や，飲んでいた曜日とは違う日に行こう。
　「いつものやつ」を頼まず，飲み過ぎないで済みそうなものを頼もう。
　決めた額のお金を持っていこう。

自宅や私的な場所で

　まわりの環境を変える。たとえば，家具を動かしたり，照明を変えてみよう。
　いつも座って飲む場所があれば，どこか他のところへ座ろう。
　いつも飲んでいるお酒の種類を変えたり，一緒に飲む人を変えよう。

自宅では，決めたアルコールの量を守ろう。

「これまでの枠から出て」クリエイティブに考えましょう。ある父親は，仕事が終わって家に帰ると，夕食前に3〜4杯飲むことが習慣でした。この習慣を変えるのは容易ではありませんでした。妻が習い事に出かける数時間——1日のごほうびに——，彼が幼い子どもたちの面倒を見なければいけなかったからです。彼は夕食前の飲酒を止めたいと思い，その思いはとりわけBAC（血中アルコール濃度）について学んで，飲酒がいかに父親としての責任に（悪い）影響を与えているかを知って強くなりました。穏やかな気候の場所で生活していたので，彼はその時間に子どもたちを外の遊び場に連れ出すことにしました。子どもたちはもちろん，彼もしだいに，その時間が好きになりました。この変化は，彼が仕事後の飲酒習慣を止めるのに大いに役立ちました。他に彼の選択肢としては，＊ジョギングをしながら散歩したり，子どもたちと走り回る，＊家の中にはアルコールを置かず，のどが渇いたときはソフトドリンクを飲むようにする，＊フレックスタイム制を利用して2時間遅く出勤し，朝の2時間（絶対に飲んでいない時間帯）に子どもたちと過ごして，夕食時にぴったり退勤して一番飲みたい時間をさける，などもありました。たいてい，あなたの飲酒の引き金となる周囲の状況を変える方法はいくつもあります。たとえ，あなたがそういう状況を避けられないとしても。

あなたが減酒しやすい場所

あなたが記録をつけていて，少なく飲み，減酒を維持しやすい他の場所を見つけたら，その情報を大いに活用しましょう。そういう状況の中で飲む時間を増やしましょう。自分の飲酒をコントロールするのに役立つ条件とはどういうものか，見つけていきましょう。

34歳の工場作業員のルークは，2度目の飲酒運転（DWI）に対する有罪判決のあとで，私たちのプログラムに参加しました。彼は，最初の飲酒運転は「運がなかっただけ」と忘れることにしていました。2度目の飲酒運転で逮捕された時には，短期間の留置と長期間にわたる免許停止の判決を受けました。彼はプログラムを受けることは気が進みませんでしたが，何かをしなければならないと覚悟を決めました。自分で自分を管理する，という考え方が彼の心を動かしたのです。

ルークは自分の飲酒の足跡をたどりました。4週間分の飲酒記録カードを見返すと，驚くほどのことではありませんが，飲み過ぎて事件を起こすのは，最もひんぱんに酔っぱらう2つの場所であることがわかりました。カートウィール酒場とルーピー・ルーの店でした。また1カ月の間，他の9カ所では限度を守って飲酒できていたことにも気づきました。それらはレストランや友人たちの家，グレタズ・コーナーでした。飲み過ぎてしまう2つの店は両方とも薄暗い照明のバーで，男たちが飲むためにやってくる店でした。これに対して，レストランは照明が明るく，女性や子どもたちがいました。グレタズ・コーナーも家族が集う場所で，大勢の人たちが出入りしていました。

ルークは，飲みたくなった時は，よく行く2軒の飲み屋よりグレタズ・コーナーかレストランか友人の家に行こうと決めました。また，自分の飲酒を楽にコントロールできると思えるまでは，カートウィール酒場を避けると決めました。もう1軒のルーピー・ルーの店を避けるのはちょっと大変でした。なぜなら，そこには多くの友人たちがいて，彼自身がそのつき合いまでまったく止める気持ちはなかったからです。彼は，そこに行くけれど週に1回までとし，1人では行かないことにしました。1人で行くと，必ずといっていいほど飲み過ぎてしまうからです。彼は，特定の友人と連れ立ってそのバーに行き，いつものカウンター席を離れ，テーブル席に座るようにも心がけました。これで自分の飲酒限度が守れたらいいなと思いましたが，さらに彼は自分自身と約束しました。もしルーピー・ルーの店に行って飲み過ぎた場合は，そこに行くのを完全に止める，という約束です。

13

飲む人

　場所があなたの飲酒に影響を与えるように，一緒に飲む人もあなたの飲酒に影響を及ぼします。ある決まった人々と一緒だと飲み過ぎやすいかもしれません。たとえば，多量飲酒者は周囲の人たちが飲む速度を増す傾向があります。飲め飲めと囃し立てる人・皆におごる人・減酒を冷笑する人・酒飲み競争に参加する人は，明らかにあなたの酒量を増やすでしょう。

　他にも，あなたがその人たちのそばにいる時の気持ちで酒量が変わる人がいるでしょう。デートしている時，その人にどんな印象を与えているか不安になれば酒量が変わるでしょうし，意識的にであれ意識下であれ，一緒に飲む人のペースに合わせる必要を感じるかもしれません。これは「反心理学」の一種と言えるでしょうが，誰かがあなたを飲ませないようにコントロールしようとか点検しようとしていると感じると，かくれんぼゲーム（私は飲んでいるのを隠し，君は私を捕まえようとする）や，「じゃあ，（飲んでいるのを）見せてやろう」という反抗的な衝動を引き起こすことがあるでしょう。

　特定の人と一緒だとあなたが何かの行動をして，その副産物として酒量が増えることもあります。はしご酒やパーティ巡りが好きな人と一緒だと，ゆっくりチビチビ飲むのはさらに困難です。ある友達と一緒だと，飲める時間を引き延ばして遅くまで夜遊びする傾向があるかもしれません。

　同様に，一緒にいるとあなたが適切に減酒したり全然飲まずに済むような他の友達も，おそらくはいます。飲まない人・適切な減酒をしている人・あなたが減酒を実践する努力をサポートしてくれる人のそばにいれば，たぶん飲み過ぎずに済むことが多いでしょう。一緒にいて，あなたがより居心地よい（あるいは居心地よくない）人の傍にいる時は，おそらく酒量が減るでしょう。一部屋の中に知らない人ばかりだったら，どんな感じでしょうね？　また一方，誰かと一緒の時の飲酒は，普通あなたが一緒に何をするかで変わります。あなたが共に行う活動が通常は飲酒と両立しないもの（たとえば，映画を観に行くとかランニングするとか）であれば，あなたが共に過ごす時間はよりアルコールと関係なくなります。特定の人々（あなたの主治医，雇用主になるかもしれない人，聖職者）と一緒だと，あなたはより望ましい印象を与えるために飲酒を制限するかもしれません。つまり，その傍にいるとあなたが飲み過ぎない人もいる，ということです。実際，他の人々から離れた時に最も飲み過ぎる（独りで飲む）飲酒者がいます。

　すでにあなたは，あなたの生活でどんな人がどんなふうに自分の飲酒に影響を及ぼしているか，

を考えたかもしれませんね。どんなふうに影響があるかを見つける良い方法は，毎日の記録カードを使うことです。飲む時に誰と一緒にいたか記録をつけましょう。スペースを節約するために（その人の）頭文字だけ書いてもいいですね。数週間記録をつけたら，記録カードをチェックしてください。一緒にいると，あなたが飲み過ぎる人がいますか？　一緒にいると，あなたが減酒したり飲まないでいることが多い人がいますか？　独りで飲んでいる時はどうですか？　大勢の中にいる時は何が起きていますか？

一緒にいると飲み過ぎる人

　ある一定の人々と一緒だと飲み過ぎる傾向がある，と分かった時　何ができるでしょう？　繰り返しますが，1つの選択肢はそういう人たちから休暇を取る，つまりちょっとの間そういう人たちを避けることです。それはできない，とあなたが考えるなら，その人たちの傍にいる時にあなたの自己コントロールを補強する方法を見つける必要があります。その人々の近くにいると飲み過ぎる理由は何でしょう？　飲め飲めと強要されるなら，飲酒を断る力を強化する必要があるでしょう（8章）。自身が相当に飲む人たちであれば，その人たちとペースを合わせたり競争したりしないように注意しましょう（彼らが2杯飲む間に1杯だけ飲むようにするか，自分の飲酒ペースを守るために時計とにらめっこするか）。あなたが通常飲む場所とは違う場所で会うのもいいかもしれません。

　一緒にいるとあなたが最も飲む人々は，あなたが最も一緒に生活したり時間を共有する人々であることがままあります。あなたが気づいている以上にある種の関係は結局一緒に飲むことに基づいていて，あなたが飲酒習慣を変えると，友情の

> あなたがある一定の人たちと一緒の時に飲みすぎる傾向があることを発見した場合は，彼らからちょっとひと休みして，離れるとよいでしょう。

継続や仕事上のつながりや結婚までも脅かされることがあります。たとえば，あなたが一緒に生活している人が喫煙を続けている時に禁煙するのは非常に大変なことです。あなたが酒量を減らそうと努力することが，その人たち自身の飲酒について再考させたり疑問に思わせたりするので，その人たちの脅威になるかもしれません。これは困難な状況です。でもあなたには，いくつかできることがあります。

1. まず，あなた自身の酒量を減らすお試しをして，何が起こるか観察しましょう。連れの方の酒量も減ることがままあります。私たちは，いつも同じ4名の友達と毎晩同じバーで酔っぱらっていた男性を治療しました。彼は友達に「自分が何をしているか，それはなぜか」を明らかにして，友達は1人ずつ彼の自習本を借り，自分の飲酒に取り組みました。ついに彼らは一緒に酒を止めました。「あのバーテンダーには先生がその本の著者のひとりだ，って絶対言わないでね。先生は彼のビジネスをだいなしにしたんだから！」と彼は言いました。

2. 次に，サポートを求めましょう。あなたの仲間（達）にあなたが飲酒をコントロールしようと努力していること，あなたを助けてほしいことを伝えることです。「私はあなたに何か変えてほ

13章　飲む人　113

しいと言っている訳ではなく，ただ自分が酒量を減らす時期がきたと思っていて，あなたが助けてくれたらとても嬉しい」とつけ加えることもできるでしょう。あなたが自分の目標を達成する手助けとして，してほしいこと（してほしくないこと）を明確にしましょう。

3. 他の選択肢は，飲酒が絡まない状況や活動の時にだけ一緒にいて，関係を続けることです。この根底にあるメッセージは「あなたを愛しているし，一緒にいたい。ただ，自分達の時間を酒でつぶしたくない」「君を友達としてとても大切に思っているし，一緒にいたい。でも，飲む気にならない場所にいたい」になるでしょう。

4. それから，その人物と一緒にいると飲み過ぎが避けられそうにない，という難しい場合があります。ここであなたは，ある関係と自分の健康・幸福とのどちらかを選ぶことになるかもしれません。こういう状況では，あなたは自分の飲酒を変えるためにその関係から休暇を取るかもしれません。長い目で見れば，その関係はなくなるかもしれませんが，再び取り戻され強くなるかもしれません。どちらの場合でも，あなたは自分の健康と福利に必要なことをやり遂げたのです。

一緒にいるとあまり飲まずに済む人

　あなたの減酒はどんな仲間と一緒だともっと容易になりますか？　人によっては，大きなグループ，特に程よく男性と女性（あるいは家族）が混じったグループでは飲み過ぎないようです（しかし，恥かしがり屋の人は大きなグループでより飲むこともあります）。

　異なった年齢の人に囲まれると，たいてい飲む量が少なくなります。一般的には，飲み過ぎない人々や飲酒を強いることがない人々に囲まれると，減酒を実行しやすくなります。

　あなたの減酒をやりやすくしてくれる人と少しでも多くの時間を過ごすようにして，難しい状況にはそういう人を連れて行きましょう。ちょっとの間あなたが放置していた関係を見直しましょう。飲み過ぎをもっと避けやすくしてくれる新しい関係やグループを経験してみましょう。

　　ミリアムは33歳の大学秘書で，飲酒に絡んだ恥ずかしい事件を何回も起こして自己コントロールプログラムに参加しました。彼女は，自分の行動コントロールを失わず，バカげた真似をしない判断力も失わずに飲酒する方法を学びたいと思っていました。

　　プログラムの一部として，彼女は3週間誰と飲んだかの記録をつけました。記録カードを見ると，自分自身ではなく他人が飲酒に影響を及ぼしているのが明らかでした。彼女が夫のジョーか友達のダイアナと出かけると，飲み過ぎる傾向がありました。

　　大きなグループか男女同席の場だと，少なく飲む傾向がありました。家で独りで飲む時はほとんど必ず，彼女は飲み過ぎました。

　　ミリアムはいろいろと変える必要があると判断しました。まず最初に，彼女は独りでは飲まないし，飲みに行くときは誰か友達を探して一緒に行くと決めました。また，呑兵衛の友達ダイアナとのつきあいは休暇を取ることにしました。彼女は，ダイアナとはアルコール抜きの状

況では喜んで会うけれど，一緒に飲むのは完全に止めました。

　ジョーに関してどうするか，はもっと困難な決断でした。何年もの間，彼女は彼のもとを去ることを何回も考えましたが，彼らはずっと長く一緒に暮らしていたし，彼女は彼を本当に愛していたのです。しかし彼女は「彼とは飲みに行かない，少なくとも自分の飲酒をコントロールできていると感じるまではそうする」と決めました。彼らが一緒に外で飲むと，彼女は最もひどく酔っぱらったので。彼女は夫に，何をしてほしくて，なぜそうしてほしいのか，を完全にオープンにしました。最初，ジョーはそれに抗議して，やがて一緒に飲む「他の人たち」を見つけられるよ，と言いました。この発言はミリアムを脅かしましたが，それでも彼女は自分の宣言を貫きました。ジョーは彼女と一緒に家にいる機会を多くしはじめて，映画やレストランにもっと一緒に行くようになりました。数カ月後，彼女は彼と一緒に飲みに出かけることにOKしましたが，友達の男女同席の場でだけにしました。彼女もジョーも，以前のそういう機会ではあまり飲まなかったからです。

14

飲む日と時間

　あなたの飲酒に影響を与える他の要因は時間です。飲み過ぎる人々の大多数はある日やある時間帯に飲み過ぎる傾向があります。週末・夜・給料日・休日そして特定の機会（パーティー・TVでのサッカー観戦・家で独りでいる時間）はより多量の飲酒を引き起こすでしょう。生物学的な周期もあなたの飲酒に影響するでしょう。人がアルコールをどのくらい早く代謝するかは，1日のどの時間かで異なります。疲労を感じるとたくさん飲む人もいます。女性の生理周期ででも飲酒は変動します。これらの周期と飲酒との関係は個人によって異なりますが，あなたが自分の飲酒を記録する際には注意を払う価値が十分にあります。

　あなたはすでに毎日の記録カードに日と時間を書いていますから，この章ではさらに何かを記録する必要はありません。数週間カードをつけて，見直してください。1日の中で特定の時間帯に飲んだり飲まなかったりしていませんか？月や週の中で特定の日に飲み過ぎる傾向はありませんか？（給料日がよくある一例です，それから金曜日も）あなたが飲み過ぎる傾向がある「ピークの」時間帯や日がありませんか？

> 給料日と金曜日が，一般的に飲みすぎる日です。

時間帯

　人は特定の時間帯にたくさん飲むことがあります。深夜はしばしば最も飲む時間帯です。
　遅くまで起きている人は飲み過ぎる傾向があり，逆のことも言えます。「朝型の人」（早寝早起きの人）は，お日様が落ちると元気になる人よりは飲み過ぎる傾向が少ないです。
　飲酒を抑えるためによく使われる方法は，制限時間を設けることです。ある時刻より前，またはある時刻より後は絶対飲まない，と決めている人がいます。たとえば，ある女性は夕食前と夜10時以降は決して飲まないと決めました。もし，公の場で飲んでいて一定時刻に飲むのを止めるつもりなら，決まった時刻にソフトドリンクに替えることもできますが，飲んでいる場から立ち去るのが最も簡単でしょう。後の予定を入れておいたり，電話やメールを受けたり，車で送ってくれる友達を頼んだりして，切り上げる準備もできますね。

もちろん，ある時間帯に飲酒を制限する際に重要なのは，その時間帯に飲むスピードを上げないことです。短時間により多く飲むのは，血中アルコール濃度を高くする「コツ」ですから。制限時間の設定と飲酒スピードを下げる方法（7章）を組み合わせると，勝ちパターンを作れるでしょう。時間当たりの飲酒を減らし，飲む時間も減らしましょう。

> 1時間当たり，より少なく飲むことと，飲む時間を少なくすることは，減酒を勝ち取るために理想的な組み合わせです。

曜　日

　平日より週末（あるいは仕事の休日）に多く飲む人がいます。「そりゃそうだ！　平日は翌朝仕事があるから，そんなに飲めないよ」とあなたは言うでしょう。しかし，これはあなたが多く飲む時とさほど飲まない時を意識的に選択していることを示しています。

　意識的にせよ無意識にせよ，ときどき人はある日ある夜に酔っぱらう選択をしています。繰り返しますが，これは選択です。ある日にもっと飲もうと決めたなら，もっと少なく飲もうと決めることもできるのです。週末にもっと飲む選択をする人がいます。ある人にとっては，水曜日が「ひとやま越える日」で，週の半分が過ぎてちょっと飲む機会です。ある日に多く飲もうと意識して決めたら，それはあなたの選択です。そして，あなたが決めたら，あなたはちょっと計画することもできます。あなたが「良い気分」になりたいと思っても，それはすべての制限を投げ捨てることではありません。あなたの絶対超えてはいけない酒量に達する前に切り上げるプランをたてましょう。ある時刻になったら車で送ってもらうとか，お酒やお金の調達を制限するとか，あなたに合うコントロール方法を組み合わせましょう。こういうやり方は自然な制限（仕事に行かなくては，とか）が役立たない時に特に有効です。

　特別な機会（結婚式・祝日・宗教的文化的なお祝いなど）は，多くの問題飲酒者には特に危険です。週末はもともと危険がいっぱいなのに，めでたい雰囲気が満ち溢れているのですから。タダ飲みという特典が加わるかもしれません。人は，自分が飲んだ分を支払う必要があるときよりも，タダ飲みできる仮設バーでは遥かにたくさん飲む傾向があります。特別な機会は特別にコントロールする必要があるのです。

　飲み過ぎに終わりがちな特別な日として給料日があり，仕事の休日の直前だと特にそうです。ふつうは休日前にお金の調達ができることが飲み過ぎの要因ですから，それを止められる手段はわずかです。あなたの給料が銀行口座に振り込まれるように手配するか，その日に入金するようにしましょう。もし，より危険が大きい日にどうしても飲むのなら，飲酒を制限する方法（制限時間の設定・よりゆっくり飲む等々）を追加しましょう。

　　55歳の家具配達人であるネートにとって，飲酒が時間帯に強く関係しているのは明白でした。毎日の記録カードによると，彼は週末の夜，特に午後10時から午前2時の間に飲み過ぎる傾向がありました。給料日（隔週金曜日）は特に大量に飲み，彼がどれだけお金を使ったかで奥さんと喧嘩になるのがふつうでした。

ネートは，最も良い戦略は飲酒する時間を減らすことだろうと考えました。彼は，金曜か土曜の夜どちらかは飲んでよいが，二晩は飲まない，と自分自身に約束しました。ひとりで飲みに出た晩は，閉店を待たずに真夜中には飲むのを止めるように，タクシー運転手である友達に送ってくれるように頼みました。また，1杯を飲む時間を延ばすために，お気に入りのパブのウェイトレスがお代わりのプレッシャーをそうそう頻繁にはかけないように計画しました。ネートは，奥さんと一緒のときだけ毎晩飲んでもよいことにしました。給料日の飲酒はコントロールするのが難しすぎるので，そういう晩はひとりで出かけないことにもしました。

　この計画はとてもうまくいきました。彼は，友達が送迎を忘れて閉店までいた一晩以外は，真夜中までにはパブを出ました。しかし，彼はお気に入りのパブで同じ友達と過ごすと，たとえ真夜中より前でも減酒するのがとても困難だと気づきました。減酒が困難だった晩を数回経て，彼は新しい店を試すことにしました。また，彼はもっと頻繁に奥さんと一緒にいるのを楽しみ始めたことを教えてくれました。

感　情

　最後になりますが，過量飲酒はしばしばある種の感情に引き続いて起こります。ある感情は飲酒の引き金のようです。繰り返しますが，これは非常に個人によって異なる事柄です。2, 3の例を述べましょう。

不安とストレス

　薬物としてのアルコールは，不安や身体的な苦痛を一時的に和らげます。緊張や不安が起きると，緊張弛緩剤・現実逃避剤としてアルコールを飲む人々がいます。疼痛緩和剤としてアルコールを使う人もいます。飲酒が自分をリラックスさせてくれると強く思っている人々もいます。が，アルコールとストレスについてはいくつかあなたが知っておくべきことがあります。

1. アルコールは常に緊張を緩和する訳ではありません。緊張に対するアルコールの作用は複雑ですが，実は大多数の人でほとんどの場合は，アルコールが緊張や不安を軽減する薬物としてはあまりよろしくないものだとハッキリしています。ではなぜ，多くの人が飲むとリラックスすると言うのでしょう？　アルコールは，あなたが飲んでいる間，不安や痛みをあまり感じないか忘れるように鎮静をかけるのがせいぜいなのです。が，あなたの血中アルコール濃度が下がってもなお，そういう作用が残っているのです。
2. 人が飲酒とリラックスとを結びつけてしまう他の理由は，実は迷信です。何にせよリラックスするだろう機会に飲んで，アルコールのおかげだというわけです。たとえば，大変だった1日の後に飲酒する人がいます。薄暗い灯りがともる部屋で座り心地がよい椅子に座り，その日あったことをねぎらう時，実際，彼らはリラックスしています。これは，アルコールがあろうがなかろうが，ある程度はそうなるでしょう。そういう時にアルコールが使われると，開放感と飲酒との結びつきが強くなり，酒量が増えます。
3. リラクゼーションは，アルコールそのものではほとんど起きません。ワシントン大学の研究者たちは飲酒年齢の学生たちのためにパーティーを開きました。男女の大学生が居心地の良いラ

どう思いますか？

　形容詞が並んだ長いリストを使って3種類のワインを利き酒するのに必要なだけ飲んでよい，と大学生たちが言われた研究を想像してください。ある実験参加者たちは，一見したところ他の学生のように見える人から待っている間に侮辱されて怒りをかきたてられました。怒った者の半数は，侮辱した学生に別の実験で電気ショックを与えることで仕返しする機会を持っていました。残りの半数は，報復するチャンスがありませんでした。怒りをかきたてられなかった第3グループは，待っている学生とただお喋りしていました。その後，彼らは利き酒テストをするために着席しました。どのグループが最も酔っぱらったと予想しますか？

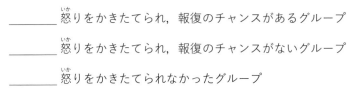

答えは121ページにあります。

ウンジに集められて，無料でビールが供されました。パーティーがたけなわとなり，おしゃべりがうるさくなった時に，主催者が，実はビールにはアルコールが入っていなかったと告げました。学生たちは，あたかも飲酒していたかのように，心地よくハイになりとてもリラックスしていたので驚きました。人は，アルコール飲料だと自分が**信じている**が実はアルコールを含まない飲み物を与えられても，リラックスして気持ちが緩むものなのです[18]。

4. 飲酒にまつわる開放感やリラックスは，どんなものでも最初の数口でもたらされます。数口以上飲むと（血中アルコール濃度が0.55mg/mℓ以上になると），人は否定的な感情・不安・抑うつをより経験しやすい，と研究で明らかにされています（4章を参照のこと）。（これが「ハッピー・アワー＝楽しい**時間**」と言われるゆえんかもしれませんね！）しかし，いったん人がしらふに戻ると，飲んでいる間ずっと**良い気分**だったと言うのです！　問題は，高い血中アルコール濃度で起きた効果をあなたがあまり覚えていない，ということです。また，アルコールが効果を発揮するのにも時間がかかります。もしあなたが早く飲むと，最初の数口による効果がその後の数口飲んでいる時に生じて，あなたは飲酒するとたくさんリラックスするんだと信じやすくなります。あなたがリラックスするために飲むことを選んでいるなら，ゆっくり飲んで，効果が現れるのを待ちましょう。さらに良いのは，アルコールに頼らずに良い気持ちになるノウハウを探すために第4編に書かれた方法をちょっと覗いてみることです。

　アルコールが慢性的な痛みを一時的に良くする経験をする人もいます。アルコールは痛みを和ら

げるとはいえ，とても良い痛み止めとは言えないですし，日常的に使って量が多くなると深刻な問題を引き起こします（付録Aを参照のこと）。あなたの飲酒が身体的苦痛と関係しているなら，主治医に相談してください。あなたの辛さとそれを和らげるためにアルコールを使ってきたことを主治医に説明しましょう。酒量を減らして，別の手段で痛みに対処したいとお話ししましょう。薬物療法以外にも痛みをコントロールする良い方法があります。

欲求不満と怒り

　もし何かがあなたの邪魔をして目標達成ができないと，結果として欲求不満が生じます。

　欲求不満や怒りが出てくると飲む人がいます。飲酒はこれらの感情を表す別の手段のように見えます（同様に，これらの感情を表現することは飲酒以外の手段でもありえます。26章を参照のこと）。

アルコールの事実：感情と飲酒

　人は，自分が意識していない状況によって自分の選択や行動が左右されていることをとても過小評価しています[a]。BGMのようなきっかけやある種の感情で無意識のうちに酒量が増えることが研究で明らかになっています。不安・性的興奮・怒り・欲求不満が増えると，飲み過ぎを引き起こします。怒りはよくある飲酒のきっかけですが，特に男性においてそうなります[b]。先のページで述べた研究では，怒りをかきたてられて報復のチャンスがない（怒り＋欲求不満）男性たちが最もたくさん飲みました[c]。

a ＊ Kahneman, D. (2011) *Thinking, fast and slow*. New York ： Farrar, Straus & Giroux.
b ＊ Zywiak, W. H., Connors, G. J., Maisto, S. A., et al. (1996) Relapse research and the Reasons for Drinking Questionnaire ： A factor analysis of Marlatt's relapse taxonomy. *Addiction, 91* （Suppl.）, S121-S130.
c ＊ Marlatt, G. A., Kosturn, C. F. & Lang, A. R. (1975) Provocation to anger and opportunity for retaliation as determinants of alcohol consumption in social drinkers. *Journal of Abnormal Psychology, 84*, 652-659.

抑うつと失望

　飲み過ぎとしばしば関係する感情としては他に，悲しみ・失望・抑うつがあります。大きな喪失，たとえば離婚を経験した人は飲酒がエスカレートしやすいです。気分が落ち込むと，気分を良くするために飲む人もいます。日常生活における失望で，時に飲酒に引きこもる人もいます。気分の落ち込みに対する反応として飲酒することは，男性より女性の方がよく起きます。

　ここでの問題は，抗うつ薬としてアルコールを選ぶことが悲惨だということです。飲み過ぎは，実は抑うつを酷くして，その原因を何ら改善しません（21章・22章を参照のこと）。しかし，何口

15章 感情　121

も飲んだ後にどう感じているかをほとんど覚えていないために，人は救われたという幻想を持つのです。

葛　藤

飲み過ぎの他によくある引き金は葛藤です。配偶者・雇用主・友人と口論した後に飲む人がいます。ここではアルコールは不快な感情，とりわけ罪悪感・心の痛み・怒りが長引いていることから逃避して忘れる一時的な手段として使われます。これのより良い代替策は，あなたの感情を表現してコミュニケーションをとる技量を上げることです（26章・27章を参照のこと）。

あなたは，自分の飲酒がこれらの感情や他の感情と関係していると分かるかもしれません。見つける方法の1つは，日々の記録カードか別の日記にあなたの気持ちを書き留めることです。あなたが飲み始める直前にどう感じていたかを書いておくことは特に有用です。

医学生のサラは，仲間の前で彼女にいつも恥をかかせるように見える要求水準が高い医師と回診した晩に友達の医学生と飲み過ぎることに気づきました。同級生のネッドは，その医師との回診が予定されている前日の晩に飲み過ぎる傾向がありました。このストレスたっぷりの行事に参加する際の興奮を鎮めたかったのです。コニーは自分の健康を気にする時（かなり頻繁でしたが），いつでも飲み過ぎました。彼女の夫ケントは，彼らの子どもたちが時間を費やしている場面にもっと彼女が気を配り，ささいな体の不調は気にしないでいるべきだ，という彼の信念をめぐってコニーと口論になった後に飲み過ぎました。彼らの長男ジョーは，この家庭生活は救いようがないほど気分を落ち込ませるものだと考え，家族団欒の部屋にある冷蔵庫から自分の個室にこっそりビールの缶を持ち出し始めました。

もし，ある感情的な経験が飲み過ぎの引き金になるなら，一般的にあなたにできることがいくつもあります。

1. あなたは，自分がそう感じた時に飲まない，と自分に約束することができます。たとえば，あなたが近しい誰かと口論した後で通常飲み過ぎると発見したら，そのような口論の後では絶対飲まないようにするのです。最もありふれたアドバイスは，あなたが空腹（Hungry）・怒り（Angry）・孤独感（Lonely）・疲労（Tired）を感じたら飲まないように，というものです（これはHALTという記憶法で覚えられます）。

2. あなたが引き金となる感情を経験した時に飲酒の代わりとなる別の方法をすぐに持つ必要があります。ただ飲まない（つまり，何もしない），と計画しないでください。その代わりに，飲酒の代わりにできることをあらかじめ計画してください。この本の第4編はそのためにあります。他の一般的な秘訣は，引き金になる感情のただ中にいる時，それでも飲むなら，第2編にある

空腹，立腹，孤独，疲労，の状態では飲まないように，HALTを覚えておきましょう。

122　第3編　あなたが飲む前に

方法を利用して特別な警戒をしてください。

3. 最後に，もしあなたがまったく気分が良くならない困難に直面したら，心理相談を受けることも検討してください。飲酒は決して感情的な問題を解決しませんし，しばしば事態をもっと悪くします。不安・抑うつ・怒りなどに対処するとても効果的な治療があるのです。

他の引き金

　飲酒に影響するものは他にも数多くあります。人はそれぞれその人特有のパターンを持っています。以下のようなことが飲酒の強い引き金になっていたのを私たちは見てきました。

- 過去の（解決されていない）トラウマ的事件を思い起こさせるもの
- 拒絶されたり取り残された経験
- TVのアルコール広告
- 離脱症状と（間違って）受け取られる身体感覚
- 独特の空虚感
- 創造性あふれるアイデアを必要とするとき
- 「ダメ」と言われること
- 無力感や救いようのなさを感じるとき

　性体験をさらに良くするために飲んだり，アルコールなしでは興奮したり抑制を外すことが難しいと感じる人もいます。エチルアルコールの実際の生理効果はひと口かふた口を過ぎると抑うつ的で性的反応を抑えるものであり，飲酒の催淫効果は大部分が心理的なものです。

　ある研究では，アルコールを飲んだと信じて，実際はアルコールなしの飲み物（抑うつにする効果もない）を与えられた人が最も性的に興奮したのです。

　大切なのは，たくさんの異なった飲酒の引き金があり，それぞれが個々人により違うことです。この章では，うっかりして飲み過ぎを引き起こすよくある原因の例をほんのちょっと紹介します。

喉の渇き

　アルコール飲料は，喉の渇きを癒すものとして，よく広告されています。ビールは特に，このテーマを販売促進のメインにおいています。マーケティングの見地からは，喉が渇いた時はある一定の商品を飲むものだと人々に思い込ませて，少しでも多く飲むように仕向けているのは役に立ちます。

しかし，あなたが自分の飲酒を管理しようとするなら，喉が渇いている時にアルコールを飲むのはあまりよい考えではありません。

　水以上に喉の渇きを癒すものは絶対にありません。生理学的見地から「渇き」とは，身体が水（アルコールではなく）を要求していることです。100％の水でないどんな飲み物も，100％以下しか渇きを癒せないのです。アルコールには脱水効果があります。アルコールは血液を身体の末梢組織まで送り出し，肌が温かくなったように感じさせ（しかし実際には，体温が失われます），汗も増やします。また，身体を刺激して余分な尿をつくるので，よりいっそう水分が失われるのです。好みのアルコール飲料の"渇きを癒す"効果は，学習・想像・広告の作用から生み出されたものであって，生理学上の機能ではないということを，しっかり認識しておきましょう。

　喉が渇いている時に，飲み過ぎを防ぐためのいくつかの助言を伝えておきます。

1. アルコールを飲む前に，グラスの水か，アルコールなしの飲料を数杯飲みましょう。これであなたの渇きは和らげられ，身体に水分を取り入れるために，必要以上にアルコールを摂取しなくてすみます。暑い日や激しい仕事のせいで脱水症状になっている場合には，水で喉の渇きを癒すことは，特に重要です。

2. アルコールを飲む時は，アルコール飲料とノンアルコール飲料を交互に飲みましょう。

3. 塩気の強い食べ物に注意しましょう。バーではよく，塩気や薬味の強いスナックが無料で出されることがありますが，これは喉の渇きを促すためなのです。

> 渇きを感じる時はいつでも，あなたの身体が真に必要としているのは「水」であることを覚えておいてください。

空　腹

　お腹が空くと飲み過ぎる人がいます。アルコールは，何の栄養素も含まない「空のエネルギー」という形でエネルギーを補給します。ちょっとのアルコールは食欲を増すものになりますが，たくさん飲むとカロリーだけ増えて空腹感を減らすので，あなたが健康的な食物を摂るかわりに飲む方向へ追いやります。お腹が空いたら，まず何か食べるようにしましょう。胃が空っぽの時に飲酒しないことは，アルコールがあなたにより強いダメージを与えないためにも，空の（それでも太る）カロリーで自然な食欲をなくさないためにも良いアイデアです。1飲酒単位に含まれるアルコールだけで100カロリーあり，他の成分も加えるとさらに50カロリーかそれ以上あります。あなたが空腹な時にあなたの体が必要としているのは栄養です。

喫　煙

あなたが喫煙者なら，おそらくあなたはすでに喫煙と飲酒が強く相互に結びついていることを知っているでしょう。タバコをふかすこととアルコールを啜ることはいく万回もセットになっており，それぞれの引き金になってきました。一度には1つのことしか止めようと試みるべきではない，と信じている人もいますが，今や研究結果は逆を示しています。禁煙は，断酒や減酒をより容易にするのです。断酒はめったに喫煙本数を増やすことはありませんし，禁煙もめったに飲酒量を増やしません。ですから，あなたが禁煙も考えているなら，飲酒について頑張ると同時にそれを達成するのをためらわないでください。

不活発な状態

多くの人は活動的な時にはあまり飲みません。何かをすることに夢中なら，ちょっと飲むか全然飲まない傾向があります。飲み過ぎは，不活発だったり退屈していると生じます。TVを観るなどの受動的な気晴らしも，より多く飲酒することにつながります。そういう人々にとっては，精神的および身体的に（あるいはそのどちらかが）活発な状態にあること，とりわけ飲酒と結びつかない何かをすることが特に良いのです。

オリーブは魅力的な女性でした。60歳のとき，彼女は人気のある新聞コラムニストで活発な社会活動家でした。いつ，どんなふうにそうなったか分かりませんでしたが，彼女は飲酒をコントロールできなくなりつつあると悟りました。時にはそのことが彼女の評判とキャリアを脅かしました。

飲んでいる時に行ったことが重要かもしれないと思い，彼女は日々の記録カードに行動も記録しはじめました。数週間後に彼女はあるパターンを見つけました。彼女は，興味深い会話に参加している時やたくさん動いている時，執筆している時，友達とトランプを楽しんでいる時にはあまり飲まない傾向がありました。彼女は，あまり話さない人々と一緒にいる時や，TVを観ている時，コラムの着想をひねり出そうとしている時，そしてタバコを吸っている時はいつも，多く飲む傾向がありました。彼女は，決定的に大切なのは何かに積極的に関わることらしい，と判断しました。彼女が動いたり，仕事したり，話している時は，酒を控えめにしていました。ただ座っている時は，彼女はタバコを吸うか，たくさん飲んでいました。彼女は，自分のコラムのために創造的なアイデアを思いつくには飲酒が役立っていると考えていましたが，アルコールなしでも十分うまくできることに気づきました。

オリーブは飲み過ぎに関係していた活動を制限することにしました。彼女はTVを観ている時や，ラジオを聴いている時，仕事をしている時は絶対飲まないと決めました。彼女は，話し好きではない人々と一緒にいる時は特に飲むのを用心しました。たまに喫煙することは，彼女が退屈しはじめていて，飲酒にもっと注意をはらう必要がある危険サインとなりました。

第3編　あなたが飲む前に

特別な活動

　他の人々では，飲み過ぎは不活発ではなく特別な活動に関連しています。私たちが治療したある男性は，会話を続けなくてはならない社交場面で多く飲む傾向がありました。彼は極度のあがり症だったのです。彼は，人にどう話しかけるか分からないというよりも，人に話しかけるよう求められた時に極端に自意識過剰となって，普通に持っている社交技術を使えなくなっていたのです。人によってはアルコールが自意識を抑えるため，多量飲酒の大きな誘因になっています。

　他に，飲み過ぎが気晴らしとなることがあります。集中力を要して，飲酒も伴う活動に携わる時，人は飲酒や羽目を外すことにあまり注意を払わなくなります。周囲がたくさん飲む時は特にそうなります。それがポールの問題でした。

　ポールはオレゴン州の木材産業で働く27歳の伐採人でした。彼は自分が「板挟みでどうしようもなくなっている」とこぼしました。仕事でも家庭でも，彼は飲酒に関係していると分かっている問題を抱えていました。実際に仕事でも，働いたら「しばらくの間」休むように求められ，彼はこの休憩を楽しむように認めざるをえませんでした。

　ポールは日々の記録カードをつけ始め，家庭や仕事での問題をノートに書きました。彼はもっと頑張るべき場面に直面すると多く飲んでいるだろうと予測しましたが，そうではありませんでした。その代わり，記録によれば，彼は水曜日と週末に最も飲み過ぎるようで，家庭でのトラブルは多量飲酒に先行するよりも結果として起こる傾向がありました。

　週末については十分明らかでした。彼は，週末は家にいて，TVを観ている間酔っぱらっていました。でも水曜日は？　水曜日はポールがビリヤードをする夜で，彼はすぐにこの状況でどうやって飲み過ぎが起きるかを理解しました。ビリヤードで遊ぶ時，彼は何も考えずに出番の合間にがぶ飲みしていました。彼はゲーム台に注意を集中させていました。また，ほとんどのゲームは酒を賭けており，彼はビリヤードでは平均以上に上手だったのです。彼にとってはゲーム台にビールが何本も並び，仲間が『おいポール，ビールがぬるくなっているぜ！』と唆すことは普通でした。

　彼は，彼が楽しむ他のゲームでも飲み過ぎが起こることを発見しました。彼はトランプやダーツも好きで，友達の家で卓球をするのも好きでした。彼がゲームに没頭する時はいつも飲み過ぎる傾向があり，特に賞品として飲む場合がそうでした。

　ポールは水曜日には突然気前よくなると決めました。彼は競争相手にハンディを与え，彼らは負けるたびにビールを半分だけ買うことになりました。また，彼は遊んでいる間は飲酒記録をつけて，30分ごとにビール1本までに制限しました。それ以上のビールを勝ち取った時は彼は断るか（「OK，僕はすでに1本持っているから」），友達に与えるか（「やあ，ぬるくなる前に飲めよ」）しました。1カ月間，彼は一晩にどれだけ多く酒を贈れるか，自分だけのコンテストを行いました。彼の最高個人記録は9本でした。

その他の一般的な秘訣

あなたの飲酒を引き起こすのがどんな状況であっても，ここにある秘訣は有用でしょう。

1. 飲酒と競合する活動をする

　走る，スキーをする，ダンスをする，ウォーキングするといった活動はどうも飲酒とは両立しません。同時に両方を行うのは困難です。あなたがあまり飲まないでいることに役立つ活動を探し，それをもっと行いましょう（危険になりそうな活動と飲酒とは決して結びつけない，と覚えておいてください）。

2. 暇な時間をなくす

　アルコール依存の中心的な特徴の1つは，飲酒にたくさんの時間を使うことです。あなたが飲酒する状況を避けようとしているなら，ただ何もしないでいるのは止めましょう。その代わり，飲酒とふつうは関係しないような多くの活動からいくつか試してみましょう。たとえば，映画を観たり，教会にいたり，乗馬したり，スクエア・ダンスをしたりといった活動の間，人はほとんど飲酒しません。多くのスポーツでは，楽しんだ後に飲むので，あなたは活動は楽しんでもゲーム後のアルコールは遠慮できます。

3. 忙しくしている

　受身的な暇つぶし，特に座るか待つ時間が含まれるもの（洗濯，コンピューター・ゲーム，TV鑑賞など）は飲み過ぎの引き金となります。こういう活動の合間に考えなしに啜ったり，がぶ飲みするのは簡単です。もしあなたに当てはまるなら，こういう状況で飲むのを避けるか，飲む回数を数えたり，間隔をあけたり，回数制限をするなどの補助的な制限をしましょう。

4. 飲酒をごほうびにはしない

　「勝つ」と飲むような活動や，ごほうびやお祝いにアルコールが使われる活動は避けましょう。

まとめ：飲む前に

　第3編ではずっと私たちは飲み過ぎの引き金になるものを論じてきました。たくさんの異なった種類の引き金があり，そのうちのいくつかだけがあなたに当てはまるでしょう。第3編の目的は，あなたに**実際当てはまる**引き金をあなたが見つけ，あなたの生活における飲み過ぎに役立てることです。あなたは，飲む場所・一緒に飲む人・飲む時間・飲んでいる時に行っていること・そして飲む前にどんな気持ちになっているかを考えたと思います。

　もちろん，多くの人で飲み過ぎに関係している引き金となる一般的な状況もあります。

　これらはその例です。

　　週末，祝日，休暇
　　1日の仕事を完遂した時，試合を終えた時，何らかの目標を達成した後
　　ストレスフルな経験の後，情緒的な経験の後
　　無料で飲める時，大容量で提供される時（樽・ピッチャー・パンチボウルなど）
　　自動的あるいは退屈な活動の合間に飲むこと
　　本当に楽しんでいる活動とセットになって飲むこと
　　多量飲酒者と一緒にいること
　　喉が渇いている時，空腹の時
　　早飲み競争に参加している時
　　いつもの場所で「いつものやつ」を飲むこと

　あなたが自分の引き金や飲酒を加速するものを発見する基本的な道具は，日々の記録カードです。「状況」欄に，どれだけ飲むかに関係していると思われることは何でも記録できます。あなたは，どこに居たか，誰と一緒だったか，何をしていたか，どんな気持ちだったかを書けるでしょう。そこであなたはどう考えますか？

　　飲み過ぎやすい場所がありましたか？
　　一緒だと飲み過ぎやすい誰かがいましたか？

飲み過ぎやすい時間帯や曜日がありましたか？

飲み過ぎやすくなる活動があると思いますか？

ある気持ちでいると飲み過ぎやすいと思いますか？

　一度引き金を見つけたら，少なくともそれに対処する2つの方法があります。1つは，特別に難しい引き金の状況や魅惑的な引き金の状況は避けることです。減酒プログラムで行動を変えることに成功した人々は，しばしばプログラムの早期に避ける戦略を使っています。あなたにとって避けるのが最良の引き金となる状況はありますか？　どれがそうでしたか？

　2つ目の戦略は，引き金となる状況では特別な予防策をとり，自己コントロールを強化する手段を追加することです。行動を変えることに成功した人々は，自らの引き金状況を少しの間はしばしば避けてから，最も自分に効き目がある自己コントロール法（第2編に書かれているような）を特に入念に行って，引き金状況に向かい始めます。もし，あなたが避けられる引き金状況があるなら，いつ部屋に戻りますか，用心深くするのに何ができますか？　引き金状況で自己コントロールを維持する最良の方法はどんなことですか？　第2編・第3編からいくつか可能性があるものをあげます。

- ソフトドリンクを飲む
- 飲む間隔をあけるために「時計にらめっこ法」を使う
- 通常の ＿＿＿＿＿ 飲酒単位までの制限を厳守する
- まず水を飲む
- 注意深く飲酒記録をつける
- 注文していない酒を断る
- サポートを頼む
- ユーモアを使う
- そんなに好きではない，よりゆっくり飲む酒を頼む
- 飲酒と関係しない活動的な何かをする
- 決まった額のお金だけ持つ
- 助けてくれてサポートしてくれる誰かと行く
- 1時間か2時間後にその場を去るよう事前に仕組んでおく
- 何か食べる
- よりアルコール含有量が少ないものを飲む
- 氷を足す
- 自分自身に問いかける
- いつものセッティングを少し変える——新しい所に座るなど

ひとたび，自分の引き金を発見したなら，自らその状況を避けるか，避けられない時には，それらに特別の注意を払いましょう。

　最後ですが，忘れてはいけないのは，何も明らかな引き金がなさそうな人もいる，ということです。特にアルコール依存が進行する際には，飲酒は毎日のことで予想可能となっていきます。私たちが治療したある男性は，何年もの間，1日に15〜20飲酒単位を飲む生活を作り上げ，1日でも飲

まなかったのが最後いつだったか覚えていませんでした。彼が飲み過ぎるように見える状況は何も
ありませんでした。彼は状況とは関係なく**常に**飲み過ぎており，自分が飲めない場所を避けていま
した。3章で論じたように，いったん飲み過ぎがこのレベルまで来てしまうと，減酒を維持する可
能性はなくなります。彼は不承不承ではありましたが，賢明にも断酒すると決心し，私たちは彼が
そうすることを支援できました。

PART

4

第4編
飲む代わりに

第2編では飲酒時にあなたができること，第3編では飲酒前に起きることの中で，あなたの自己コントロールに影響しそうなことに焦点を当てました。第4編では，飲酒の望ましい効果，ときに人がアルコールに求める効果について考えてみます。これらの効果も飲酒や飲み過ぎの原因となる可能性があります。もしあなたが望まない状況にいて，アルコールがあればこの状況は改善すると信じていたら，お酒を飲むとても強い動機になります。基本的に人は，嫌な状況を好ましい状況に変える方法として，アルコールを使うことがあります。たとえば，15章で話し合ったように，もし気分の落ち込みや不安感がアルコール使用により改善した経験が過去にあれば，あなたはまた同じ行動をする恐れがあります。もし状況を変えるためにあなたが知っている唯一の方法がアルコールだとしたら，状況を変えたいときにアルコールに頼ってしまいます。アルコールに頼らないためには，あなたが目標を達成するための，他の方法と新しい道のりが必要です [19]。

　飲酒をしない結果として飲酒をする人がいます。最もわかりやすい例はアルコールへの身体依存でしょう。一定期間にわたり高用量の飲酒を続けると，彼女／彼らの体は血液中に一定のアルコールが存在することに慣れてしまいます。そして，断酒したり，急に飲酒量を減らすと身体反応が起きます。この離脱反応には，軽度の不安・脱力・震えから，幻覚・けいれんなどの深刻な反応まであります。離脱症状を感じ始めると，それを避けるために飲酒することがあります。その場合は，アルコールに対する身体依存があると考えられ，医療的ケアが必要です。

　他にも飲酒しないことによる多数の影響があります。アルコールは人生の問題に対処する1つの方法ですが，あまり効果的な方法とは言えません。もしアルコールでしか特定の状況にうまく対処できないなら，あなたは精神的にアルコールに依存しています。精神的依存は，踊るために飲みたいなどの比較的たいしたことではないものから，感情的な痛みや不安感をやわらげるために1日中飲酒するというかなり深刻なものにまで及びます。

　アルコールがないと問題にうまく対処できなかったり，ある欲求を満たすことができないと，飲酒する以外の選択肢がありません。欲求を満たすためには，飲酒しないといけないことになります。一方で，欲求を満たす方法が飲酒も含めて複数ある場合は，飲酒するかしないか，あなたが決めることができます。

　第4編では，人が飲酒に求める効果を得るための代わりの方法を説明します。私たちは，この代わりの方法は，個人的能力であり，学習可能な技術であると考えています。この能力は人間のさまざまな欲求を満たすために利用できます。この能力を発展させれば発展させるほど，あなたの必要を満たす方法を決める時の選択の幅が広がります。選択の幅が広いほど，どれか1つの解決方法に頼ることも減り，より自由に自分の行動と感情を決めることができます。

　10人中6人の成人は飲酒しない，あるいは機会飲酒のみである，ということを覚えておきましょう（4章参照）。彼女／彼らも他の人がするように，同じ困難・喜び・悲しみに直面します。彼女／彼らは，アルコールを使用しないと選択したので，他の方法で良い時や困難な時に対処する方法を学んできました。あなたにもできます。

個人の能力

　アルコール飲料の完全な代わりはありません。もしあなたが求めていることがアルコールの味そのものを味わうことや，アルコールの総体的な薬物の効果を感じることだとしたら，飲酒が唯一の方法になります。しかし，アルコールに求められる多くの効果は他のさまざまな方法でも達成可能です。これからの章で述べられている能力は，飲酒を通して人々が求める効果を作り出す代替方法の代表例です。他の選択肢を持っている人は，アルコールが必要ないだけではなく，どのような場合でも飲酒するかしないかを決める自由があります。

　第4編の各章は，それぞれ独立した単位として書かれています。各章を一遍に読んだり，順番に読む必要はなく，各章を個別に読むこともできます。これらの章を最大限に活用するためには，今，少し時間をとってあなたが最も飲酒する（または，飲酒したくなる）可能性の高い状況について考えてください。アルコールのどの効果があなたにとって一番重要ですか？　あなたの飲酒の引き金（第3編）がヒントになるかもしれません。たとえば緊張した気分のときに飲酒しやすいのであれば，あなたはアルコールをリラックスするために使っているのかもしれませんので18章を読むべきです。

　あなたが初めにどの章から読めばよいか決めるために，よく人が飲みすぎる状況を以下にリストで示します。各項目ごとに，あなたがよくアルコールを使用する状況には「A」，時々アルコールを使用する状況には「B」，めったに，またはほとんどアルコールを使用することがない状況には「C」と書いてください。

_____ 緊張した1日の終わり（または途中）　　　　　　　　　　　　　　　　（18章）

_____ 自分が制御不能だと感じるとき　　　　　　　　　　　　　　　　　　（24章）

_____ あなたが恐怖や不安を感じる何かに直面したとき　　　　　　　　（18章と25章）

_____ 悲しいまたは落ち込んでいるとき　　　　　　　　　　　　　　　　　（21章）

_____ 自分が嫌になるとき　　　　　　　　　　　　　　　　　　　　（22章と24章）

_____ イライラを感じたり，自分のことが表現できないと感じるとき　　　　　（26章）

_____ 利用されたと感じるとき　　　　　　　　　　　　　　　　　　（24章と26章）

_____ 交際中の相手とうまくコミュニケーションがとれないとき　　　　　　（27章）

_____ 対人関係で気まずく感じるとき　　　　　　　　（18章，25章，27章）

_____ 自分が違う人間だったら，と願うとき　　　　　　　　　　　　　　（28章）

_____ 人生が退屈または，楽しめていないとき　　　　　　　　　　　　　（20章）

_____ 行き詰まっているとき	（19章）
_____ 目標が達成できずに，絶望しているとき	（24章）
_____ 落胆，または士気がくじかれたとき	（21章と24章）
_____ 睡眠，または入眠に問題があるとき	（23章）
_____ 落ち着かないとき	（19章，20章，28章）
_____ 腹を立てているとき	（19章，24章，26章，27章）

「A」をつけた章：あなたがAをつけた項目を探し書き留めてください。Aがついた章が，まず始めに重点的に取り組むところです。あなたが一番良いと思う順番で読んでください。

まずはあなたにとって最も重要そうな章から始め，生活の中で実践できそうなことを見つけてください。

「B」をつけた章：少なくとも1回はBをつけた章を読み，そこにあるアイデアを試してみてください。

「C」をつけた章：自己評価でCをつけた章は，AやBをつけた章ほどは，あなたの飲酒スタイルにとって重要ではないでしょう。他の章を読んでから，見直してみてもよいかもしれません。これらの章に書いてあることには，あなたの飲酒との関係の有無にかかわらず，生活の他の領域で役立つアイデアがみつかるかもしれません。

もちろん，これらの章があなたの人生の問題のすべての答えとなるわけではありません。ここにあるアイデアは他の人にはうまくいった方法や，可能な限り信頼できる臨床研究に基づいた方法です。あなたにとって理にかなっているか試してみてください。試してもいないのに，うまくいかないと決めつけることは止めてください。試してみないとうまくいくかは分かりません。

ためになる考え方を示します。あなたが何百回，いいえ，何千回も行動を重ねてきたのが飲酒です。飲酒の代わりに行う他のやり方が，あなたにとって飲酒行動と同じぐらい自然に感じて飲酒に置き換わるためには，何回も新しいやり方を練習する必要があります。これには時間がかかります。粘り強く取り組んでください。

何よりも第4編を生活をうまくやるための新しい方法の情報源として読んでください。これらの章を時々読むことは，人々がアルコールから求めることと同じ結果を得るためのたくさんの方法があることを思い出させるのに役立つでしょう。最終的に，重要なことはこれです。あなたはアルコールに頼ることなしに自分の必要を満たし，目標を達成する自由があります。本編の各章に書かれたアイデアがこの自由を手に入れるために役立つことを願っています。

136 第4編 飲む代わりに

役立つ考え方：個人的現実の健全な運営

あなたがいまアルコールの助けによって達成している目的と同じことを達成できるのかを考えるときに，以下のようなイメージが役立つかもしれません。

人は日常的な出来事に主に2つのやり方で対応します。それは物事について考えることと行動することです。あなたの考え方と行動があなたの個人的現実——つまり，あなたの人生——を形作ります。人生の出来事に対応する方法には，他の方法と比較してより望ましい結果をもたらす方法があります。それぞれの瞬間，あなたは精神的・感情的な状態が改善したり，現状維持されたり，悪化するような反応の仕方を選ぶことができます。もしあなたが，これらの選択肢に気づいていないのなら，偶然のできごとや反応に翻弄されてしまいます。あなたが自分の考えと行動が進む方向には選択肢があると意識するようになると，自分の人生に目的をもって影響を及ぼすことができるようになります。自分の人生を形作り，個人的現実の対処が始められます。「現実の対処」の過程は学習でき，あなたの人生のさまざまな問題に応用できます。

あなたの内面世界

あなたの個人的現実は，2つの大きな要素から成っています。それはあなたの**内面世界**，つまり精神世界と**外面世界**，つまり個人的現実の物質的な部分です。内面世界は，思考・感情（さまざまな種類があります）・期待・信念・あなたの思い出・目標・自己イメージなどから作られています。

私たちは自分自身とある種の個人的な会話を続けています。それは，**意識の流れ・心の声・考えの連なり・連想**などとも呼ばれます。これらの思考は，絶え間なく，無数にあるために，あなたの心の中に存在することや，感情や行動に影響していることに気づかないかもしれません。しかし，1滴の水でも滴り続けると，石を刻むことができるように，ある種の考えがついには，あまり健康的とはいえない内面現実をつくることがあります。公害が物理的環境に損害を与えるように，あなたの内面環境，あなたの心も，精神的に毒になるできごと（思考，破壊的な心のつぶやき，低い期待感，精神的にあきらめることなど）によって損害を受けます。

同時に，目標を達成するため，精神状態を改善するため，他の人とポジティブなやり取りを増やすため，達成したいと選んだことは成し遂げられると気づくために思考を使うこともできます。思考は問題解決のため，自分にごほうびを与えるため，他の選択肢を作り出すため，よりよい生活を想像するために使うことができます。内面現実をあなたが形作ることであなたの個人的現実を変えることもできます。その方法については，第4編を通じて示します。

あなたの外面世界

現実はすべてあなたの頭の中にあるわけではありません。あなたの周りの社会的・物理的環境もあなたの個人的現実に対して大きな影響を及ぼしています。外的世界とは，あなたの意識の外に存

在するすべてのものです。それは，下記のものなどです。

- あなたの身体
- 住む場所，働く場所，遊ぶ場所
- あなたが関わりをもつ人々
- あなたの経済状況
- あなたの年齢
- あなたの性別
- あなたの人種や民族性
- あなたの教育レベル

　あなたの目標を達成するために，外的世界を形作ることができます。まずは，あなたの1日を形作ることから始めます。どれくらい眠るか，いつ目覚めるか，いつベッドから出るか，1日の中で毎時間何をするのか，何を食べるか，誰と時間を過ごすか，具体的にどのような活動をするのか。第4編を通して，あなたの外的世界と内的世界を形作る方法について強調して説明します。

　第4編の基本的な考え方は，あなたの心と環境を形作る手助けをしながら，あなた自身の人生や他の人の人生を傷つけずに飲酒するという，あなたの目標をサポートすることです。そのためには飲酒だけではなく，人生の他の分野でも節制を目指すことになります。第4編の内容に関してさらなる情報や援助が必要なときは，この本の後ろにある資料［訳注1］を参照してください。

［訳注1］英語文献でかなりのページ数のため，日本語版では割愛しました。

リラックスすること

　ジョンは腕の良い配管工でした。仕事は忙しく，顧客，契約者，または同僚と衝突することがしばしばありました。日中時間が経つにつれ，彼のストレスは高まっていき，「あ～，今日は1杯飲みたい！」とアシスタントに言うことでしばしば仕事を終えるのでした。そして彼は実際に終業と同時に飲みに行くのでした。
　セレサは大規模な公共施設の指導的立場で働いていました。彼女の職場での典型的な1日の中には，困難な状況や，難しい決断に直面する，精神的に疲れる会議がよくありました。彼女は1日の中で，徐々に緊張感が高まることに気づいていました。すでに緊張した状態で1日が始まると，些細な問題でさえ，「もう限界」と感じました。一方で，最高にリラックスした状態で1日が始まると，かなり精神的に疲れる状況でも対処できることがわかりました。そこで，朝の支度で慌てずに，出勤前にリラクゼーションの技術を練習する時間が確保できるよう，早起きをし始めました。仕事中にも空き時間をみつけ，リラクゼーションの練習をしました。

　ふつうより大量に飲酒する人が，飲酒の理由として最もよく挙げるのが気持ちよくなるため，リラックスするため，気分をあげるためです[20]。適度な量のアルコールは中枢神経抑制薬として，精神安定剤やバルビツールのように確かに身体に一定のリラックス感をもたらします。残念ながら，これらの薬剤のほとんどには日常的に使用すると依存性や有害で危険な副作用があります。
　多くの人はリラックスすることを楽しみます。一般的に緊張や不安という感覚は不快なもので，リラックスは気持ちのよいものです。この章では，1日をとおして緊張を和らげる，リラックスした状態を高めるための技術について説明します。つまり，あなたの人生における緊張とリラクゼーションのバランスをとることを学び，健康や幸せが損なわれない方法で，個人的現実に対処していくということです。
　誰も完全にストレスを避けることはできません。実際はあなたも避けたくはないでしょう。一部のストレスには良い影響があります。問題解決の動機づけになり，長期的に利益になる変化をもたらすことです。興奮すると気分が良いかもしれませんが，ストレスになることもあります。人がどれくらいのストレスを感じ，どのように反応するかはさまざまです。もしあなたが緊張感や筋肉の張りを感じたときに，「1杯飲みたい！」と反応しやすい場合は，この章が役立つでしょう。この章

は，薬物を必要としない，新たな方法で深くリラックスする方法を提供します。

中枢神経の構造上，身体的緊張と心理的緊張はつながっています。緊張感を自覚すればするほど筋肉も緊張してきます。逆に言えば筋肉が緊張するほど主観的な緊張感も増します。筋肉が緩むと，心理的緊張も和らぎます。人がマッサージを好むのもこういう理由です。特に緊張していると自覚していない時でも，筋肉を弛緩させると心地よく感じます。開放感，浮かんでいる感じ，肩の荷を降ろした感じなどです。筋肉を弛緩させることで消費エネルギーが減るので，1日の終わりに感じる疲労感も減ります。同じように，精神的にリラックスできると，身体的にもリラックスしやすくなります。心と身体は1つの単位として機能します。つまり，心と身体それぞれを順にリラックスさせる方法を学べば，リラックス方法一つひとつより効果的です。これらの方法をあなたがすでに知っている方法（飲酒を含む）に加えることで，あなたの選択枝が広がることを願います。

多くの人はどうすれば意識的にリラックスできるかを知りません。この能力は少なくともまだ日常的に家庭や学校で教えられてはいません。非常に役に立つ技術なので，心理士達は過去数十年にわたり，どうすれば効果的に人をリラックスさせられるかということを実験してきました。研究の1つの結果が簡単に学べる漸進的筋弛緩法です。この方法では，身体をリラックスさせることに焦点をあてますが，心理的なリラックスにも役立つことに気付くでしょう。

> 緊張を感じるほどあなたの筋肉はより硬くなり，筋肉が硬くなるほどあなたはより緊張を感じるでしょう。

ここに簡潔にやり方を示します。いつものことですが，やり方を読むだけでは何の効果も得られません。実際に試してください！　一つひとつの指示に従ってください。そして，始める前に一度通して読んでください。

漸進的筋弛緩法

始める準備が整ったら，静かな部屋で30分間邪魔されずにリラックスできる時間を確保しましょう。ヘッドレスト付きの座り心地の良い椅子に座ってください。リクライニングチェアも良いでしょう。座るか，椅子によりかかり，両腕と両足が伸びた状態で，身体のすべての部分が椅子で支えられるようにしてください。筋肉を使わなくても，あなたの身体は支えられているはずです。椅子に身体を支えさせてください。目を閉じましょう。

この方法では，体中の筋肉をまず締めてから，緩めます。この動作を各筋肉群につき，2回ずつ行います。まず始めに，筋肉のグループを緊張させ痛みやけいれんが起こらない範囲で，できるだけ締めます。締めた状態を5秒間続けながら，筋緊張をどう感じるかについて集中します。次に筋肉をリラックスさせ，緊張がなくなるまで完全に緩め，筋肉がリラックスしていく感覚に注目しましょう。身体をさらにリラックスさせるために，筋肉を緩めながら息を吐き出してみましょう。こうすることで胸郭の筋肉を緩めることもでき，より満足した感覚を得られるでしょう。リラックスの段階には，15秒ほどかけてください。次に同じ手順を繰り返してください。5秒間筋肉を緊張さ

140　第4編　飲む代わりに

せ，さらに15秒かけてリラックスさせ，その感覚の違いに注目してください。緊張とリラックスを2回行ったら，次の筋肉に移ってください。決して痛みがでるほど，筋肉を緊張させないでください。要するに，筋肉の緊張と弛緩に注目し，違いに気づき，リラックスしている感覚を自分で起こすことができるのだと心に留めておくということです。最初の数週間は完全にリラックスするために，筋肉を緊張させますが，最終的には緊張させなくても意識的に筋肉を緩められるようになります。目標は，いつでもどこでも，緊張や不安が生じやすい状況でも，速やかにリラックスした状態になることです。

　ここで主な筋肉の名前と最も効果的な締め方について説明します。この順番でやってみてください。各筋肉を2回ずつ緊張と弛緩させることを忘れないでください。そして，次の筋肉に移ってください。

1. 手。右手で拳をつくり，ぎゅっと握ってください。これを2回行ってください。左手でも繰り返してください。
2. 前腕と手の甲。右腕を椅子のひじかけに置き，手の甲が上になるようにし，手を反らせ，指の先が天井に向くようにしてください。このときに，手の甲と前腕の緊張を感じてください。繰り返してください。次に左手と左腕で行ってください。
3. 上腕二頭筋。右手で拳をつくり，右肩にふれるように，右上腕の大きい筋肉を曲げ，上腕二頭筋に力を入れてください。繰り返してください。右腕の次は左腕です。
4. 肩。両肩が耳につくように上げてください。繰り返してください。
5. 額。両方の眉毛をできるだけ上げ，額にしわを作ってください。繰り返してください。
6. 顔。鼻に力を入れてシワを寄せ両目をぎゅっとつむってください。繰り返してください。
7. 唇。唇をきつく結んでください。繰り返してください。
8. 舌。舌を口蓋におしつけます。繰り返してください。
9. 首。頭を椅子の背もたれにおしつけてください。繰り返してください。
10. 胸。胸の筋肉がのびると感じられるまで，深く息を吸ってください。息を止めてください。そして，ゆっくり息を吐いてください。肺から空気が出ていくときに，リラックスしていくことを感じてください。繰り返してください。
11. 腹。おなかをひっこめた状態で力を入れてください。これからおなかにパンチを受ける準備をするように。繰り返してください。
12. 背中。椅子から離れるように背中をそらしてください。繰り返してください。
13. 足と大腿。両足を椅子から上げ，伸ばして宙に浮かせ，そこでキープしましょう。繰り返してください。
14. ふくらはぎ。つま先を胸に向け，下腿の筋肉を緊張させましょう。繰り返してください。
15. 足の指。砂浜に立ち足先を砂に埋めるように足の指を曲げましょう。土踏まずが緊張するのを感じてください。繰り返してください。

　すべての筋肉で，緊張と弛緩の違いを感じた後は，ただそのままの状態で，深いリラクゼーショ

18章　リラックスすること　　141

ンを楽しみましょう。身体が解き放たれた，軽い，空気の抜けた風船のように柔らかくリラックスしていることを感じましょう。しなやかでリラックスした状態です。全身の感覚に注意を向けてください。頭の中で身体の各部位をチェックし，まだ緊張が残っている部分があれば，緊張を解いてください。もし緊張がとれない部位があれば，緊張－弛緩の運動をもう一度行ってください。

呼吸の練習

　リラクゼーションを深めるもう1つの方法は呼吸です。さきに述べた漸進的筋弛緩法を行う時に，呼吸をゆっくりと規則正しくしてみてください。息を吐き出すたびに，息と一緒により多くの緊張を吐き出すようにして，リラクゼーションがより深まるようにしましょう。

　どこでもできる簡単な練習方法としては，深く息を吸いゆっくり吐き出す方法があります。落ち着ける言葉として「平和」などを思い浮かべながら，息を吐き出す人もいます。できれば目を閉じながら，少なくとも5回深い呼吸を繰り返してみてください。緊張感が流れ出ていくことが感じられるでしょう。

　もし時間に余裕がある場合は，「深い睡眠呼吸」というバージョンも試してみてください。この方法は好きなだけ続けてもいいですし，眠るまで続けてもいいです！　やり方は，そっと息を深く吸い込んでいき，肺がいっぱいになったところで止め，ゆっくり吐いていきます。息を吐いたあとに，体が次の息を吸うまでには本来少し間があります。このように，リラックスした状態で，深く眠っているときのような自然な呼吸のリズムは，あえぎ呼吸の反対の呼吸です。息をより多く吸おうとして，息を吐いた後の間を伸ばそうとはしないでください。自然に任せてください。

リラクゼーションのためのイメージ

　深くリラックスするためのもう1つのヒントは，あなたの思考と体の状態を調和させることです。筋肉と呼吸をリラックスさせることで，心をリラックスさせることができました。また，心をリラックスさせることで，体をさらにリラックスさせることができます。一定のイメージは，思考に影響し，リラックスした状態の体との釣り合いがとれるようにしてくれます。これらのイメージはそれだけでも使えますし，他のリラクゼーション方法と組み合わせて使うこともできます。イメージを使うことでより深いリラクゼーションが得られようになります。

1. 荷を降ろす

　あなたのすべての責任を袋に入れ，肩に担いでいる姿を想像してください。椅子に静かに座り目を閉じて，筋肉を弛緩させる準備ができたら，その袋を肩から降ろす姿を思い描いてください。リラクゼーションに割り当てた時間の中では，荷物のことは忘れてください。あなたには何の責任も課されていません。何もせずにただリラックスしてください。ただそこにいることを楽しんでください。

2. 操り人形

筋肉を締めたり緩めたりする運動をしているときに，このイメージは特に役立ちます。操り人形がピーンと張った糸によって，まっすぐ立っている姿を想像してください。操り人形を操る人が糸を手離すと，糸は緩み人形はぺちゃんこになって，リラックスの塊になります。さて，あなたの脳は今から操り人形を操るように，リラックスしたいときには自分自身を解放するのです。それぞれの筋肉をリラックスさせながら，操り人形の糸を手放し体から力が抜けるところを想像します。すると，心も働くことを止め，リラックスした状態を楽しむことができます。

3. 風船

自分がパンパンに膨らませた風船だと想像してください。とてもきつく，張りつめています。呼吸法を使いながらリラックスする際に，風船から空気が抜けていくところを想像してください。空気が抜けるほど，きつさが減り，張りつめた感覚が消えていきます。すると，あなたはすばらしくぐにゃぐにゃでリラックスした状態になるでしょう。

4. 雲

自分が雲だと，穏やかでふわふわの雲だと想像してください。澄んだ青い空の真ん中に気持ちよく浮かんでいます。風が顔を撫でるのを感じてください。太陽の暖かさを感じてください。自分の身軽さを感じてください。この安らかな感覚を楽しんでください。

ここでいったん読むのを止め，上記に示したイメージのうちの1つを思い浮かべてみてください。どのイメージが最もリラックスできるのか，試してみてください。

他のどのようなイメージであなたはリラックスできそうですか？　自分に合うようにイメージを仕立ててください。他のイメージには，緊張が解ける，解き放つ，浮かぶ，溶ける，流れる，滑らか，心地良い暖かさまたは冷たさ，静寂さ，軽さ，1つも悩みがない状態などがあります。あなたが実際に訪れたことのあるまたは訪れてみたい，とても美しくリラックスできる場所をイメージに使っても良いでしょう。

応　用

これらのテクニックの目的は，あなたがより深くリラックスするためだということを覚えておいてください。毎日1回か2回の深い筋弛緩を2週間練習すると，目に見えてリラックスする能力が高まっていきます。そこで実験してみてください。今度は，すべての筋肉を緊張させずに深いリラクゼーションに辿りつけるようにやってみてください。筋肉がリラックスする際の，「解き放つ」感覚に焦点を合わせてください。呼吸法かリラックスするためのイメージを使ってください。筋肉を緊張させずに，どれくらい深くリラックスすることができますか？

筋肉を緊張させずにリラックスすることができるようになると，ほとんどの場所でリラックスできるようになります。日中仕事の合間または，昼食時間に緊張している部位のリストを思い浮かべ

18章　リラックスすること　143

てみてください。このようなときこそ，リラクゼーションの方法が実際に役立ちます。自分で筋肉をリラックスできるようになってからも，たまにはすべての緊張−弛緩の過程を行い，どれほど深くリラックスできるのかを思い出すといいでしょう。

　筋肉を緊張させずにリラックスできるようになったら，日常生活でもこのスキルを試してみてください。比較的ゆっくりとした活動から始めてください。たとえば，新聞を読みながらリラックスしてみてください。筋肉を緊張させずに，できる限りリラックスしてください。数回深く呼吸してください。その時　使っている筋肉以外，すべての筋肉をリラックスさせてください。以下に始めるためのゆっくりとした活動を示します。

　　　テレビ，映画，演劇を観る
　　　トランプ，チェス，チェッカー，他のボードゲームで遊ぶ
　　　座っておしゃべりをする
　　　列に並び待つ
　　　バスに乗る
　　　運転する

　これらのゆっくりとした活動中にリラックスできるようになったら，もう少しきつい活動の中でもリラックスしてみましょう。たとえば以下のような活動です。

　　　買い物
　　　家事をする
　　　洗車する
　　　打ち合せをする
　　　卓球または，ビリヤードをやる

　最後に，あなたが思いつく中で最も速く，最もきつい活動中もリラックスのスキルを使ってみましょう。

　　　ジョギング（そうです，走っているときもリラックスすることはできます。アスリートはやっ
　　　　ています）
　　　バスに乗るために走る
　　　人混みの中にいる
　　　急いでプロジェクトを終わらせる
　　　テニス，フットボールなどのスポーツをする
　　　とても怒っている人と話す
　　　緊急事態に対応する

多くの人は，リラックスするためにアルコールを飲みますが，飲酒のほかにも多数のリラックスをする方法があります。

144　　第4編　飲む代わりに

リラックスしながら速く動くことは可能です。アスリートやダンサー達は，力を抜いた状態で動くように練習します。筋肉の一部がきつく緊張していると，その他の筋肉が滑らかに動く際に邪魔になります。さらに，不要なエネルギーを使うことにもなります。

他にも体をリラックスさせる方法があります。ヨガ・瞑想・太極拳・マッサージをすると，リラックスしやすいという人もいます。これらの活動を教える教室は多数あります。あなたの地域に何があり，どんな参加ができるか探してみるといいですね。

これらが，飲酒と何の関係があるのでしょうか？　本章の始めにも書いたように，多くの人はリラックスし，気分を良くするために飲酒しますが，飲酒以外にもいろいろな方法がある，ということ

> 次に，あなたがストレスを和らげるためにアルコールに頼ろうとした時に，代わりに何をすることができるのか自分自身に問いかけてみましょう。

です。深い筋弛緩・ヨガ・瞑想・自分で行うマッサージの技術があれば，リラックスするためのアルコールは必要ありません。あなたには他の選択肢もあるのです。飲酒を選択することもできますが，飲酒が唯一の選択肢ではなくなります。

飲酒に関して，最後の秘訣です。人は，過酷な1日・悲惨な時間・いらだたしさ・恐怖のようなさんざんな体験のあとに，お酒を飲むことがあります。飲むと，ストレスが和らぎ，「アルコールってなんてリラックスできるのだろう！」と思います。次，同じようなことが起きたときに，他の方法でリラックスしてみてください。ストレスがかかる体験をした後には，どんなことをしても，あなたの緊張は和らぎ始めるはずです。このプロセスは自動的に起こります。身体的にも心理的にも，人は強度のストレスを長時間維持できないからです。強いストレスを感じた直後に，編み物をしたとしても，しばらくするとリラックスしてくるはずです。緊張をまず過ぎ去らせてください。自分自身をリラックスさせましょう。それから，お酒を飲みたいか，飲みたくないのか，決めてください。

そして，これらはストレス対処の代替方法です。次回，ストレス発散のためにお酒が「必要だ」と感じたときに，代わりに何ができるか自分自身に問うてください。他の方法をうまく使えるようになればなるほど，お酒を飲むということが，必要不可欠なものではなく，1つの現実的な選択肢となるでしょう。

18章　リラックスすること　　145

心の声

　ビクターは，17歳の娘との話し方について問題を抱えていました。会話をすると，毎回のように口論になってしまうのです。もう二度と口をきかないだろうと感じるほど，お互い怒ってしまいます。彼女の特定の行動が彼を怒らせているということも，彼女のイライラする行動に対して彼が反応してしまうことが状況を悪化させているということも，わかっていました。決まってこのようなやりとりの最後には，彼女が怒りながら大股で部屋から出て行くのでした。そして，このような状況になると彼は必ず冷蔵庫に向かい，ビールの缶を開けるのでした。彼は自分が喧嘩をしているときに，どう振る舞えばよいか教えてくれるコーチがいればいいのにと思いました。怒り始めた時に，心理的に「タイムアウト」をすればうまくいくのではないかと考えました。いつもどおりの脊髄反射的な反応を続ける限り，状況は好転しません。娘に対してしょっちゅう怒っていましたが，お互いに愛していることは知っていましたし，また彼女が高校を卒業し家を出て行く前に関係を改善する役割を果たしたいと考えていました。

とても難しい，または単純な選択をしているときに，注意深く自分自身の内面を観察してみると，あなたの中で静かな会話が起こっていることに気づくことでしょう。

　きちんとした服装とカジュアルどっちがいいかな？　ほとんどの人はお洒落をしてくるはずだけど，スポーツウエアの方が私はしっくりくるんだよな。皆と足並みを揃えた方がいいかな？　私がカジュアルを着たら，気にする人はいるかな？　そんなことないよね。起こりうる最悪なことは，私が他の人ほどお洒落をしていないということに一部の人が気づくということ。そんなの大したことじゃない。カジュアルで行こう。

この考えはあまりに速く起こるので，普段は気づきません。気づく必要もありません。
　ただここで起きたプロセスは自分の行動を導くのにとても役立ちます。このプロセスは，新しい問題や難しい状況に直面した時にさらに重要になります。まるで，あなたの中にいろいろな決断をする委員会があるようなものです。とても困難な決断をする際に彼らの声が最も大きく聞こえます。
　新しい技術を学ぶときにも心の声に気づくかもしれません。たとえばテニスを習っている時には，

心の中で「さあ，しっかりボールを見て」や「まっすぐボールをトスして」とつぶやくかもしれません。スキーの初心者は，「膝を曲げて！」と自分自身に言うでしょう。コーチの言葉が自分のものになります。若者が運転の仕方を学ぶときには，信号機に気をつける，ペダルを滑らかに押す，歩行者と自転車に気をつけるということを静かに思い出します（そうであると願い祈ります）。

　自分自身に静かに語りかけることは，とても自然なプロセスです。本章ではこの自己コントロールのやり方を計画的に使うことで，その効果をどう利用していくかを説明します。自分への指示の使い方を学ぶことが，計画をより首尾一貫して実行していくことの助けになるでしょう。自分自身のコーチになることを学べます。

　ではこの能力は，あなたの減酒プログラムにどのように当てはまるのでしょうか？　この本に書いてあることを実践する際に困難に直面するのは，ある状況への対応方法について混乱したり確信が持てないときでしょう。まずは1杯飲み，もう少し取り組む気になるまで保留にしておく方がずっと楽に感じます。

　そのようなときは，このような難しい状況を切り抜けるために誰かからアドバイスや提案がもらえたら良いのにと思うでしょう。ただ，四六時中そうしてくれる人は誰もいません。あなたにはいますか？

　実はあなた自身がそれをできるのです。あなたが直面する大部分の難しい状況に関して，あなたはたぶんそれらを扱う上で効果的な良い方法を知っているはずです。その状況が発生する前に，まだ解決策を出すことに対するプレッシャーが少ないうちに，準備をすることもできます。何も対策法が思いつかなければ，少なくとも自分自身を安心させ冷静にし，圧倒されたせいでこれ以上状況を悪化させないようにすることはできます。同じ状況であなたが友達にしてあげるように，自分自身に接してください。自分を気にかけてくれる思慮深い友人になったつもりで，自分自身に穏当なアドバイスをしましょう。ある意味では，あなた以上にあなた自身の感情や何を求めているのかを知る人はいないですから，自分用のアドバイスを仕立てることはおそらく簡単でしょう。

　自分自身と賢く対話するための手順を示します。

> あなたは，あなた自身の
> コーチになることができ
> ます。

---

1. アドバイスが必要になる，よくある状況をリストにしてみましょう。たとえば

　　飲酒量の制限を守ること
　　パーティーでもっと社交的になる
　　仕事で集中する
　　ストレスや緊張を減らす
　　その他

---

2. 計画しましょう。それぞれの状況で遭遇しそうな問題について考えましょう。各問題の対処に使えそうな指示を準備しましょう。自分への指示を2種類に分けるとやりやすいかもしれません。外側の現実を形作るもの（物理的，観察可能な現実，つまり，あなたが何をするか）と，内側の現実を形作るもの（あなたの精神的現実，つまり，あなたが何を考えるか）。

ここに外側の現実を形作るための自分への指示の例を示します（物理的に何をするか）。

ゆっくり飲む。ひと口をより少なくする。ノンアルコール飲料を注文する。
誰かに名前をたずねる。人と話すときは笑顔を作る。
短めの締め切りを設定する。白昼夢のせいでやろうとしていることが中断されている場合は，「おしまい！」と言う。
身体の中で緊張している部分を探して，リラックスさせる。呼吸法を使いリラックスする。リラックスできるイメージを思い浮かべる。

ここに内面の現実を形作るための自分への指示の例を示します（心で何をするか）。

自分の決断を貫いて良いということを忘れない。
絶対に1杯飲まないといけないという無意味な考えには，心の中で抵抗する。
他の人に自分を証明しないといけないという考えを捨てる。
この場所にいる他の人たちと同じくらい自分は面白い人間だということを忘れない。
ぼんやりとしてしまう自分を非難しない。速やかに仕事に戻る。
自分に「この緊張は乗り越えられる。リラックスのやり方はわかっている」と言いましょう。
ルール1：怖がらないで！（または，慌てないで！）
役に立ちそうな自分への指示を書いてみましょう。

_____

_____

_____

3. 機会があればすぐにでもこれらの文章を使ってみましょう。もし自分で準備した文章を使う機会がないとしたら，それはめったに起こらない状況だったのです。もっとよくある状況のための文章を足しましょう。

4. 自分へのコーチングの文章はしっくりくるまで編集しましょう。もっと具体的な行動に関する文章が必要かもしれません。冷静でい続けることを忘れない限り，自分が状況に良く対処できると気づくでしょう。まずは試してみて，自分について学んでください！

ビクターは問題のある状況の1つとして「娘との会話」を挙げました。この状況で自分が「すべきこと」の指示を準備しました。

声を荒げない。

彼女が言いたいことを言わせる。

彼女の発言がどう聞こえたかを伝える。正しく理解したことを確認する。

彼女の発言の中で同意できる部分を伝える。

それから，同意できない部分についての自分の意見を伝える。ただ伝えること，彼女のために感情を行動にうつす必要はない。

何より，彼女の気持ちを変えられなくても，敗北したと感じないこと。そう考えると失敗する。

彼が書いた「分かっておくべきこと」のリストは

イライラが強い怒りに変わることについて，心の準備をしておく。

実験だと考えて，「イライラする」ところまでで止めることができるか試してみる。

うまくいかなかったとしても，以前より悪くなることはない。

彼女と良い関係を持ちながら，彼女のやりたいようにさせることの方が，彼女と悪い関係を持ちながら，彼女がやっぱり彼女のやりたいようにすることよりもずっといいということを覚えておく（以前のように彼女と口論すれば彼女は言うことを聞くとは思わない。その方法では今までうまくいかなかった）。

2日も経たないうちにビクターは，また娘と口論を始め，いまにも怒りが爆発しそうでした。彼は心の中で「よし，この状況が，自分がもっとうまく対処できるようになりたいところだ」とつぶやきました。そして，事前に準備しておいた指示を使い始めました。「声を荒げない，ビクター，彼女の話を聞くんだ」。会話中，徐々にいつものように娘のイライラが強まってきました。彼女は怒りを爆発させないビクターをみて，少し静かになりました。まるで，彼の怒りに抵抗する準備をしていたのに，その必要がなくなったと気づいたようでした。彼女は考え方を変えませんでしたが，少なくとも今回の口論は不幸な終わり方はしませんでした。ビクターは自分に言いました。「君が怒りをコントロールし続ければ，彼女との会話を楽しむこともできるかもしれないぞ」。

ビクターが自分の行動を振り返ってみると，指示の中で2カ所変えたい箇所がありました。1つ目は，声を荒げはしなかったのですが，皮肉や説教が何度か入っていました。怒鳴る代わりの行動としてはあまりよいものではありません。そこで彼は次の指示を加えました。「彼女を批判するのに，叱ったり，説教したり，冷やかしたりしない。彼女にも冷静でいてほしいのだから」。2つ目は，指示どおりにできたときに，心の中で自分をほめていることに気づきました。これは役立ちました。そこで，計画どおりにうまく行動できたときには自分自身にこう言うことにしました。「ビクター，よくやった。本当にうまくできた。よく頑張った！　その調子でいけ！　どんどんうまくなってきているぞ」。ビクターにとって，自分に指示を出すということは，困ったときに側にコーチがいてくれるような感覚でした。それ自体が，彼に更なる希望を持たせました。

自分への指示はこの本の中にある他のどのスキルとも一緒に使えます。特定の状況について，どう対処すればよいかを思い出させ，自分がしたいことに集中し続けることができます。この本の中で1つスキルを学んでください。本当に習得して使いたいものを。そして，そのスキルを自分の言葉にしてください。自分のための指示を準備してください。そして持ち歩いてください。

　最後に，自分との対話は減酒を維持したいという動機が衰えてきたときにも役立ちます。「役立つ」考えと「害になる」考えがあることに気づいてください。役立つ考えは，思いやりや思慮深さがある観点から出てきます。害になる考えは，怒り・反抗・どうでもいい・どうなってもいいという観点から出てきます。私たちの頭の中にある内部委員会から，このような声が聞こえてくるかもしれません。「これ意味あるの？」「あと数杯なら大丈夫」「なんで好きなだけ飲めないの？」。こういう時には，委員会の他のメンバーを呼び出し，なぜ自分がやっていることが重要なのかということを思い出させてもらいましょう。あなたにとって，飲酒量を減らす，最も納得できて重要な理由はなんでしょうか？　もちろんあなたが飲みたければ，好きなだけ飲むことができますが，あなたはそうしませんでした。なぜですか？　アルコール依存の委員会メンバーの声が強まってきても，彼／彼女に会議を乗っ取らせることはありません。飲酒量を減らすと決めたことには，素敵な理由がありますよね。それはなんですか？（もしすぐに思いつかない場合は，いつでも使えるように，下に書いてみてください）。

> 自分への指示は，この本の他の技術どれとでも組み合わせて使うことができます。

_____

_____

_____

アルコール抜きの
気持ちいい活動

　トニーは会社の命令で最近新しい街に引越しました。当初は引越しを喜んでいましたが，すぐに友人や，意外にも前の街でよく行っていた場所を恋しく思うようになりました。公園やショッピングモールだけでなく，ファーストフード店やスーパーまでも。前の「うち」では，週2, 3回は出かけていましたが，新しい街では多くて週1回でした。さらに，最初は頻回に連絡を取り合っていた昔の友人たちとも，時間が経つにつれ徐々にやりとりが減っていきました。気持ちが落ち込み始め，知り合った人たちから何かをする誘いの電話があっても，気分が乗らないため，理由をみつけて断りました。すぐに誰も誘わなくなりました。
　この悪循環からトニーが抜け出すきっかけになったのは，アパートに1人でいるとどんどん飲酒量が増えていくことに気づいたからです。以前にもこのような時期を経験しており，前のようには長引かせたくないと思いました。彼女は系統的に，週2回の夜の活動と少なくとも1つの特別な活動を日曜日に計画しました。また，以前電話をくれた友人たちに連絡し，出かけようと誘いました。さらに重要なことは，彼女が「うちのように」心地よく感じられる場所を探し始めたのです。最初は，無理をしていましたが日に日に気分の落ち込みが良くなり，新しい人や新しい場所を発見することを楽しめるようになりました。彼女の飲酒量も適切な量に戻りました。大きな理由の1つとして新しい活動をしに出かけている時間が多く，自宅で飲酒する時間がなかったからです。

あなたの行動は感情に影響します

　あなたの気分と健康はあなたが何を**考える**かによって影響を受けます。**行動**によっても大きな影響を受けます。適度に幸せでバランスのとれた人生を送るには，あなたが楽しいと思うことを行うことが重要です。それは日々のビタミン摂取のようなものです。毎週かなりの数の楽しい活動をすることは，十分な食事と睡眠をとることと同じです。実際，人間には楽しくごほうびになる活動の

151

「1日最小必要量」というものがあるかもしれません。バランスよく，楽しくて心地よい活動をあなたの生活に確保することは，精神衛生上も重要なことです。

> 人間には楽しくごほうびになる活動の「1日最小必要量」があります。

　もしあなたの生活の中から楽しくて心地よい出来事が不足したらどうなるでしょうか。よくある結果の1つは抑うつ状態になっていくことです[21]。皮肉にも，気分が落ち込むと普段楽しいと思うこともやる気が起こらなくなります。そこからは，悪循環になります（もし，うつ病と似た症状がある場合は，21章を参照してください）。

　幸い，この循環は逆にも働きます。まったく（特に）気分が乗らないときに，楽しい活動を生活に組み込むと，気分は良くなります。定期的に楽しい活動を行っていると，気分は落ちづらくなります。気分が落ち込んだときは，最近いくつ楽しい活動をしたか，また今後計画しているか，ということを考えてみてください。

　ここで特記すべきことは，大量飲酒する人は，楽しむことは飲酒することと同じとしばしば考えがちなことです。1つの理由は，彼らにとって楽しい時間や活動というのは頻繁に飲酒を伴うからです。文字どおり飲酒している時以外楽しめたことがないと言う人もいます。アルコールは抑制系の薬物ですので，気分を上げる方法としてはあまり良い選択とはいえません（た

> アルコールへの依存から解放される第一歩は，酔わなくても喜びや楽しみが得られる，ということをはっきりと認識することです。

とえば独りで飲んでいるときのことを考えてください）。ただアルコールは楽しい体験（間違いなく宣伝でも）とセットになっているのです。前にも指摘したように，社交の場で飲酒したときに起こるリラックスとくつろぎの感覚は，人々が飲酒していると思えば実際に飲酒していなくても起こります。アルコールへの依存から自由になるための重要なステップは，気持ち良さと楽しさは酔いを必要としないことに気づくことです。

　もしあなたの生活の中でアルコールを必要としない楽しい活動が不足している場合はどうすればよいでしょうか？　ここにいくつかの方法を示します。

1. **あなたが好きな活動のかなり長いリストを作ってください。**たとえばこのような分類があります。

　1人でできること：

152　第4編　飲む代わりに

1人または，2人以上でできること：

_____

_____

_____

運動：

_____

_____

_____

知的活動：

_____

_____

_____

生産的活動：

_____

_____

_____

休まる活動：

_____

_____

_____

数秒でできること：

_____

_____

_____

2〜3分でできること：

_____

_____

_____

2〜3時間でできること：

_____

_____

_____

数日でできること：

_____

_____

_____

無料でできること：

_____

_____

_____

少しお金がかかること：

_____

_____

_____

たくさんお金がかかること：

_____

_____

_____

自宅でできること：

_____

_____

_____

街でできること：

_____

_____

_____

田舎でできること：

_____

_____

_____

20章　アルコール抜きの気持ちいい活動　155

これらの分類をヒントに具体的な活動のリストを作ってください。気持ち良いはずの活動ではなく，**あなたが実際に楽しめる活動を書くようにしてください。**昔すごく楽しんでいたことで，なぜか最近やらなくなっている活動を考えるといいかもしれません。自宅でDVDを観るようになり，映画館に行かなくなっていませんか？　森での散歩はどうですか？　新しい料理に挑戦したいと思わせてくれた，料理本の予約購読を止めていませんか？　テニスやタッチフットボールはどうですか？**楽しめるかもしれない活動についても考えてみてください。**過去に「あれは楽しそうだな」と思った活動です。本当に楽しいかどうか，確かめるには1つの方法しかありません。

　活動のアイデアがなかなか思いつかないですか？　インターネットで，「pleasant event schedule（楽しい　イベント　スケジュール）」と検索すると，何百ものアイデアが書いてあります。

2. **これらの活動を予定に組み込みましょう。**自由時間を計画し，予定に組み込むことに違和感を感じるかもしれませんが，このように考えてみてください。実りある自由時間は精神衛生上とても大切です。あなたが生活の他の面でうまく対処できるように頑張らせてくれます。自由時間を予定に組み込むことは，いろいろな予約やお医者さん・歯医者さんの定期健診や定期的な会合を予定に組み込むことと同じくらい大切だと思いませんか？　金曜日の夜を「映画ナイト」にしたり，週に1回午前中に友人とテニスをする約束をすれば，あなたが楽しい時間を過ごそうという意志を実行に移すことができます。

3. **自由時間に行う活動はさまざまな種類のものを準備してください。**とても楽しい活動でも，やりすぎると楽しさが失われるということもあります。ですから，心地よい活動のリストは長い方がいいのです。たくさんのメニューの中から選べます。1つのことをやり過ぎたせいで，昔はお気に入りだった活動を止めてしまったかもしれません。たとえば，1つのスポーツに飽きてしまったら，他のスポーツで楽しめそうなものはありますか？

4. **楽しむことは良いことだということを覚えておいてください。**楽しむことは，気分を盛り上げ，生活の他の部分もよりうまくいくようになります。娯楽は日々の生活のなかで定期的に行うべきです。もし習慣づけやすくなるのであれば，まずは仕事を頑張ったごほうびとして考えてみてはどうでしょうか。楽しむことも夜眠ることや食事をとることのように，すぐに日課の一部と考えられるようになるでしょう。

ネガティブな気分とうつ状態に対処する

　ジェリーの友人たちは，彼が電話をかけてきて「一緒に飲んで酔っぱらおうぜ」と言った時は，「俺の心は傷ついている，仲間がほしいんだ」という意味であることを知っていました。このようなことが頻繁に起こるようになったので，友人たちはジェリーのことを心配していました。しかし，友人たちはいつも同じ対応をしており，一緒には飲むけれども何が彼を悩ませているかについては立ち入らないようにしていました。友人たちが彼に何が起こっているのか直接尋ねようと決めたのは，彼が仕事に現れなくなり解雇されそうだと聞いてからでした。彼はすでに重度のうつ状態で，自殺しようとさえ考えだしていました。友人たちは，彼に従業員支援プログラム（EAP）を受けることを強く勧めました。そして彼はその提案を受け入れました。
　数週間後に，ジェリーは自分のうつ病に対処する別の方法を学んでいました。友人たちは彼を支え，アルコールを飲まなくても一緒に過ごせるような計画を立てました。そして，うつ病が治ると，彼らは再び少量のビールを一緒に飲むようになりました。しかし，彼らはジェリーの経験を通して，アルコール自体がうつ病の引き金になるということを学びました。ジェリーは再び辛いうつ病になりたくなかったため，一晩に1杯か2杯，自分の決めた適量以上に飲まないように心に決めていました。彼が仲間を誘う新しい文句は「軽く1杯飲もう」に変わりました。そして，友人たちも彼の回復を心から喜び，ジェリーの決めた適量を尊重しました。

　あなたがアルコールに依存するようになったのも，誰かと言い争ったり，何かに失敗したり，あるいは侮辱されるか冷たくされたことが原因だったかもしれません。人は時に，何かに滅入って気持ちが沈んだ時にお酒を飲みます。「悲嘆にくれた」結果，私たちは傷ついたり失意の時には酒を飲む，というよくある方法をとります。しかし真実は，アルコールは抑うつを引き起こす薬物であり，長期的にも短期的にもあなたの気分を悪くしてしまうのです。試してみた人はみな，その望ましくない真実を脇にサッと置いて認めませんが。
　誰もが時々は，ネガティブな気分を経験し，時にはうつ状態にまでなります。理由は分からないけれど，興味や関心がなくなる　全般的な「落ち込み」という状況です。それ以外にも，何か特定

の挫折や喪失や不満への反応として抑うつが現れることもあります。

　理由がなんであれ，あなたは気力を落とし始めます。エネルギーがなくなっていき，何に対しても やる気が起きません。さらに悪くなると，食欲がなくなったり不眠になったりします。こういう よくある症状にあなたはどう対処すればよいのでしょうか？

　まず，あなたの気持ちは厄介だがよくあるネガティブな気分なのか，重症のうつ状態なのか，よ く考えてみましょう。アメリカの全成人のうち1年に約7％の人が重症のうつ状態（以下，うつ病） にかかります。そして，成人の16％が生涯に一度はうつ病にかかります。女性がうつ病になる可能 性は，男性の約2倍です [22]。

　もしあなたが，うつ状態であったり，気分がふさぎ込むと飲酒量が増える傾向があれば，159〜 160ページにある質問票に回答してみてください。**私たちの説明にあなたの回答結果が左右されな いために，質問の意味を読む前にすべてに回答しましょう。**

スクリーニングテストについての
留意点

　回答欄に記入する前に，スクリーニングテストについて以下の2点を理解しておいてください。

1. スクリーニングテストは診断を下すものではありません

　うまく作られたスクリーニングテストを使うと，問題となっている状態に出てくる症状があるか どうか，調べることができます。たとえば，あなたが回答した2つのスクリーニングテストはうつ 病に関するものです。気分障害スクリーニングは，ある人がうつ病かどうかを見きわめる時にプロ が尋ねる症状をきいています。あなたが正確に答えて，そのスコアがうつ病でないことを示せば， あなたがうつ病である可能性はとても少ないでしょう。もしスクリーニングテストで問われている ような症状を**体験しているなら，あなたがうつ病である可能性**があります。しかし当然ながら，こ うした症状は多数の他の原因によっても生じることがあります。だから，うつ病かどうかの正式な 診断は，訓練をつんだ専門家が行うことが重要なのです。訓練された専門家だけが診断を下す資格 があります。スクリーニングの質問は，あなたにうつ病の症状があるかどうか判断する手段にすぎ ません。あなたの日常生活にうつ病が影響していると思った場合は，さらに専門的な評価を求める べきです。

2. スクリーニングテストは，あなたが何も問題を抱えていないと判断するものではありません

　もし，以下の2つのスクリーニングテストのスコアが，あなたにうつ病の兆候がないことを示し ても，あなたは他の精神的な問題を抱えているかもしれません。診断病名は，専門家がどのような 治療が最も適切かを決めるのを助ける手段にすぎません。あなたが重度の精神的苦痛を感じていた り，ある問題があなたの生活や活動を大きく妨げていると感じた場合には，スクリーニングテスト の結果にかかわらず，専門的な支援を求めるのがよいでしょう。

158　第4編　飲む代わりに

気分障害スクリーニングテスト

氏名： ＿＿＿＿＿＿＿＿＿＿＿＿＿＿＿＿＿＿＿＿＿＿＿　年月日： ＿＿＿＿＿＿＿＿＿＿＿＿＿＿＿

	A. 生涯		B. 現在	
	2週間以上 毎日のように	（1〜9の❑は はいがあれば チェック）	直近の2週間で 毎日のように	（1〜9の❑は はいがあれば チェック）
❶ 毎日，悲嘆，気落ち，うつを感じた？	❑ はい　❑ いいえ	1 ❑	❑ はい　❑ いいえ	1 ❑
❷ 従来の興味や歓びのすべてを失った？	❑ はい　❑ いいえ	2 ❑	❑ はい　❑ いいえ	2 ❑
❸ a. 毎日，食欲が減少または増加した？ b. ひとりでに体重が減少した？ 　（週に1kg以上） c. ひとりでに体重が増加した？	❑ はい　❑ いいえ ❑ はい　❑ いいえ ❑ はい　❑ いいえ	3 ❑	❑ はい　❑ いいえ ❑ はい　❑ いいえ ❑ はい　❑ いいえ	3 ❑
❹ a. 不眠，過眠，早過ぎる目覚めは？ b. 毎日の睡眠時間が多過ぎるか？	❑ はい　❑ いいえ ❑ はい　❑ いいえ	4 ❑	❑ はい　❑ いいえ ❑ はい　❑ いいえ	4 ❑
❺ a. 話し方や動きがふつうより遅いか？ b. 動き続けるなど静かにできない状態の増減は？	❑ はい　❑ いいえ ❑ はい　❑ いいえ	5 ❑	❑ はい　❑ いいえ ❑ はい　❑ いいえ	5 ❑
❻ いつも疲れや無気力を感じていた？	❑ はい　❑ いいえ	6 ❑	❑ はい　❑ いいえ	6 ❑
❼ 毎日，無価値感，罪，罪悪感に悩んだ？	❑ はい　❑ いいえ	7 ❑	❑ はい　❑ いいえ	7 ❑
❽ a. 普段より集中や決断がしにくい？ b. 普段より思考が遅く，混乱した？	❑ はい　❑ いいえ ❑ はい　❑ いいえ	8 ❑	❑ はい　❑ いいえ ❑ はい　❑ いいえ	8 ❑
❾ a. 自分や誰かや一般の死を考え過ぎ？ b. 死にたいと思ったか？ c. 徐々に自殺の決行を考え始めた？ d. 自殺を試みたか？	❑ はい　❑ いいえ ❑ はい　❑ いいえ ❑ はい　❑ いいえ ❑ はい　❑ いいえ	9 ❑	❑ はい　❑ いいえ ❑ はい　❑ いいえ ❑ はい　❑ いいえ ❑ はい　❑ いいえ	9 ❑
		❑ チェック回数 ＝＿＿＿＿回		❑ チェック回数 ＝＿＿＿＿回
これらの問題が生活や行動を大きく防げたか？	❑ はい　❑ いいえ	❑	❑ はい　❑ いいえ	❑

出典：気分障害スクリーニングテストは，カリフォルニア大学サンフランシスコ校のリカルド F. ミューノス博士によって開発されました。この質問事項は，一般医療の診断面接にも採用されています。ロビンズ L.N.，ヘツァー J.E.，クローガン J. 他「国立メンタルヘルス診断面接計画協会」『Archives of General Psychiatry』38巻4号381-389ページ（1981）を参照のこと。この気分障害スクリーニングテストは，原作者の許可なしで，複写することができます。

うつ病自己評価尺度（CES-D = Center for Epidemiological Studies-Depression Scales）

氏名：＿＿＿＿＿＿＿＿＿＿＿＿＿＿＿　　年月日：＿＿＿＿＿＿＿＿　　合計評点：＿＿＿＿

下記は，あなたが感じていると思われる状態のリストです。先週中に，どれくらい長くこの状態が続いたか示してください。［ほとんど感じなかったか，ちょっとの間だけ感じた；少しの間，またはわずかの時間だけ感じた；しばしば，またはある一定の期間だけ感じた；大部分の時間，または常に感じていた］

（月日）＿＿＿＿日から，今日までの1週間で	ほとんど感じなかったか，ちょっとの間だけ感じた　1日以下	少しの間，またはわずかの時間だけ感じた　1～2日	しばしば，またはある一定の期間だけ感じた　3～4日	大部分の時間，または常に感じていた　5～7日
1. 普段は何でもないことがわずらわしい。	0	1	2	3
2. 食べたくない。食欲が落ちた。	0	1	2	3
3. 家族や友達からはげましてもらっても，気分が晴れない。	0	1	2	3
4. 他の人と同じ程度には，能力があると思う。	3	2	1	0
5. 物事に集中できない。	0	1	2	3
6. ゆううつだ。	0	1	2	3
7. 何をするのも面倒だ。	0	1	2	3
8. これから先のことについて積極的に考えることができる。	3	2	1	0
9. 過去のことについてくよくよ考える。	0	1	2	3
10. 何か恐ろしい気持ちがする。	0	1	2	3
11. なかなか眠れない。	0	1	2	3
12. 生活について不満なくすごせる。	3	2	1	0
13. ふだんより口数が少ない。口が重い。	0	1	2	3
14. 一人ぼっちでさびしい。	0	1	2	3
15. 皆がよそよそしいと思う。	0	1	2	3
16. 毎日が楽しい。	3	2	1	0
17. 急に泣きだすことがある。	0	1	2	3
18. 悲しいと感じる。	0	1	2	3
19. 皆が自分をきらっていると感じる。	0	1	2	3
20. 仕事が手につかない。	0	1	2	3

出典：この尺度は，公式に認められたものです。ラッドロフ L.F.「CES-D尺度：一般人を対象にした研究用の自記式うつ状態尺度」『Applied Psychological Measurement』1巻384～401ページ（1977年）を参照のこと。

気分障害スクリーニングテスト

　この章には気分障害スクリーニングテストを載せましたが，それはうつ病は最も一般的な感情の問題の1つであり，しばしば過量飲酒に関連しているからです。専門家たちは，その人がうつ病にかかっているかどうか判断する時には，ふつうは9つの症状について調べます。気分障害スクリーニングテストはその9つの症状を尋ねています。最初の2つの欄では生涯に1回でもうつ病の症状を体験したかどうか，最後の2つの欄では現在（最近2週間），その症状を患っているかを尋ねています。

　気分障害スクリーニングテストに回答しましょう。もし，9項目のうち1つでも"生涯"の欄に「はい」をつけたら，2つ目の右隣の欄も記入しましょう。そしてチェックした数を合計して，一番下のマスに記入しましょう。同様のことを"現在"の欄でも行います。

　"現在"の欄で1（気分の落ち込み）か2（興味や歓びの喪失）を含む5項目以上に印をつけ，"これらの問題が生活や行動を大きく妨げたか？"という質問に「はい」と答えた人は，現在うつ病である可能性があります。もし，あなたがそうであれば，かかりつけ医にあなたの症状を書いたメモを見せて，うつ病の専門家の治療を受けるべきか相談してください。あなたのかかりつけ医は抗うつ薬を処方するか，精神科医・臨床心理士・ソーシャルワーカー（相談員）・その他メンタルヘルスの専門家を紹介してくれるでしょう。

　あなたが"今までに"の欄で9項目のうち5項目以上に印をつけ，さらに"これらの問題が生活や行動を大きく妨げたか？"という質問に「はい」であれば，あなたは以前うつ病だったと思われます。しかし最近このような症状がないのであれば，現在はうつ病ではないのでしょう。このような場合は，気分の落ち込みなどに十分注意しつつ，計画どおりに減酒に努めてください。過去にうつ病になったことがある人は，なったことのない人よりも再びうつ病になる確率が高いのです。もし抑うつの症状が悪化していることに気づいたら，もう一度気分障害スクリーニングテストを行いましょう。そして5つ以上の症状があったら，なるべく早く助けを求めましょう。うつ病の期間が長くなればなるほど，あなたの交友関係や仕事の能力（や評判），人生の愉しみに影響を及ぼします。早く治療を始めるほど，もとに回復するのも早いのです。

うつ病自己評価尺度（CES-D）

　もし上記の症状が5つ以上なくても，気分の落ち込みを感じる場合はどうしたらよいでしょうか？あなたのネガティブな気分はアメリカ合衆国成人の平均的な範囲内でしょうか？　この点については，2番目の質問票が指針になります。CES-Dとは，疫学研究所のうつ病自己評価尺度のことです。これは多くの大規模な地域研究で使用されてきたので，そのスコアが何を意味するかは豊富な情報に基づいています。CES-Dの結果は，うつ病の診断に使われるわけではありません。そのスコアは，平均的な状態から高いレベルまでの気分の落ち込みを示します。もしあなたのスコアが高い場合は，アルコールやタバコ，他のドラッグ類を過度に摂取しやすい状態にあります。なので，このスコアは，飲酒を適切にコントロールしたいと思った時に，あなたがお酒以外の方法で気分をコントロー

21章　ネガティブな気分とうつ状態に対処する　161

ルする方法を学ぶ必要性を気づかせてくれます。

CES-Dのスコアをつける場合は，20項目すべての質問にしっかり答えたか確認しましょう。そして，あなたが囲んだ数字の合計点を計算しましょう。あなたのスコアは，0〜60のいずれかになるはずです。スコアが高いほど，気分の落ち込みも重いことになります。

〈スコアの解釈〉
　16未満：合衆国成人の平均範囲
　16〜24：他と比べて抑うつ気分が強い
　24以上：他と比べて明らかに抑うつ気分が強い

あなたのスコアが16未満の場合には，あなたの現在の問題は抑うつ気分ではありません。スコアが16〜24の場合は，抑うつ気分があなたの問題の1つで，これ以上抑うつ気分を悪くしないために，この章の内容を実行する必要がありそうです。

スコアが24以上の場合は，抑うつ気分を良くするべく，最大限の努力をすべきです。あなたが気分障害スクリーニングテストでうつ病の症状5つを感じていなかったとしたら，CES-Dのスコアは一時的なストレスを反映しているのかもしれません。それでも，この状態が長く続くと，うつ病などに発展するかもしれません。

しかし，このスコアはあなたの社会的状況に左右されることに注意する必要があります。たとえば，25歳から74歳までの平均的なCES-Dスコアは8.7ですが，女性は男性よりもスコアが高くなる傾向があります。さらに言えば，ひとり暮らしの男性平均スコアは8.5，女性平均スコアは10.8ですが，同居家族がいる人たちでは男性平均が6.8，女性平均が9.3です。家事を主に担っている女性の平均は12.5とやや高くなっています。また，教育程度や収入が低い人たちの平均スコアは高くなる傾向があります。

飲酒と気分とうつ状態の関連性についての考え方

すべての人は，成長するにしたがって自分の精神状態をどのようにコントロールするのかを学ぶ必要があります。そういう技術を他の人よりも上手に学んだ人もいるでしょう。あなたが10代の頃からアルコール（あるいはタバコや他の精神活性物質）を使っていたら，思春期に直面した多くの新しい状況にそれらを利用して対処してきたでしょう。その場合は，気分をコントロールするための酒量を減らすにしたがって，気分を健康な状態に保つための新しい方法を学ぶ必要があります。

人が気力をなくしたり憂うつになった時にお酒を飲むのは極めて一般的ですが，実はアルコールが事態をさらに悪化させています。なぜなら，アルコールは抑制系の薬物で，うつ状態を軽減するどころか長期化させるからです。アルコールの利点は，酩酊している間だけは問題（悲嘆にくれている原因）を忘れさせてくれ，シャットアウトしてくれることです。しかし，酔いがさめるにつれて，それ

らの問題は依然として解決されていないし，気分がさらに悪くなっていることに気づかざるをえず，さらに深酒することになります。

> アルコールは抑制系の薬物で，抑うつ状態を軽くするどころか長期化させます。

　ジェリーは，もし友人たちが助けを求めるように自分を説得してくれなかったら，何が起こっただろうとしばしば考えていました。カウンセリングを受けることによって，彼は自分の陥っていた悪循環についてよく考えることができました。彼の場合は，うつ状態であると感じることが深酒の原因となっていました。過量飲酒により彼は具合が悪くなり，慢性的な疲労や不眠になり，翌日はさらに落ち込むことが続いていました。そのため，仕事でベストを尽くせないばかりか，いつものレベルすら保てなくなりました。彼は上司や同僚でさえ自分に苛立っていることに気づきました。仕事の分担が増え，彼のミスをカバーせざるをえず，それが恨みの原因になっていました。周囲の彼に対する怒りが増えたため，彼のストレスと抑うつ状態も悪化しました。彼は頻繁に友人たちを深酒につきあわせるようになりました。
　彼が助けを求めてから，悪循環は"健康的な循環"へと変わりました。気分が安定してくると，彼は以前ほどの量は飲みたいと思わなくなりました。飲酒が健康的なレベルになると，具合が悪くなることもなく，よく眠れて，その日の疲れも取れるようになりました。同僚たちも彼の回復を喜びました。ジェリーも，再び自分が必要とされ，尊重されていると感じました。同僚は再び彼を頼りにするようになりました。

1. うつ状態があなたの問題点だとしても，二度とネガティブな気分を体験しないといった目標は設定しないでください。

　ネガティブな気分になる頻度・程度・期間を減らすといった，より現実的な目標にしましょう。つまり，ネガティブな気分がどのくらい頻繁に起きるのを減らすか，どのくらい辛いのを減らすか，どのくらい長く続くのを減らすか，を最初の目標にしましょう。

2. うつ状態になることで，落胆しないこと。

　うつ状態になることで，やる気を失わないでください。どうして明るくなれないのか，それは自分自身に欠陥があるせいなのか，これからずっとうつ状態を克服できないかもしれない，などと心配するとやる気が失せてきます。以下のことを覚えておきましょう。ネガティブな気分になることは誰にでもあります。それは不愉快で，真剣に対処すべきことですが，腹を立てるべきことではありません。

3. 気分の管理法を学ぶことは，あなた1人の課題ではありません。

　重いうつ状態の人は，自分の考えや行動，他人との接触に気を配るのに疲れた，と私たちに述べることがあります。他の人たちは大丈夫なのに，うつ状態の人はなぜこうしたことに疲れてしまわなければいけないのでしょう？　私たちは，何が気分に影響するのかを学ぶことはとても有用だと考えています。気分のコントロールを上手にできる人たちの中で生活していたからか，ごく自然にこれらを学ぶ人もいます。人生の早い時期に自分の気分に問題があると気づき，コントロールする

21章　ネガティブな気分とうつ状態に対処する　163

方法を読んで学び，実行する人もいます。気分をコントロールする良い方法を学んだが，それだけでは大きな事件に十分対処できなかったので，他の方法を探す人もいます。あなたが自分の気分に密に注意を払うのが重荷だと感じていたら，これはすべての人が行うべき課題であることを思い出してください。あなたは他の人よりもより系統的に，人生の遅い時期に気分のコントロールについて学ぶ必要があっただけです。課題自体はみな同じです。私たちはすべて，自分の気分をコントロールする方法を学ぶ必要があるのです。

　　ジェニーは，自分の母親や祖母と同じようにうつ病になりました。うつ病には遺伝的要素が関係することを知って，ジェニーは自分が遺伝的にうつ病になりやすいのだと思いました。これを知って，「自分のうつ病を何とかしよう」という彼女の意欲はぐっと減りました。だって，遺伝子の問題だから自分には何もできない，と。しかしある時，彼女が友人とこの問題を話して，次のような考えを共有することで彼女は思いを改めました。うつ病の遺伝的な素因がある人たちは，自分の気分をコントロールする方法をしっかり学ぶ必要があります。うつ病の遺伝的素因がない人たちはネガティブな気分になることが少ないので，こういう技術をさほど必要としませんが。

　うつ状態のどれくらいが遺伝に関係しており，どれくらいが人生のストレスフルな出来事や私たちが学んだ対処法のせいかは，いまだに分かっていないのが現状です。おそらく両方とも重要でしょう。いずれにしても，ストレスを自分で対処できる範囲内に保つ技術や気分を健康的なレベルに保つ技術は大切です。

あなたの気分をコントロールする
実践的な方法

　うつ状態があなたの苦痛や生活上の問題の原因となっている場合，落ち込む時間を短くすることが良い目標となるでしょう。どのようにうつ状態が生じるかに関心がある心理学者たちは，人がうつ状態を防いだり免れる方法を考えだせることを知っています。ここでは，そうした解決方法を簡単に説明します。気分をコントロールする他の手段については，19，20，22，24，25，26章で説明します。

考え方でうつ状態も変えられる

　あなたを憂うつにさせるのは，起きた出来事そのものではなく，その出来事に対してあなたが選んだ考え方なのです。ここに2つの例を示します。

　　マーサはピーターを夕食に招待しました。彼女の作った料理は，明らかに彼の口には合いま

164　第4編　飲む代わりに

せんでした。マーサは心の中でつぶやきました「もう，イヤ。私は美味しい料理を作ったことがないわ。どうかしている。何をやってもうまくできたためしなんてない！」ピーターは早々に帰りましたが，彼女は酔いつぶれるまで飲み続けました。そして，その後数日にわたってすべてのことに対してやる気をなくしていました。

メアリーはジョンを夕食に招待しました。ジョンは明らかに彼女の料理を好みませんでした。メアリーは「彼の食事の好みはとても偏っているんだわ」と心の中でつぶやきました。
彼女は，次の機会には彼の好きなものを聞いてみよう，と心に決めました。夕食の後，ふたりは食後のワインを飲みながら，一緒にすてきな夜を楽しみました。それから数日の間，彼女はその晩の愉快な思い出に浸っていました。

2人の女性は同じような体験をしました。しかし，彼女たちの反応の違いに注目してください。マーサはその状況を自分だけのせいにして，ピーターの食べ物の好みによって自分の価値が下がるかのように考えました。これに対して，メアリーは起きたことを素直に解釈して，次の機会にはどうしたら良い方向に変えられるのかを考えました。さらに気づいてほしいことは，彼女たちの反応が，その晩の夕食以降の時間や，飲酒行動，その後数日間にも影響を及ぼしていることです。
物事をどのように考えるかで，最終的には気持ちも変わってくるのです。これをちょっと練習するために，あなたに起きそうな出来事のリストを作り，それらの一つひとつについて，少なくとも2つの見方を考えてみましょう。1つの見方は，あなたを良い気分にして，もう1つはあなたを滅入らせるものにしましょう。

〈状況〉辛い仕事を終えたが，うまくいかなかった。
〈否定的な見方〉私は生まれながらの落伍者だ。
〈肯定的な見方〉とても難しい仕事だった。次は，別の方法でやってみよう。

〈状況〉ベスとの会話は退屈だった。
〈否定的な見方〉一緒に話すのがあまり好きではないのかな，と感じた。
〈肯定的な見方〉ベスと私は同じことに興味を感じていないな，と感じた。

〈状況〉今日は落ち込んでいる。
〈否定的な見方〉どうして，いつもこうなんだ？　いつもウツウツとしている。
〈肯定的な見方〉良い気分になるために何ができるかな？

これは，あなた自身を欺いているわけではありません。もし，何か不快な出来事が起きても，それに対して目をつむる必要はありませんが，それをどうしようもない破滅だと考える必要もありません。あなた自身を管理するためには，現実を直視する必要があります。しかし，どんな状況にいても，多くの異なる捉え方があります。そして，あなたは多くの考え方の選択肢の中から物事の見方を選ぶことができるのです。あなた自身とあなたの人生に対する否定的な見方が，肯定的な見方

21章　ネガティブな気分とうつ状態に対処する　165

より必ずしも的確だとは限りません。たとえば、先ほど例に挙げた状況では、仕事がうまくいかなかった事実はあなたが落伍者であることを意味してはいないのに、そういう見方をあえて選ぶことが精神的な苦痛の原因となるのです。たとえ失敗した仕事があったとしても、自分自身を敗者だと決めつけることは、良い結果をもたらさないでしょう。この場合の「現実を直視する」とは、あなたの仕事への取り組み方を変えて、自分の行動の改善できるところを見つける必要性を認めることなのです。こうした考え方が、あなたが肯定的に感じることを助け、次の機会にうまくやっていける可能性を高めるのです。物事に対する前向きな見方を学べば学ぶほど、不快に感じる時間が少なくなります。たとえば、不快な出来事の責任があなたにあっても、そのために自分がダメ人間だと結論づける必要はまったくありません。

> たとえあなたに不快な出来事の責任があったとしても、自分はダメ人間だと決めつける必要はまったくありません。

まとめ

うつ状態にうまく対処するのに役立つ4つのポイントを示しました。

1. うつ状態自体によって、あなたのやる気がくじけないように。

気落ちしたこと自体でうつ状態になる人たちは、悪循環に陥っています。また、気分コントロールの方法を学ぶことに不満をいだくのは、私たち全員が継続的に学ぶ必要があることだという事実を知らないからです。

2. あなたの考え方があなたの気分に影響を及ぼすのです。

どんな状況に対しても、いくつか異なる考え方をすることができます。快く感じて、今後の変化を助けてくれるような考え方を選びましょう。

3. 気落ちした時にお酒を飲むのは止めましょう。

アルコールは抑制系薬物の一種です。一時的に脳の働きを弱めて現実から逃れることはできますが、あなたのうつ状態は悪化します。

4. どんなうつ状態にも、あなた1人では立ち向かうことはできません。

あなたが、気分障害スクリーニングテストに載っていたうつ病の9症状の多くを体験していると分かった場合（たとえば長期間の気落ちや、拒食や過食、うつ状態による不眠など）、あなたのかかりつけ医・臨床心理士・その他、うつ病治療を専門としているメンタルヘルスの専門家の助けを求めるべきです。うつ状態は身体疾患とも関係しています。もし、何らかの疾患の兆候がある場合には医学的検査を受けることが賢明な第一歩です。

うつ病の最も危険な症状

うつ状態の最も危険な症状は希死念慮です。うつ状態と飲酒が重なると，死を招くおそれがあります。自殺しようという考えが頭をよぎった場合は，ただちに専門的な助けを求める必要があります。自分自身を傷つけたい衝動にかられた時は，119番か「いのちの電話」[訳注1] に電話するか，一番近くの救急センターに駆け込んで助けを求めましょう。もし自殺を考え始めてしまった時は，地域の自殺防止ホットラインに電話しましょう。重度のうつ状態になると，自殺が最も良い解決法だと考えることがあります。いったんうつ病の症状がおさまると，なぜそんなことを考えてしまったのか想像もできなくなるのですが。自殺の危険がある時期を乗り越えた人たちは，こうした考えがいかに間違っていたか，うつ病がある反面，人生はいかに輝いているか，に気づきます。それゆえ，こういう時期では周囲からの支援を受け続けることに集中しましょう。自殺予防に係る専門家たちは，こう述べています。真剣に自殺を考えている人たちは本当は死にたくない，ただ精神的な苦痛を終わらせたいと思っており，他の選択肢を思いつかないだけなのだ，と。しかし，実際には多くの選択肢があり，専門家の助けを借りて精神的苦痛の解消に取り組むことができるのです。

> 真剣に自殺を考えている人たちは，実は死にたくないのです。彼らは精神的な苦痛を終わらせたいが，自殺以外の選択肢を思いつかないだけなのです。

[訳注1] 日本の実情に合わせて改変。

22

自己イメージ

　パトリシアは日頃から自分の自立心旺盛なところを誇りに思っていました。他人に自分が何をするか指図させませんでした。集団に流されることもありませんでした。彼女の友人たちが一般的な進路である大学入学や大きな企業への就職を果たすと、裏切られたと感じました。しかし、時間が経つにつれて自分の方が間違っていたかもしれないと考えるようになりました。子どもを持つと、問題が表面化しました。自分のために物が買えないということは特に気にしたことがありませんでした。多少の不便があっても、自由でいることに価値がありました。しかし、娘のジェニーにおもちゃを買えない、映画に連れていけないと伝えることは、つらいことでした。ジェニーが小学校にあがると非常にショックなことがありました。ジェニーは学校の勉強に熱心に取り組みましたが、宿題の手助けが必要なときに、パトリシアは勉強が難しいと感じました。特に算数が。

　パトリシアが思い描いていた自由な魂と反骨精神の自己イメージは、不適格な母親という自己イメージに変わり始めました。学校での催し物に参加すると、他の親に対して劣等感を感じ、自身の生活スタイルに関する批判に敏感になり、娘のために周囲と合わせないといけないというプレッシャーに嫌気がさしてきました。学校の催し物の前、学校から帰宅後、ジェニーが寝たあとに飲酒するようになりました。何か行動しないといけないと決心したのは、飲酒したときのジェニーとのやりとりが日に日にひどくなっていたからでした。昔聞いたこんな言葉を思い出しました。「方向を変えないと、向かおうとした場所で終わることになる」。

> もしあなたが方向を変えなければ、向かおうとした場所で終わることになります。

　自己イメージとは、自分自身をどう思っているか、また自分自身についてどう感じどういう価値を見出しているかという**自尊心**のことをいいます。否定的な自己イメージやそれに伴う無価値感はときに飲酒につながることがあります。アルコールはこれらの不快な思考や感情から一時的に解放してくれます。この章ではアルコール以外の方法——否定的な自己イメージから逃げるのではなく、肯定的な自己イメージの築き方と維持の方法——を説明します。

　あなたの自己イメージは、あなたの内的現実の重要な要素です。物理的な世界には存在しません。

あなたに表現してみてくださいという以外に，観察したり測定したりする方法はありません。あなた自身だけが，自己イメージを変えること，また変わったことを知ることができるのです。自己イメージを変えるには，内的現実や精神世界を形作ることが必要です。そういうわけで，この章ではあなたの内的現実の中で最も自己イメージに関連のある部分，すなわち，自分に対する考え方に注目します。

　無価値感（低い自尊心）は通常自分に対する否定的な考え（自己イメージ）と絡みあって存在しています。もし自分に関する考え方がほとんど否定的なものであれば，おそらく自分に対する感情も否定的なものでしょう。肯定的な自己イメージを維持するには，自分に対する肯定的な考えを増やし，否定的な考えを減らすことです。役立つイメージ（たとえ）としては，自分自身の内的環境が外的環境と似ていると考えることです。今や人は環境汚染を減らし有毒となった地域をもとの状態に修復しようとしています。同様にあなたの中にある有毒な自己イメージを見きわめ，内的世界

あなたの自己イメージに有害となる考え方を判別して，それらをあなたの内部世界から取り除きましょう。

から取り除きながら，役に立っている感じ・活気に満ちた感覚・自分が良い人であるという価値観に導く，健康的な考えを植えつけ育んでいきます。もちろん，肯定的な考えを増やすもう1つの方法として，自分自身の肯定的な行動を将来のために覚えておくというものもあります。つまり，あなたの内的（精神）世界をよりよくするためには，外的（日々の）世界で自分が誇れることを行うということです。

自分に対する
肯定的な考えを増やす

自分のための覚え書き（リマインダー）を準備しよう

　自分に対して肯定的に考えるのは必ずしも自然にできることではありません。ときには，自分を良く考えるための覚え書き（リマインダー）が役立ちます。あなたの腕時計に小さなテープを貼りつけ，時間をみるたびに肯定的に考えるようにします。色の付いたテープを携帯電話やキーホルダーに貼りつけ，それらの物を使うたびに考えるようにします。あなたの生活により適した他の方法も考えてみてください。

　考え方としては，よく行う行動を利用して，最近少なくなっている行動について思いだすということです。この方法の最も効果的なやり方は，よく行う行動（たとえば携帯や鍵を使う）の前に，あまり行わない行動（この場合は，自分に対して肯定的に考える）を行うことです。

22章　自己イメージ　169

準備をする

　自分に対する肯定的な考えを自然に思いつくのは難しいことがあります。特に慣れていない場合はそうです。ですから，一度座って自分に当てはまる肯定的な言葉をリストとして書き出すと良いでしょう。たとえば

　　「私は責任感のある人間だ」
　　「私は思いやりのある人間だ」
　　「多くの人に私は好かれている」
　　「今週は予定どおりにいっている」
　　「私の問題の対処をするにはかなりの強さが必要だった」
　　「私はお洒落だ」
　　「私の家族は私を心配してくれている」
　　「私は子どもたちを愛している」
　　「私は大丈夫だ」

　あなた専用の肯定的な文のリストを作ってください――最低10個，自分に言えるように。それらを思い出すリマインダーを準備し，毎回リマインダーを見るたびに，自分自身に肯定的な言葉をかけてください。

　あなたを知って支えてくれている人にこのリストの作成を手伝ってもらうのもよいでしょう。自己イメージを改善するための本を最近読んでいて，そのなかに親しい友人と一緒にリスト作りをしてみては？と書いてあると伝えてはどうでしょうか。あなたと友人で交互に相手に対する肯定的な考えを出すこともできます。次のページには，変化がうまくいく人たちの特徴が書かれています。どれがあなたにあてはまりますか？　それはなぜですか？

　では，自分のリストを作りましょう！

私のポジティブな特徴

1. ＿＿

2. ＿＿

3. ＿＿

4. ＿＿

5. ＿＿

6. ＿＿

7. ＿＿

受容的	傾倒した	柔軟性がある	辛抱強い	頑固
活発	有能な	集中している	粘り強い	感謝に満ちている
順応性がある	気遣いがある	寛容な	肯定的	徹底している
冒険家	自信がある	前向き	力強い	思慮に富んだ
愛情深い	思慮深い	自由	信心深い	不屈な
肯定的	勇気がある	幸せ	素早い	人を疑わない
機敏	創造性がある	健康的	道理をわきまえた	信頼できる
活気がある	決断力のある	希望を持っている	受容性のある	正直
野心的	献身的な	想像力がある	穏やか	理解がある
安定している	決然とした	独創的	頼りになる	唯一無二
自己主張できる	自分を曲げない	知的	工夫に富む	止められない
自信がある	勤勉な	博識	責任感がある	精力的な
気配りができる	実行家	情愛に満ちた	分別がある	想像力のある
大胆	頑張り屋	成熟した	技術がある	完全な
勇敢	真剣な	開放的	堅実	自発的
賢い	期待した効果を生み出す	楽観的	スピリチュアル	愛嬌がある
能力がある	活気がある	整然とした	安定	知恵がある
注意深い	経験がある	手際のいい	着実な	価値がある
明るい	誠実な	忍耐強い	正直	熱狂的
利口	怖いもの知らず	知覚の鋭い	強い	熱心

シェルビー・スティーンによって編集されたこのリストは，ミラー W. R. の刊行書（2004）からの抜粋として公開されており，このリストの複製や編集に著作権者の許可は不要です。

8. _____

9. _____

10. _____

　もしあなたがこうなりたいと思うポジティブな特徴があって，実際にはまだそうではない場合は，まるでその特徴があるように振る舞う練習を少しずつしてみましょう。たとえば，もしあなたが「思いやりがある」人になりたい場合は，周囲の人に思いやりを持って接し始めましょう。次回このリストを作成するときには，実際にこの言葉がぴったり当てはまるようにしましょう。

否定的な考えを減らす

　自分に対する肯定的な考えが増えても，否定的な考えが減らない場合は，直接否定的な考えに対処しましょう。1つのとても単純ですが効果的な方法は，「思考停止」です。自分に対する否定的なことを考えているのに気づいたら，「止めて！」とできる限り大きな声で叫んでいる自分を想像しましょう。これは否定的な思考を遮ります。または自分にこう言い聞かせます。「こう考えることで私はとても傷つく。私は違う考え方をすることを選ぶ」これも，考えを一定の時間止めてくれます。さらに良い方法は，有毒で否定的な言葉を肯定的な言葉に置き換えることです。

　　パトリシアはこの方法を習得していきました。ある日パトリシアが，カウンセリングルームににっこり笑いながら入ってきて，自分に対して何をしているかに気づき，それを止める方法を思いついたと言いました。自分に対してTNTを使うのを止めないといけない，と。TNTとは，「否定的に考えること（Thinking Negative Thoughts）［訳注1］」だと説明してくれました。

　自分に対する否定的な考えに気づくことはそう難しくはありません。まずは自分に対する否定的な考えが何かを考え，それらの考えをどのようなときに自分に言っているのかを考えましょう。たとえばこのような言葉です。

　「あ〜，私ってバカだな」
　「みんな私のこと役立たずだと思っている」
　「私には絶対できない」
　「私はあまり魅力的じゃない」
　「私は絶対○○のようにはなれない」

_____

［訳注1］ダイナマイトに用いられるTNTとかけている。

「人生やり直すのは手遅れ」

「私の人生は修復できないくらいメチャクチャ」

「過ちを正すには年をとりすぎている」

「私はダメ人間」

「私は負け犬」

「私はアル中でそれは絶対変わらない」

「誰も私を愛せない」

「人を傷つけすぎたから，幸せになる権利がない」

「何の役にたつの？」

　この否定的な考えのリストを読んだだけで，少し落ち込んだり不安になることに気づいてください。これはよくあることです。このような考えが1日中何度も起こると，あなたの気分がどうなるか想像してください！　今度はあなたに関する10個の肯定的な考えのリストを読んでください。感情の変化に気づきましたか？

　上記に示したように，古い習慣を変え，自分を否定的にとらえることを止められるのか，注目してみてください。たとえば，あなたが普段から人をよく傷つけてしまう場合は，傷つけそうになる前の状態に気を配り，他の方法で反応するようにします。しばらくすると，自分が人を傷つける人だという認識自体が，理解できなくなります。

自分の基準を定める

　自分で定めた基準も自己イメージに影響することがあります。非現実的に高い基準を設定すると，自分にがっかりし続けることになります。自分にがっかりすればするほど，自尊心は低くなります。

　残念ながら，現実的な基準というものを説明するのは簡単ではありません。1つの目安としては，達成不可能ではないが，健康的な努力をしないと達成できない程度のレベルに基準を設定することです。

　ところで，基準を設定することは，仕事の面に限りません。あなたは時には気づかないうちにさまざまな分野で基準を設定しています。たとえば，家庭・仕事・教育・社会生活・スピリチュアルな生活・性生活・健康状態・余暇活動においてです。

　もしあなたの高い基準が長期目標であれば，より小さな目標に分割するといいでしょう。あなたの持つ最大限かそれ以上の努力を必要とする劇的な変化よりも，適度な努力を必要とするゆるやかな変化の方が，維持しやすいといえます。必死な努力を長期間続けるのはつらいことです。たとえば，あなたが今より23kg痩せないと幸せじゃないという基準を設定した場合は，かなり長い間不幸せになることでしょう。もし，その基準を調整し，長期目標に向かって少しでも前進していればOKだと設定すると，あなたはすぐに気分が良く

> 一気にすべてを変えるような劇的な変化より，適度な努力を必要とする緩かな変化の方が，維持しやすいです。

22章　自己イメージ　173

なるでしょう。最終的な目標を達成する可能性も高まります。たとえば，毎週0.5kg体重を減らすことを目標にすると，成功する可能性は高まります。1年後には，最終目標を達成し，体重を維持できる可能性も高まります。

　　パトリシアはもっとこうすれば良かったと思うこともありましたが，全体的には自分の価値に基づいて行動できて良かったと感じました。彼女の娘は今後成長し，自分とは異なる価値観を持つかもしれませんが，彼女はそれを理解して尊重することを学ばないといけません。パトリシアも自分の母親がいろいろと指図してきたときに，とても嫌な思いをしましたから。同じことをジェニーにしたくありませんでした。一方で，人生で役立ついくつかのことをジェニーに教えたい気持ちもありましたが，その前に自分自身ができることが大切だと考えました。彼女は手始めに他の親たちと居るときにでてくる考えを変え，彼らといる時間を安心できる時間にすることにしました。ジェニーの前で彼女が防衛的になると，ジェニーはきっと何か防衛的になる理由があるのだと考えます。彼女が自信に溢れ安心した姿を見せれば，ジェニーも幼い頃のように母親を能力のある母親とみるでしょう。昔ジェニーと一緒に問題を解いたときに，ジェニーが4歳なりの確信と，驚きと尊敬の念をこめ，大きな目を輝かせながら言ったことをパトリシアはまだ覚えていました。「ママって，本当に頭が良いのね！」。

　私たちは，現実的な基準の設定のしかたをはっきりと説明することはできませんが，基準設定が高すぎるときの，危険標識をしめすことはできます。もし，あなたが自分で設定した目標を常に達成できず，嫌な気持ちになるなら，あなた個人の基準を見直してみてください。がっかりしたときにマイナスの感情が出てくるのは自然な反応です。でもマイナスの感情が繰り返し生じると危険です。うつ・不眠・体重減少または増加・人間関係トラブル・暴力行為・身体症状や過剰飲酒の原因になります。

　棒高跳びの選手が競技場のトラックを駆け抜け，宙に舞い，棒を越えられず，棒がおがくずの中に落ちます。ここで，2つの見方ができます。選手が上手じゃなかった。または，棒の高さが少し高すぎた。

完璧主義について

　自尊心の低さのよくある原因として完璧主義があります。もっと具体的にいうと，完璧主義とは「私は完璧でなければ，敗北者だ」という信念です。この信念は，内面と外面の現実に多大な影響を及ぼします。これは深刻な心の痛みにもなり，また自分の可能性に気づきづらくします。完璧にできないのではないかという怖れは，まったくやらないという結果をもたらします。有名なことわざ「完璧を善の敵にしない」も完璧主義は良い行いをする際に妨げになりうるということを言っています。エドマンド・バークはうまく表現しました。「少ししかできないからと言って，まったくやらないことほど大きな間違いはない」。

　これは，あなたに最善をつくすな，前回よりもさらに良くしようとするなと言っているわけではありません。完璧は到達できないものですが，人を導く星にはなれます。何世紀も前に導く星をも

とに航海した人たちは，その導く星に辿りつくとは考えませんでした。星は方向を示しただけで，行き先ではありませんでした。

　最後に古代ギリシャからの言葉が役立つかもしれません。ギリシャの言葉であるテロスは「完璧」と訳されることがありますが，実際には自然で成熟した最終状態を意味します。かしの木は，1個のどんぐりのテロスです。同じかしの木は1つとしてありませんが，それぞれが次のような意味で理想的といえます——どんぐりの中で待ち，自然に申し分なく成長した木です。

　パトリシアは過去数年間で蓄積した自分のポジティブな特徴を覚えておくために，準備する技術を使い続けました。前のページにあったポジティブな特徴のうち，彼女が選んだものは，冒険家・愛情深い・活気がある・（適切に）自己主張できる・勇敢・利口・勇気がある・自分を曲げない・怖いもの知らず・自由・幸せ・力強い・工夫に富む・頑固・不屈・止められない・熱心でした。彼女は幼い頃からこのような人になりたいと思い，そうなることができました。

完璧を善の敵にしない。

　ジェニーがこの特徴の半分でも獲得する手助けができればジェニーは非常にすぐれた人になると，パトリシアは自分に言い聞かせました。そして，もしもジェニーが皆の行く道に進みたいと言っても受け入れるつもりです。やはりパトリシアは自由を大切にしているので，ジェニーも自由に自分の人生設計をするべきなのです。

　パトリシアは，自分自身を野心的で，能力があり，辛抱強く，穏やかな人と（正直に）呼べるように行動するようになりました。ジェニーの宿題を手助けできるように，インターネットを使い算数を学び始めました。最初は難しく感じましたが，挑戦し続けると理解できるようになり，そんな自分を誇りに思いました。学校の催し物に参加する際に，パトリシアは防衛的になるだけではなく，他の親たちにも注目し，何に興味があるのかを尋ねるようになりました。こうすることで緊張がとけ，会話を楽しむことができました。

　学校でそのような対応をすることが自然になり，数週間が過ぎた頃です。パトリシアは他の親たちから自分が探されることに気づきました。パトリシアは周りと違っていましたから。彼女の幸福感と活気が明らかになるほど，一部の母親たちから人と違った道を進んできたことに対する羨望のまなざしを感じるようになりました。ジェニーは彼女に憧れているように思えました——でも想像しただけかもしれません。どちらにしても，ジェニーとの関係もかなりよくなりました。パトリシアの飲酒量は節度のある量にもどり，もう飲酒に関連した口論は起こらなくなりました。

よく眠る

　夜中の午前1時，暗い寝室のなかでウェンディは起きていました。もう2時間も眠ろうと努力していました。疲れているのに，頭のなかを考えが駆け巡り，リラックスすることができませんでした。こういう場合は，一度部屋の電気をつけ探偵小説をしばらく読むようにしていましたが，たいていはうまくいきませんでした。羊を数えても飽きてしまい，また考えごとが始まります。でも，1つ，必ずと言ってよいほどうまくいく方法がありました……。

　6オンス（177㎖）のジンを飲んで1時間後，ウェンディはぐっすり眠っていました。どういうわけかアルコールは，ウェンディをリラックスさせ，くつろぎやすくしてくれ，一日の緊張を解き，考え事を止めてくれます。それでも夜どおし寝返りをうち，翌朝目覚めると疲れが残り，なんとなくイライラします。午後には疲労感がピークに達し1, 2時間昼寝をします。そしてまた夜がやってきて，同じことが繰り返されるのです。ウェンディは長時間眠ろうと頑張ったあとに，ところどころしか思い出せない不快な夢をみるこの夜の時間を恐れるようになっていました。

　よく眠ることを，人は「赤ちゃんのように眠る」と言います。残念ながら，この生まれつきの能力も，多くの大人では衰えているようです。不眠という言葉は，眠りにつくこと，または眠り続けることに関連した共通の問題を指しています。4人に1人が頻回な不眠に悩まされています。飲酒に頼っている人の中では，その割合はさらに高いようです。

　不眠には，たくさんのさまざまな原因があります。特定の医学的な問題によることもあります。うつ病やストレスに関係していることもあります。不眠の問題は，アルコールが関わってくると，さらに複雑になります。眠りにつくには，自分にはアルコールが必要と考える人もいますが，一方でそのアルコールが不眠の原因になっていることも十分にあり得ます。この悪循環は人をみじめにさせます。

　考えてみてください。1日24時間のなかで，夜6時間眠るということは，人生の4分の1は寝て過ごしていることになります。もし8時間眠るとすると，人生の3分の1を寝て過ごすことになります。もしあなたが眠るときに，イライラして，リラックスできず，寝返りばかりうっているとしたら，あなたの人生と個人的現実の大部分は，よくみても不快なものと言えるでしょう。もし飲酒が

成人の4人に1人が，頻回な不眠に悩まされています。

あなたの睡眠の問題の原因であったり，関係しているとしたら，重要なことは飲酒せずに眠る方法を学ぶことです。あなたの日常的現実のこの部分に対応することで，身体的，精神的健康をより良くすることができます。そして，眠るためにアルコールが必要という状態をなくすことは，節度ある飲酒への一歩でもあります。

アルコールと眠り

多くの人がアルコールは寝つきを良くすると考えています。確かにリラックスしやすくするものは，何でも眠りの助けになります。問題は，アルコールの影響がそこで止まらないことです。

アルコールという薬物は，正常の睡眠リズムを複雑な方法で妨げます。血中にアルコールを残したまま眠ると，最も深く，休める睡眠を十分にとることができないため，朝起きたときに疲れが残ります。アルコールは正常な睡眠の大切な一部である，夢をみることの妨げにもなると言われています。一方で，アルコールの血中濃度が下がるにつれて，「リバウンド」として夢をみることもあります。私たちのクライエントの多くが，血中アルコール濃度が下がってくる朝方に，よく強烈な夢や悪夢をみるといいます。最後に，アルコールは夜の眠りを落ち着かないものにし，中途覚醒も増やします。飲酒するすべての人がこれらの影響を経験するわけではありませんが，これはだけは言えます。アルコールは寝つきを良くするかもしれませんが，睡眠を乱し，病的にします。

そういうわけで，アルコールやその他の鎮静系薬物は，長期的にみると不眠に適した治療とはいえません。さらに，眠るための飲酒の量が徐々に増えていくことで，健康面を含む生活の問題を起こすことがあります。もしあなたが，眠るために飲酒しているなら，他の方法を探すことを強くお勧めします。

もう1つここで伝えたいことは，アルコールに慣れているか依存した人が，減酒したり，断酒すると，アルコールからの離脱症状の一部として不眠になることがよくある，ということです。自分に何が起きているのか分からないと，不眠を解消するためにアルコールを使いたくなってしまいますが，それは問題を長引かせるだけです。私たちの経験では，このように飲酒量を減らした際に起こる，急性の不眠は数週間でおさまることが多く，それほど心配することではありません（もちろん例外は，アルコールに身体依存している兆候があるときです）。

不眠に対応する

よくみられる種類の不眠には，いくつかの対処方法が役立つようです。ここでは主に，はやく寝つくための方法に集中しながら，中途覚醒や悪夢についても簡単にふれたいと思います。

23章　よく眠る │ 177

リラクゼーション

　眠りにつくということは，とても自然なことで，そうしようと意図したり，その方法について習う必要もないことです。疲れると，眠りのプロセスを邪魔するものがない限りは，自然に眠りにつきます。ということは，通常の不眠に対処するときには，どうやって「自分自身を眠りにつかせる」かよりも，どうやって眠りの邪魔を取り除くかが大切です。

　18章で説明したリラクゼーションの技術が役立ちます。リラックスすることで，1日の緊張を和らげることができます。確かに眠る前にリラクゼーションを練習することが，不眠を改善するという研究報告があります。18章で説明した方法にまだ慣れていない人は，眠る前に，すべての筋肉群で緊張－リラックス運動を行ってみてください。肉体がリラックスすると，自然に眠りにつくことができます。ここでの目標は，身体と心をリラックスさせることであり，「自分を眠りにつかせる」ことではありません。この運動を最後までやったら，眠りにつくことと相性の良い，深くリラックスした感覚を楽しみ続けてください。

　ところで，就寝時間にだけリラクゼーションを練習していると，望まないときにも，リラックスするたびに眠くなることがあります。ですから，就寝時間以外の日中の時間で，眠る準備をしていない時間にも，リラクゼーションの練習を始めると良いでしょう。

規則的な生活リズムをつくる

　あなたの身体は，予測可能な活動と休養のリズムのもとで機能するときが最もよく働きます。もし毎日眠る時間を変えると，あなたの身体は規則的なサイクルに落ち着くことができません。睡眠を改善するもう1つの方法としては，就寝時間と起床時間を決め，なるべくその時間どおりに行動し，体内時計と同期させることです。毎晩ほぼ同じ時間に床につき，大体同じ時間にアラームをセットします。たまの夜更かしや，朝ゆっくり眠ることを完全に認めないわけではありませんが，就寝時間が規則正しいほど良いということです。

　就寝時間が近づくほど，日中の活動のスケジュールをゆったりめに設定することも役立ちます。子育て中の人はこの戦法の重要さがよく理解できるでしょう。興奮したり刺激的な遊びは，就寝直前にはしないこと。これは，あなたの睡眠にとっても重要な要素といえます。就寝1時間前からは，集中して計画を立てることや，考えごとや悩みごとをもたらす活動は控えましょう。この時間は緊張をほぐす時間です。もしあなたが，コーヒー等のカフェインを含む飲料を飲むのであれば，夜にこれらの飲み物を飲まないという実験をしてみてください。

> 睡眠を改善する最もよい方法は，就寝時間と起床時間を決めてできる限りそれらを守り，規則正しい体内時計を作ることです。

ベッドは何のためにあるの？

　3番目の役立つ作戦としては，眠ること以外にベッドを使用しないことです。不眠に悩む人の多くは，灯りをつけ，ベッドで読書したり，ベッドに横になりながら翌日の計画を立てたりします。ベッドでなにか食べながらテレビを観る人もいます。もしあなたにこのような習慣があるとしたら，読書したいとき，食べたいとき，考えたいとき，計画したいときは，なるべくベッドから出て他の部屋に行ってください。ベッドは眠る場所と連想されるべきです（明らかな例外はセックスです。大丈夫です。ベッドは，眠りとセックスだけをするところです）。もちろんベッドで読書したりテレビを観た後に何の問題もなく，眠りにつける人もいます。ただ，あなたが不眠で悩んでいるのなら，この方法が役立つかもしれません。試してみてください。

目覚めたまま横にならない！

　この作戦は，最後の方法と関係しています。眠ろうと「頑張り」ながらベッドに横になり続けるのはよくありません。もし寝つけなくて精神的に苦しく感じるのであれば，起きて，寝室から出て，何か他のことをしてください。

　1つのやり方としては，眠りにつくまでの妥当な時間を決めることです。だいたい10分から30分の間がよいでしょう。床について，この時間を過ぎても寝つけないようだったら，起き上がってベッドから出ましょう。眠気がくるまで他のことをしてください。眠気がきたら，ベッドに戻り，リラクゼーションを行い眠りについてください。もし決めた妥当な時間内に眠りにつけない場合は，もう一度同じことを繰り返してください。人によってはベッドから出たあとにパジャマから服に着替えた方が，目が覚めている状態と眠る状態が区別されてやりやすいということもあります。

　この方法がうまくいくためには，あと2つのルールを守ることが必要です。まず第1に，目覚まし時計を毎朝同じ時間に設定して，起きてください。夜中に何度起きて，どれだけ疲れていてもです。第2に，日中に昼寝をしないでください。目標は規則正しい睡眠サイクルの確立だ，ということを覚えておいてください。朝寝坊や昼寝はこの目的から遠ざかってしまいます。

　この作戦を試みて最初の数日は，何度も夜起きてしまうでしょう。がっかりするかもしれませんが，目覚めたままずっと横になっているのも同じです。通常は，1週間以内にあなたの身体の規則正しい睡眠サイクルへの欲求が勝り，この方法の成果が得られるでしょう。

すべてをまとめて実行する

　これらの4つの作戦をそれぞれ行っても役立ちますが，4つ一緒に行うと最もうまくいきます。もしあなたが眠りをより良くしたいのであれば，ある日を選び（今夜はどうですか？）4つすべての方法を始めることをお勧めします。就寝する時間と起床する時間を決め，これを守ってください。寝つくまでの妥当な時間を決めてください。ベッドに入ったら，深くリラックスすることが目的だと覚えておいてください。寝つくために「頑張ら」ないでください。どちらかというと，これは力を抜いて眠りを自然に起こさせるプロセスなので。もし寝つけない場合は，起き上がってしばらく

23章　よく眠る　179

他のことをしてください。ベッドに横になったまま，読んだり，食べたり，テレビを観たり，ゲームをしたりしないでください。ベッドから出て，他のことをして，眠気がきたら戻ってください。夜何回ベッドから出たとしても，決めた時間には起床し，日中は昼寝をしないでください！

中途覚醒

　睡眠に関するもう1つの問題は，夜中に目覚めたあとに寝つけなくなることです。いくつかの知識が役立つかもしれません。

　第1に，夜中に短い時間目覚めるのはまったく正常なことです。私たちの身体は一晩に深い眠りと浅い眠りのサイクルを何度か繰り返し，浅い眠りでは短時間目覚めることがあります。この現象は加齢とともに増えるようです。

　第2に，夜中に目が覚めたからといって，目覚め続けるとは限りません。夜中に目が覚めると，「あ〜！　また目覚めてしまった，もうこれで眠れない！　なぜ私はいつもこうなるの？」と考える人もいます。このような考えは，悩ましくさらにあなたを目覚めさせてしまいます。「あ，目が覚めちゃった。これは自然なこと。またすぐに眠れる。気にしない」と自分に声かけする方がよいでしょう。

　寝つくときに使ったリラクゼーションの技術も役に立ちます。目覚めたことに関して考えたり，目が覚めてしまうような考えごとに集中するのではなく，力を抜いて自分の身体がまた眠りに戻れるようにしてください。湧いてくる考えを手放してください。その考えについて追求する必要はありませんし，考え続ける必要もありません。ただ考えを手放してリラクゼーションを続けてください。

　アルコールに関連した睡眠の問題を抱えているアーノルドが，役立つ考え方として教えてくれたことは「私はベッドでリラックスした状態を楽しんでいる，眠らなくても」です。このように考えることで，眠れずに寝返りをうちはじめ，時計の数字を見る前に感じていたいらだちが減ったそうです。部屋が涼しい方がこの方法はうまくいくとも教えてくれました。

不眠を克服した人たちは他にも数々の方法を教えてくれました。

- 眠る前に水分をとらないこと。夜中にトイレに起きなくてよくなる。
- 午後2時以降はカフェインを含んだ飲み物を絶対に飲まないこと。
- 就寝2時間前からは飲酒しないこと。
- 就寝2時間前からは，タバコを含む薬物を使わないこと。
- 就寝3時間前からは運動しないこと。
- もし夜中に起きてもおやつを食べないこと，身体が夜中に空腹を感じることを覚えてしまい，その空腹感で起こされるから。
- 眠る環境を心地良いものにする。騒音を減らす（必要なら耳栓を）または小さなホワイトノイズ［訳注1］を流す機械を使う，部屋を暗くする（必要ならアイマスクを），部屋の温度を心地良い温度に設定する。

- もし夜中に目覚めてしまい，一定の時間をすぎても起きている場合は，一度ベッドから出て眠気を感じてからベッドに戻る。

悪　夢

　定期的にみる悪夢に起こされ，混乱するために，不眠になっている人がいます。悪夢によってびっくりして目覚め，心臓はどきどき，息は荒く，身体は冷えるか汗だく（または両方）だと，また眠りにつくのは難しいですね。毎晩このような経験をしている人は，当然寝つくこと自体を警戒して，自分をなだめて眠りにつかせるためにアルコールを使うかもしれません。

　悪夢に関する科学的な根拠が集まってきています。悪夢は，緊張の程度と関係することがあります。筋肉が緊張した状態で眠りにつく人の方が悪夢をみる可能性が高くなります。そのため，リラクゼーションに導く薬物（適度なアルコールも該当します）を摂取すると，悪夢をみづらくなるということに気づく人もいます。リラックスする技術もとても役に立ちます。治療の一環として，私たちが試みた1つの方法は，18章で紹介したリラクゼーションの技術を教えることです。この方法は他のさらに徹底した治療法と同等の効果があることがわかりました[23]。頻回で深刻な悪夢に悩まされている複数の人が，リラクゼーションの技術を学ぶことで，部分的に，または完全に悪夢から回復しました。

　ところで，悪夢をみる人のなかに悪夢をみるということは自分達の精神状態に何か問題があるのでは？と心配する人がいます。これはめったにあてはまりません。私たちの悪夢研究プログラムに参加した多くの人たちは，何年も深刻な悪夢に悩まされていましたが，明らかな人格の問題やその他の心理的問題は認めませんでした。

もう少し助けが必要ですか？

　一部の睡眠の問題は，さらに徹底した治療やプロの介入が必要です。もしあなたがリラクゼーションや本章の他の方法を数週間試しても，不眠が続いているのであれば，更なる助けが必要かもしれません。多くの都市では，病院や大学に睡眠クリニックがあり，専門家が治療にあたっています。あなたの地域の医療機関，大学の心理学科，またはかかりつけ医が，専門家を探すことを手伝ってくれるでしょう。

［訳注1］風や波などの自然音に多く含まれる。サーッという音。睡眠誘導等に効果があると言われている。

マインドフルネス

　ダンテは高校生のときに飲酒を始めました。彼は飲酒することが，人生に圧倒される気持ちや自分には将来成功するための資質がないと決めつけて落ち込む気持ちをやり過ごすのに役立つことに気づきました。彼は，大きな目標を達成しない限り自分は無価値だ，と思い込んでいました。これらの考えはしばしば彼の頭で繰り返されました。心理学者はこのことを反芻すると言います。苦痛な考えが何度も何度も浮かび，その人のエネルギーを吸い取り，時に深刻なうつの再発を繰り返す原因となります。

　ダンテは成人になり，うつと飲酒は相伴うようになりました。飲めば飲むほど，彼はさらにうつになりました。彼がうつを感じるほど，飲酒量は増えました。結局彼は何回かうつの治療を受け，そして，抗うつ剤によく反応しました。それでも，時間が経つと，うつ状態とうつ状態の間の通常の状態の期間がより短くなっていきました。直近のうつ状態の時期に，精神科医は新しい「維持」療法を試すことを提案しました。それは抑うつの再発を防ぐ効果が見出されたものでした。この新しい治療法は，「認知療法を基礎にしたマインドフルネス」と呼ばれるものでした。その治療では，瞑想を学び，進行中の瞑想の練習への参加を約束しなければならないと分かった時に，彼はやる気をなくしました。最終的に彼は，飲酒とうつの原因となっている，自分を傷つけるような自己批判から救い出してくれるはずのすべてのリラクゼーション方法はすでに勉強し試したと言いました。彼の主治医は，マインドフルネスの瞑想によりリラックスすることができるが，それは主要な目的ではないと説明しました。その代わり，過量飲酒になっているダンテの場合と同じく，人々が脊髄反射的行動をする習慣をそのまま続けるのではなく，違った反応を選択するためには，その瞬間の体験をもっと意識し，あるいは受け止めることが役に立つ可能性があると説明しました。

　ダンテは懐疑的でしたが，薬が次に来るうつの発症を予防することはなく，実際にうつ状態であるときだけ効果を示しているように感じたので，彼はほとんど何でも試す価値があると判断しました。彼は気分に左右されて生きることに疲れていました。驚いたことに，学んだ瞑想の技術のおかげで彼は自分の考えに圧倒されることが少なくなりました。彼が学んだことの一つは，考えが現れるに任せて，判断せずにそれを観察すると同時に，自分自身に対する優しさと思いやりを生みだすというものでした。これらの技術を練習するほど，抑うつ気分に駆り立

てる考えや飲酒の欲求が少なくなりました。彼は自分の飲酒衝動を，批判せずに観察し，それらに対して行動しないことを学びました。それぞれの衝動は彼の心の中で起こるただのできごとに過ぎず，興味深いことに，彼を悪い気分にさせることもなく，彼にやらないと決めた何かをさせることもないものでした。彼が批判することなく自分の考えや渇望を観察することを学ぶにつれ，彼は自分自身を批判せずに観察し始めました。抑うつ気分が，以前ほど強くなく頻繁でなくなるにつれ，彼は飲酒に対してよりマインドフルになり，自動的な飲酒はしなくなりました。

マインドフルに生きる利益

　この本に書かれている減酒へのアプローチは，マインドフルな生き方の価値観が基礎となっています。2,500年前のソクラテスは，「考察されていない生き方は生きるに値しない」と言いました。ヴィクトール・フランクルは，考察された生き方は選択する力と共にあると指摘しています。「刺激と反応の間には隙間がある。その隙間に反応を選択する力がある。私たちの成長と自由がその隙間に眠っている」ダンテは，自動操縦を止めるということは，過量飲酒のような習慣から自由になることだと気づきました。

　ここ数十年間に起きた西洋と東洋の思想の幸運な融合にダンテは恩恵をうけました。アジアの古代の瞑想練習法がマインドフルネス［訳注1］を獲得するための効果的な方法であることが示されており，これらの練習法と西洋の科学を統合した治療法——たとえばマインドフルネスを基礎としたストレス軽減法（MBSR）・マインドフルネスを基礎とした認知行動療法（MBCT）・マインドフルネスを基礎とした依存行動の再発予防法（MBRP）——は，内科的疾患・痛み・気分障害・物質乱用

> マインドフルに生きることは，認識と心の平静を保つ方法を学ぶこと。

などに取り組む多くの人の助けになっています。MBCTは，特にダンテのように何回か発症したことのある個人に対して，抑うつの再発を減らす効果が証明されています。MBCTは，認知行動療法の手法を使い，瞑想をしながら認識と平静を獲得し，役に立たない考えに挑むことに役立ちます。MBRPも，認知行動療法を用いた再発予防法であり，回復途中にある人の，再発の引き金や習慣化した反応への認識を深め，これらの経験と新しい関わり方を持つようにしたり，危険性の高い状況に対面した時に使う技術を発展させるのに役立ちます。これらのアプローチは一般的に，減酒を行っている人や，危険な行動を起こしたり，自分が望む以上に飲酒させられそうな状況に直面する人にとっても大変有益なものです。

［訳注1］今，この瞬間の体験に意図的に意識を向け，評価をせずに，とらわれのない状態でただ観ること。

24章　マインドフルネス　183

認　識

　ほとんどの人は，通常は環境と環境への反応を自分が意識していると考えています。もしそうでないなら，どうやって道を安全に横切ったり，用事や雑事をこなしたり，時間どおりに仕事に行くことができるでしょうか。実際には，多くの決まりきった用事は自動的に処理されています。歩いたり運転している記憶なしに，道を横断したり用事を済ませて家に帰ったりしていることが，どのくらいの頻度でありましたか？　マルチタスク[訳注2]の能力は，能率的で利益になるように見えます。あなたが何も意識せずに洗濯物を畳んでいる時に，次の営業会議でのプレゼンを計画することが悪いことでしょうか？　しかし，それには代償が伴います。最近の研究では，実際にはマルチタスクの能力は，現実よりも神話に近いことが示されています。つまり，片方のことを犠牲にしない限り2つのことを同時に行うことはできないということです。自分に害のある感情や考えに反射的に反応する際には，事態はより悪くなります。過量飲酒が最たるものです。ダンテのケースでは，彼が「自分は無価値だ」という観念を反芻し始める時はいつでも，抑うつ気分が彼を襲い，彼はそのことについて意識的に考えもせずにビールに手を伸ばします。

　減酒の見地から，認識とは以下のことを意識的に認めている状態です。

- 飲酒を勧められている。
- 飲酒することを認めたい気分かそうでないか。
- そうすることが，自分の飲酒計画の一部として選択されたものであるかどうか。
- 飲酒するか否かを意識して選択できている。

　これらの場面の認識を深めると，あなたの目標を達成する可能性が高まります。ダンテの具体例では，彼を陥れている反芻の負のスパイラルの認識を深めることは，刺激と反応の隙間を作ることになり，ビールに手を伸ばさないという選択につながるでしょう。

心の平静

　平静とは感情が安定している状態を意味し，（ポジティブなものでもネガティブなものでも）できごとに対して自動的に起きる感情的な反応に「影響」されず，あなた自身や他人を批判する傾向を棚上げできることです。平静さによって，心や体の内部や外界に起きたことを何であれ認識した後，特定の目標への執着または特定のモノやできごとへの嫌悪感などに気が散らない感覚が強まります。あなたは，批判せずに何が起こっているかの目撃者になれます。そのため，自動的に反応することも減ります。あなたが自分自身で選択した人生を生きているという自由な感覚はより強くなります。いつもの脊髄反射的な反応により打ちのめされることは少なくなり，意識した選択が本当の意味でできるようになったと感じます。マインドフルネスの瞑想を実践することで，ダンテは「能力がない」と自虐的になるパターンや，自動的にアルコールに溺れたくなるような苦痛であった自己批判

[訳注2] 複数の作業を同時にもしくは短時間に並行して切り替えながら実行すること。

> マインドフルネス瞑想は，悲建設的な感情の刺激と，アルコールを飲んでしまう反応との間にワンクッションおくものと考えることもできます。

に気づきました。

平静さは瞑想で強化されます。なぜなら瞑想ではあなたの経験のすべてを批判しないで観察することを学ぶからです。たとえば，あなたの心の窓を通り過ぎていく考えを浮かんでいる雲のように観察すると，考えはただの考えであることに徐々に気づきます。考えは現実ではありません。考えはあなた自身の心が作り出したもので，あなたの人生を通してあなたが学んできたものに基づいています。最もあなたに苦悩や苦痛を与える考えも含めて（そして特にそういう考えに対して），あなたはあなたの考えすべてに反応する必要はないのです。同じように，感情も自動的，そして積極的な対応を必要としません。考えと同じ方法で，観察することができます。最終的には，不安や恐れを感じることは，必ずしも何か恐ろしいことが起こることではない，と学ぶでしょう。あなたがただ不安に思ったり恐れているという場合もあるでしょう。ただそのことを意識するだけで，恐怖がやわらぐこともあります。

アクセプタンスはマインドフルネス瞑想に含まれる重要な要素です。考えや行動のネガティブなパターンを変える努力がうまくいかず，必死になる時，あなたの熱狂的な努力がその問題を悪化させる，と考えるセラピストもいます。あなたは，困難な状況を避けたり，変化しようと努力するのを諦めはじめるかもしれません。あなたの内面や周囲の現実を批判せずに認識することに集中すると，変化に対してかたくなに取り組むことで起きがちな士気喪失が起きづらくなります。アクセプタンスとは，普段の感情的または行動的な反応（たとえば，怒るかうつになり，お酒を探し始めるなど）よりは，平静に，物事をありのまま見ることを意味します。変えた方がよい現実を変えるためには，まずはじめに，よく見せようとせず，言い訳もせず，過剰反応もしないで，現実をありのままに見つめなくてはなりません。（単に物事が違っていてくれたらと望んだり，物事のありように腹を立てたりするよりかは）そうすることで，自分に与えられた実際の状況に何をするべきか，あなたはマインドフルに選択することができます。

マインドフルネス瞑想を実践する

マインドフルネス瞑想は，脳波・脳の血流・神経伝達物質の放出に多くの変化をもたらすことが研究で示されています。これらの変化は，油断なく注意する・注意を集中する・リラックスする個人の能力を高め，強迫的行動を減らすと考えられています。これらの能力は，減酒目標の達成に大いに役にたつでしょう。普段あなたを飲酒に導く考えや気持ち，そしてあなた自身への批判を保留にすることで，それらが通り過ぎて行くのをただ見られるようになります。人生を変えようと躍起にならず，（減酒の目標も含めて）目標に達せない時に半狂乱になることなく，人生をありのまま受け止められるようになります。過量飲酒を繰り返す自分自身に失望することなく努力を続けることができたら，長続きする変化を起こすことも可能です。

明らかに，昔からの癖を直すのは大変です。マインドフルネス瞑想の効果は，どんな人でも一夜では得られません。マインドフルネスには練習が必要です。多くの専門家は，定期的に正式な瞑想

の練習を行うのが，一番良い結果をもたらすと考えています。資格のある先生のもとで練習をするのが望ましいです。しかし，マインドフルネス瞑想を自分で学び，決まった時間よりも1日のどこかで形式ばらない方法で練習することも可能です。この本の末尾にある参考資料［訳注3］には，このテーマに関して役立つ何冊かの自己啓発本や，追加の情報と支援を得られるいくつかのウェブサイトを記載しました。そこに行く前に，人生の中であなたがアルコールに当てた役割を変えるかもしれない，新たな認識と平静さをちょっと味わってみる方法がいくつかあります。

マインドフル呼吸法

私たちがほとんど注意を払わない行動があるとしたら，それは呼吸です。多くのマインドフルネス瞑想プログラムでは，参加者がマインドフルな方法で呼吸することから始まります。この気持ちがどのようなものか感じるために，簡単にした方法を今，少し試してみましょう。

静かな環境で座るか横になり，目を閉じるか，60〜90センチ程前に目の焦点を合わせましょう。自然の流れに呼吸を任せて，吸って吐いて，あなたの注意を吸気と呼気に向けてください。呼吸動作だけでなく，感覚の体験に集中してください。鼻孔を出入りする空気の温度，胸の圧の変化，吸気と呼気が切り替わる瞬間などです。瞑想の先生は，初心者に心が浮遊すると説明します。それは悪いことではありません。実際にはそれが目的なのです。あなたはマインドフルに浮遊したことを意識します。そして，浮遊していた自分を批判せずに呼吸に集中している自身に戻ります。もしできるなら，20分ほどこれをしてください。この単純で自動的な行動についていろいろ気づいて，驚くでしょう。あなたの心に浮かんだ思考が，たくさんの心配ごとに注意をそらして呼吸に集中する妨げになることにおそらく驚くでしょう。このちょっとした練習で，私たちの注意がどんなに変わりやすいか，意識が不完全なものかが明らかになります。

この呼吸法の練習は，過量飲酒の衝動で我を忘れないようにあなたが努力する際，とても重要です。多くの専門家が，「3分呼吸すきま法」と呼ばれる方法を推奨しています。不安感・飲酒の衝動に対して，3分間マインドフル呼吸法を行い，刺激と反応行動の間に隙間を作るものです。

ボディスキャン

マインドフルネス瞑想で一般的な次の段階はボディスキャンと呼ばれる練習です。この練習の目的は，体が感じているすべての経験に気づく能力を取り戻すことです。私たちは，小さな痒みや痛みを無視することを習得する一方で，痒みがあればすばやく掻くことも習得してきました。この過程で失われたものは，体験しているすべての豊かさを，常に完全に意識する能力です。この包括的な気づきがなければ，十分な情報に基づいた選択をするのは難しいです。

この実践法はどことなく（18章の）漸進的リラクゼーションと似ています。しかし，体のそれぞれの部分の筋肉を緊張・弛緩させる代わりに，1回に1つの体の部分に穏やかな興味と好奇心をもってただ注意を集中し，そこから来るすべての感覚を意識してください。この練習の感じを分かるた

［訳注3］本書では割愛。

しらふの呼吸すきま法

　日々の困難に対応するために，あなたの人生にマインドフルネスを応用する1つの方法は，いつでもどこでもできる実践方法で，「しらふ（SOBER）の呼吸すきま法」と呼ばれるものです。あなたが減酒または断酒を行っているとしたら，利用できるでしょう。

- S：あなたがいる場所で動きを止める（Stop）か遅くして，この瞬間を意識しましょう。
- O：この瞬間にあなたの体・気持ち・考えなどに何が起こっているか，観察（Observe）しましょう。
- B：呼吸をし（Breathe），吸気と呼気の感覚を意識しましょう。
- E：体の反応に対する気づきを，あなたがいる状況にまで広げ（Expand）ましょう。
- R：マインドフルに反応し（Respond），どう行動するかを選びましょう。あなたの選択を批判しないようにしましょう

めに，今から少しだけ試してみましょう。上記の呼吸法から始めるのが普通です。そして，体の一部分に注意を集中してください。通常は，片足の一部分または頭の一部分がいいでしょう。そして，そこから上か下かにつながる体の部位に注意を移動させる前に，そこにあるすべての感覚が移り変わるのを観察します。音や匂いに意識を向け続けることで，最終的には自分の考えや感情に意識を向け続けることができます。それらの感覚を変えようとしたり批判したりせずに，ただその感覚すべてを意識してください。あなたは，それぞれの考えや感覚を，開け放たれた心の窓を横切って飛ぶ鳥や空に浮かぶ雲のように考えるでしょう。不快な感覚はただ観察されるべきで，回避すべきではありません。一部の専門家は，この練習はそのような感覚の影響を減らし，ふだんそういうことを我慢しやすくなると考えています。減酒を試そうとしているのなら，あなたがボディスキャンで習得しようとしている鋭い認識やアクセプタンスによって，あなたがアルコールで自分を麻痺させることで対処しようとしている不安感・羞恥心・苦痛や，そのほかの不快感に耐えるられるようになるでしょう。

食べる瞑想

　マインドフルネスを学ぶもう1つの方法は，マインドフルに食べ始めることです。昔から行われている例として「レーズン・エクササイズ」と呼ばれるものが，初めての方にはよいでしょう。「参考資料」のリスト［訳注4］にある多くの情報源から，もっと完全な説明が入手できると言っておきますが，この練習を要約するとこんな感じです。あなた自身で試してみましょう。口の中に放り込ま

［訳注4］英語資料なので割愛しました。

衝動のサーフィン

　他にも視覚化とマインドフルネスを使用した技法で，危険度の高い状況にとても役立つと証明されているものがあります。衝動のサーフィンは，過量飲酒の引き金になりそうだとあなたが知っている状況を前もって練習する方法です。第1段階では，あなたの今の人生のある状況を思い描いてください。たとえば，あなたの前夫が同じカクテルパーティーに参加する予定で，新しい恋人を連れてくるだろうと分かっている場合です。目を閉じるか，少しだけ目を開けている状態で，床の一部を見つめながら，パーティー会場にいる自分をイメージしましょう。呼吸をゆっくりして，もしかしたら彼とパートナーを見て，もう1杯飲む引き金になるかもしれないまさにその瞬間を想像しましょう。どんな感情が湧き上がってきますか？　あなたの心にどんな考えが浮かびますか？　よろめいたり，ふらついたりしますか？　もしできるなら，その状況の堪え難い気分が何か気づき，その困難な気持ちを持続させてみましょう。その波の一番高いところに乗り，反対側の気分が鎮まるところまで下りましょう。あなたの気分が鎮まるまで波に乗るだけの練習ですが，あなたの日々の人生で難しい瞬間にマインドフルに反応する自信をつけることができます。このような困難な気分を受け入れるための練習によって，引き金に抵抗しやすくなるでしょう。毎回うまくいくわけではないですが，これはあなたが困難な状況に直面すると分かった時にあなたの道具箱にあると役立つもう1つの道具です。

ずに，一粒のレーズンを手に取ります。2〜3回噛んでからあまり考えこまずに飲み込み，あなたのすべての感覚で本当にそのレーズンを経験してください。レーズンを拾い上げるところから始めて，どのような感触や外観かに気づきましょう。時間をかけて，本当に見て触ってください。そして口の中に入れて，口の中での感触をただ観察しましょう。舌を使ってすべてを感じてください。もう一度，ゆっくり噛んで飲み込む前に，時間をかけて，きめ・香り・味に気づきましょう。この単純な練習を試した多くの人は，この小さく萎んで乾燥した果物がレーズンとして彼らが考えていたものとはまったく違う，という驚きの発見をします。

　マインドフルに食べることは，日常的にマインドフルネスに簡単に集中して練習できる領域です。ファーストフードを仕事の合間に飲み込む代わりに，1日に1回は座って食事をして，食事をするという体験に本当に注意を払ってみましょう。食べものに対する感謝を感じることが実際に大きく食事量を減らす効果があることを多くの人が発見しています。1杯のワインをマインドフルに飲む選択もできます。たとえば，ひと口飲んでみる，喉を下っていく感触を味わう，グラスをテーブルに置いて戻し，グラス1杯の飲酒の感覚をゆっくりと楽しむことなどです。

　私たちがここで提供した情報が，健康を目指したマインドフルネス・アプローチの十分な紹介となり，大きな変化に注目しすぎることの弊害からあなたを守り，あなたの人生で役立つであろうマインドフルネス・アプローチを実践したいという興味をひけたら幸いです。マインドフルネス瞑想は段階的に行えますし，習慣となっている選択を変えたり，引き金に気づいたり，自分の反応を観察したり，代わりにマインドフルに反応するように選ぶ，など多くの手段を提供するアプローチです。

不安と恐怖を克服する

　ミッシェルはときどき仕事で公にプレゼンテーションを行う必要がありました。それは彼女が採用された当時の職務明細書にはありませんでしたが，何度か昇進した後には彼女のルーチンワークの一部になっていました。もし多くの人の前で話す必要があると知っていたなら，彼女は今の役職に就かなかったでしょう。彼女は公の場でスピーチすることに強い恐怖を抱いていました。今ではプレゼンテーションの日が近づくとどんどん不安になりました。最近は車の中にウォッカの瓶を置いておき，会場に足を踏み入れる前に2〜3回ガブ飲みするようになりました。彼女は重要な仕事の責任を果たすために，この液体による勇気に完全に依存していると感じ始めました。しかし，車の中で飲酒している姿を誰かが見たら？　ミッシェルは，隠れた"アル中"だとレッテルを貼られ，最後には仕事もクビになると心配になりました。一方で，もし彼女がプレゼンテーションをできないとしたら確実に仕事を失うでしょう。彼女はどうしたらいいでしょうか？

　18章でお話ししたように，アルコールは時々緊張をほぐすために使われます。単なる緊張よりもっと強烈な不快感もあります。**不安・恐怖・パニック・苦痛**などがそうです。だれもがこのような強い感情に対処する方法を必要としています。アルコールは時々この目的のために使用されます。

　たとえば，

あなたは社交の場で居心地を良くするために飲酒が必要ですか？
あなたは面倒な電話をかける前や，誰かの怒りをまねく恐れのある件を切り出す前に，景気づけのため飲酒をすることがありますか？
あなたは自分の気持ちを話す前に，2〜3杯のビールが必要ですか？
あなたはロマンティックな，または性的な行動を起こす前に，恐怖やためらいを乗り越えるために，アルコールを必要としますか？
あなたは苦痛な記憶から逃れるために飲酒をしますか？
あなたは重い責任に直面するために，飲酒して度胸をつける必要がありますか？

あなたは特定の状況に対して深刻な不快感をいだくことがありますか？

あなたは恐れている事が起こるかなり前に心配し過ぎることがありますか？

あなたは以下のことを心配するのに捉われていませんか？

- 多くの人の前で話をすること
- クビになる可能性
- 個人的な親しい関係が終わる可能性

あなたは適応する過程で深刻な不快を感じませんか？

たとえば

- 離婚協議中ですか？
- 締め切りと競争で仕事をしていますか？
- 求職中ですか？

あなたは特定のものを怖がりますか？　たとえば

- 悪い評価や拒絶
- 飛行機に乗ること
- 1人でいること

あなたは命に関わる事件または心的外傷を負う事件の後に，緊張感や苦痛に満ちた記憶が後をひく形で，深刻な不快感を経験したことがありますか？

できごとの記憶が，失敗した気持ちや，挫折感，喪失感，完全なパニックになるという形で現れることがありますか？

　このような感情があなたの人生や活動に大きな支障がでるほど激しいものであれば，不安・パニック・心的外傷後ストレス障害など，治療がよく効く問題を取り扱うように訓練された行動療法の専門家に相談してください。アルコールを使用してそれらに対処することは明らかに不適切で，しばしば他の問題を発生させます。一方，不安が単に不快であり，望まない飲酒の引き金となっているなら，この章のアイデアは役に立つでしょう。

　困難な状況を乗り越える1つの方法は，それらに対処する能力を高めることです。あなたの能力を高めることで，あなた自身の人生を掌握している感覚や自信をつけることができます。人生の状況の対処技術を学ぶことで，それらの状況への恐怖が減ります。さまざまな人生の状況に対処するための役立つ技術をいくつか，たとえば適切に自己主張する方法や他人との関係の作り方は，後の章でお話しします。

> 人生の状況の対処技術を学ぶことで，そういう状況への恐怖が減ります。

　ストレスのかかる状況に対処するもう1つの方法は，それらの対処をよりやりやすくするために，恐怖感を少なくすることです。恐怖感をより少なくすることは，実は特定の状況に対してあまり過敏にならないようにすることを意味します。それは，脱感作と言われています。段階を追って進めば，脱感作を行う過程は比較的簡単な方法で習得できます。

系統的脱感作法

　系統的脱感作法は，18章で説明したリラクゼーション技術を利用します。不安と恐怖は精神と筋肉の緊張を伴うことを思い出してください。何らかの苦痛を予期する時に筋肉は緊張します。筋肉を物理的にリラックスさせることで，不安を避けることができます。リラクゼーションと不安は生理的に両立しません。つまり，2つを同時に体験することは難しいことです。

　脱感作法を説明するには，もう1つのリラクゼーション法の考え方を付け加える必要があります。**段階的アプローチ**という考え方です。あなたが軽度に緊迫した状況に繰り返し対処しているとすると，やがては慣れが生じて不安を感じなくなります。そして，免疫ができるまで少しだけより緊迫した状況に進むことを繰り返し，以前は圧倒されていた状況に対処できるようになるまで行います。系統的脱感作法では段階的アプローチと併せてリラクゼーション技術を使うことになります。落ち着いて深くリラックスしている状態で，あなた自身を段階的に困難な状況に置いてください。この方法で，あなたは身体が保つ平穏によって，恐れている状況に一歩ずつ近づいているという小さな不安を克服します。これから，恐怖が生じる状況に対する脱感作法を説明し，例を挙げます。

　注意事項：この方法を試すうちに不快感がひどくなるとか，何も変化がなく不安が悪化するなら，練習するのを止めて，助けてくれる専門家を探すことを考慮してください。多くの人がこの方法をひとりで使えますが，人によっては，またある状況下では，専門家が指導する方が望ましく効果的です。

1. あなたが不快に感じる状況のいろいろな部分やバージョンを列挙してください。とても鮮明で詳細にその場面が想像できるようにそれぞれの部分を組み立てて，最も不快さが軽度な場面が最初になるように並べてください。10個から20個くらいの場面を含むリストにしてください。順番に並べるためにそれらの場面に0から100の範囲で不快度の点数をつけましょう。0は不快感がまったくない場面で，100はそのことを考えるだけでもほとんど耐え難い不快感があることを意味します。理想的にはあなたの場面が，この「不快指数」において均一に間を置いて並べられているのがよいでしょう。

2. それぞれの状況を目次カードに書き出して，カードを順番に置いてください。不快指数が低いものから始めましょう。

3. 18章で説明した漸進的筋弛緩法を行ってください。

4. 十分リラックスしている間に，眼を閉じて初めの（一番簡単な）場面をできるだけ鮮明に思い描いてください。あなたの心をまさにその状況に置いて，何が見え，聞こえるかなどを想像しましょう。

5. もし，あなたが少しでも緊張しているなら，その場面の想像を止めて筋肉のリラクゼーションに戻り，それに集中してください。あなたの目標は，どんな不快感もなく場面を想像できることです。緊張を感じることなく少なくとも2回，1回につき20秒間その場面を想像できるようになれば，次のカードにいく準備ができています。1つの場面に対して3回から7回の繰り返しが必要になるでしょう。

25章　不安と恐怖を克服する　191

6. 緊張が高まることなく一番難しい場面が鮮明に想像できるようになるまでリストを続けてください。

　この手続きを時間がより短い部分に分けて，1回の練習セッションでは数個の場面にだけ取り組む必要がでてくるでしょう。新しいセッションを始める時は，まったく不快を感じずに可視化できた（鮮明に思い描けた）状況で最後に行ったものから始めてください。覚えていてください，これは我慢くらべではありません。あなたが不快を感じるなら，場面を想像するのを止めてリラクゼーションに戻ってください。あなたがセッションを終了する時には，必ず成功して終了してください。つまり，最後にあなたが思い浮かべる場面は，あなたが完全にリラックスしていたものでなければいけません。

　ロッドには重要な就職面接の予定がありました。彼は，その種の状況にとても緊張し，緊張感に対処するために自分が望むよりも多く飲酒する傾向があることを自覚していました。彼は今回違うことを試そうと決めました。彼は系統的脱感作法を使い，実際の就職面接の2週間前から以下のような一連の場面に対して準備しました。

状　　況	不快指数
1. 実際の面接の1週間前の日のことを考える	10
2. 実際の面接の前日の夜のことを考える	30
3. 面接当日の朝食のことを考える	40
4. 面接当日の自分を想像する	45
5. 自分は建物の中に入る	55
6. 自分は待合室に座っている	65
7. 自分は入室するように言われる	70
8. 自分は最初の質問を受ける	80
9. 自分は面接の真最中である	85
10. 自分は面接でバカな失敗をする	95

　ロッドはこの場面のリストを練習するのに平日の20分ずつを費やしました。初めのいくつかはとても簡単にやり遂げることができましたが，より不快指数が高いものは少し時間がかかりました。それぞれの場面を想像し始める前にとても深くリラックスするようにしました。彼の不安の初めの兆候であるみぞおちの吐き気を少しでも感じるか，飲酒したい欲求を感じた時には想像を止めました。彼は最後の場面を面接のちょうど4日前に克服して，その後は，1日に1回の練習を続けました。今までと違って，面接の前日にロッドは飲酒しないことを選びました。面接当日，彼が予想していたよりもさらに落ち着いた感じがしました。実際の面接中，彼は参

加したプロジェクトの説明で間違いましたが，おろおろせずに素早く修正できました。面接は滞りなく終了し，そこを離れる時には，仕事に就けるかどうかにかかわらず，彼は面接をうまくできたと実感しました。そしてまたこれもいつもと違い，近くのバーに直行しませんでした。代わりに，奥さんを夕食に連れ出しました。

　脱感作法にはいくつかのバリエーション（変法）があります。特に役立つ2つの方法として，対処脱感作法とライブ脱感作法があります。

対処脱感作法

　この方法は，恐怖を感じる状況を想像するのを止めるほどには，恐怖を感じる状況からは簡単に離れられないという点を考慮しています。これは，リラックスして緊張をほぐすことで，ストレスがかかる状況の対処を学ぶことに焦点を当てています。現実でそのように行動できるようになる一段階として，初めに想像の中で行います。

　これがその方法です。不快感が出てくる時に想像を止める代わりに，心の目にそのイメージを留めてください。その状況にうまく対処している自分を想像し，それと同時に漸進的筋弛緩法を使って緊張をほぐすようにしてください。実際の生活での状況に対する対処法はこのようなものでしょう。この方法は現実の物事に対して準備する練習になります。早期に緊張する気持ちを見つけることにも役立ち，その気持ちをリラックス開始の合図として利用できます。段階的アプローチ──もっとも簡単なことから始めてもっとも難しい場面まで練習する──は，ここでもとても重要です。

　脱感作法の変法でも，手続きは同じです。唯一異なる点は，対処脱感作法ではそれぞれの場面で生まれる緊張をあなたが積極的に減らすのに対して，標準的脱感作法では緊張を感じ始めずに場面を想像するところです。もっと困難な場面に進む前に，それ以前の場面を想像するときにすべての緊張をほぐすことができるようにするべきです。

ライブ脱感作法

　標準的脱感作法または対処脱感作法はどちらも，場面を想像する代わりに実際の物事や状況を利用して応用することができます。実際の状況や物を利用する場合，ライブまたは生体的脱感作法と呼ばれます。

　違いは，実際の生活状況を困難な順番に並べることです。高所恐怖なら，ビルの窓から外を見ることを1階・2階・3階・4階そして5階と順序づけるか，高層階の窓から外を見る時間を，30秒・60秒・2分・5分などと順序づけしましょう。想像でも同じ場面を使えます。

　標準的な方法を実際の場面に使う時には，深くリラックスしてリストの一番ストレスの少ない状況に身を置いてください。緊張が高まるのを感じたら，その状況から離脱して再びリラックスできる他の場所に移動してください。一度リラックスできたら，その場面に戻り，適切な期間，気持ち

25章　不安と恐怖を克服する　**193**

よくその状況に居られるまでその手続きを繰り返してください（適切な期間は問題の状況により異なります）。1つの状況をマスターできたら，次のより困難な状況へ移行してください。

　実際の状況に対処脱感作法を使うには，できるだけ完全にリラックスしてください。リストの一番ストレスの少ない状況に身を置いてください。緊張を感じたら，止めるのではなく，もう一度気持ちよく感じるまで緊張をほぐすようにしてください。これに成功したら，次のより困難な状況へ移行してください。

暴露療法と反応妨害療法

　不安に対するもっと最近のアプローチでは，不安に悩んでいる人を恐れているできごとやモノに暴露して，その状況に留まることで，そのできごとやモノに関係する恐怖やパニックが実際には悪い結果を引き起こすことなく過ぎ去ることを学べるように支援します。最終的には，もうそのできごとやモノが引き金になって恐怖が引き起こされることはありません。比較的中等度の不安反応では，このアプローチを試すのが役立つでしょう。これは先に説明したライブ脱感作療法の一種です。重症の不安には，不安に対する認知行動療法を専門とするセラピストを探すことをお勧めします。暴露療法と反応妨害療法は認知行動療法のセラピストが使う方法の1つです。

アクセプタンス&
コミットメントセラピー（ACT）

　比較的最近のもので，アクセプタンス&コミットメントセラピー（ACT）と呼ばれる治療があります。苦痛な考え方や行動を変えようと必死に取り組むことが実はマイナスな側面をもつことを強調し，その現実をありのままマインドフルに気づくことの利点や，考え方や行動に焦点を当てず，全力で個人の価値に従って行動することの利点を強調します。いくつかの問題に対しては，このアプローチが役立つことを多くの研究が証明しています。

脱感作法の利用に関するヒント

　これらそれぞれのバリエーションは，特定の状況に対してより適しています。蜘蛛が怖いのであれば，たとえば，ライブ脱感作法を行うために十分な数の蜘蛛を集めるのは難しいでしょう。この場合は，想像力を使うことがより現実的でしょう。一方では，外出に対する恐怖心にはライブ法がより良いでしょう。ドアからの距離や家から離れる時間を段階的に伸ばしていくことができます。

　いったんこの原理に慣れてきたら，自分の状況にあった方法を組み合わせることができます。たとえば，いくつかの場面には想像を使って脱感作法で練習し，いくつかは対処脱感作法を，いくつ

かはライブ脱感作法を使うとか。他のバリエーションを試す前に，この章の初めに説明した標準的脱感作法を練習してください。系統的に行うのを忘れないこと！

　脱感作法のテクニックの最後のヒントです。ストレスのある場面をリストにする時には，同じ対象や状況の中のいくつかの要素——大きさ・時間の長さ・あなたからの距離・関わる人の数など——を変化させることで不快感を変化させることができると覚えておいてください。想像の中でこれらの変化を作り出すことはとても簡単です。（不快指数を元に）均一に難易度がばらけた場面のリストを作るために，このヒントを使ってください。

嫌な記憶に対処する

　私たちは皆，自分たちをたじろがせるような恥ずかしい記憶を持っています。それと同じく悲しい，または不安にさせる記憶もあります。人が飲酒でこれらの嫌な記憶に対処することを学習すると，そのような記憶に対処するためにアルコールに依存するようになります。「忘れるための酒」という古い言葉がこういう人に似合うでしょう。残念ながら，他の方法でこれらの記憶に対処することを実際に学ぶまで，記憶は彼らにしつこくまとわりつき，不快な気持ちにさせ続けるでしょう。あなたに飲酒を強いる記憶を止める唯一の方法は，対処するための他の代替法を見つけることです。

　系統的脱感作法は苦痛な記憶を和らげるためにも使われます。記憶のリストを作り，心をかき乱す要素が最小なものから最大なものまで並べてください。先の節で説明したように，記憶による感情の衝撃がふだんのレベルになるまで，リストに従って脱感作してください。私たちは脱感作法が悪夢の再発を止めるのにも効果があることを発見しました。

　これまで私たちが説明してきた方法が気に入らない時は，嫌な記憶や解決できない記憶に対処する代わりの方法が以下にありますので参考にしてください。

1. あなたの信頼する誰かに話をして打ち明けましょう。あなた自身がその語りを聞くだけで，そのことを消化し，克服する助けになることがあります。友達に，助言や意見をすることなく，ただ聴いて理解してほしい，と頼みましょう。

2. 書き出してみましょう。見えるところにすべて書き出しましょう。記憶をより対処しやすくするのに役立つことがあります。このために一定のまとまった時間を確保しましょう。良い気持ち・悪い気持ち・希望と恐れ・疑いと確信，すべての記憶とすべての気持ちを書き出してください。特定の人物と関係した記憶であれば，手紙の形式で考えを書きたいと思うかもしれません。手紙を送るかどうかは後で決めましょう。送ることではなく，書くことに意味があります。

3. 記憶について考える時間を持ちましょう。この確保した時間内では，記憶以外のことは考えないようにしましょう。仕事・楽しみ・食事・飲酒などで気を散らさないでください。ただ座って，考えます。その日の残りの時間は，その記憶をしまい込みましょう。記憶が邪魔してくるようなら，「止めろ！」という言葉を叫ぶ自分を想像してください。これが考えの連鎖を断ち切ります（簡単すぎると思うでしょうが，試してください！）。もしくは単に「この記憶については後で時間をとって考えよう」と自分に言ってもいいでしょう。このアプローチの背後には，

25章　不安と恐怖を克服する　195

記憶が蘇る時をコントロールすることで，自分が記憶の主人となる感じがでてきて感情的な負荷が減る，というアイデアがあります。

4. 見解を「**作り直す**」実験をしましょう。感情的な苦痛をたびたび呼び起こす過去のできごとを考えるとすると，他の方法でその見解を考えてみることができます。その見解が，ひっくり返したり，分解したり，捨てることさえも可能な物質のように考えることが役立つでしょう。

　困難な記憶，もっと一般化すると，困難な考えに対処する時のポイントは，思考は脳に生じる一過性のできごとである，ということを覚えておくことです。それらは常に正確とは限らず，たとえ正確であったとしても，現在の状況とは関連しないかもしれません。それらに多大な注意を向けることは必要ないかもしれないし，注意を向ける必要すらまったくないかもしれません。思考は常に現実の忠実な反映とは限りません。たとえば，思考は感情で捻じ曲げられえます。もし，正確であったとしても，それらは不必要かつ有害なこともあります。思考をモノ──この場合は精神的なモノ──として捉えるなら，あなたに不要な苦痛を与えないように思考を捉える方法を学ぶことができます。見解・思考・記憶はとても便利な道具であり，あなたの内面世界や内部の現実での疑いなく不変の友です。どの特定の思考があなたの内面の環境を汚染するのか，他のどの思考が光・生命・健康をあなたの内面世界にもたらすのか，を考えるのは役に立つでしょう。この考え方は思考に及ぼすあなたの力を強化し，あなたの気分を左右していた思考の力を削ぐでしょう。

　私のクライエントの1人は，10代の息子をある苦痛を伴うひどい死に方で失いました。数年間彼女は何もできないでいました。彼女の感情状態，その痛々しい記憶に対処するための過量飲酒，その上に若い息子を亡くした明白なトラウマ，これらは彼女と家族（他の子ども達もいました）に深刻な影響を与えていました。このケースは明らかにとても難しく，デリケートなものでした。彼女に起こったことを軽々しく扱うことなく，彼女に人生を生きるように手助けすることが重要でした。生活できないほどぐったりすることなく，息子のことを思い出せるようになる必要がありました。

> 思考は脳の一過性の事象であり，注目に値するほど正確でも妥当でもないかもしれません。自分が考えることを全部信じたりはしないこと！！

　あるセッションで私たちは，彼女の息子は17年間生きたこと，したがってそれは彼の死の瞬間よりもはるかに長い時間であることを話しました。私たちは彼の人生を17年間の長さの線として描きました。そして片手で持てる望遠鏡と繋ぎました。望遠鏡のレンズを通して見ているように彼女は彼の人生を思い出していました。具体的には彼の死んだ日です。すなわち彼女の目は彼の苦痛に満ちたひどい死に方のイメージで溢れていたのです。レンズを通して彼の人生を見ることで，最後の痛々しい瞬間以外の彼の人生の部分を見ることができなかったのです。そして，彼女に，心の中で望遠鏡を持ち直し，端から見られるようにして，その人生の長さに気づくよう示唆しました。そして，同様に彼の人生を全体的に「見る」ように尋ねました。

　その瞬間，彼女の中で何かが弾けたようでした。セラピーで初めて，彼女は微笑み，息子が悪ふざけをする子だったことを思い出し始めました（それまで彼女はその話をしたことがあり

ませんでした）。彼女は息子のしていたことを思い出しクスクス笑い始めました。この比較的簡単な頭の体操は，明らかな安心感を彼女に与えるのに十分でした。セラピーはその後も続けられましたが，このセッションと頭の体操は彼女の経過の中で重要な瞬間でした。

　この章では，アルコールを使用せずに，内面現実の一面である，不安・恐怖を扱う多くの方法を示してきました。脱感作法は不安感を直接扱うもので，より困難な状況に段階的に暴露して，あなたの反応の強さを系統的に弱める方法です。他の方法は，あなたにとって有害または役立つ「モノ」として，思考を捉えるよう気づくものがありました。逆に，思考をもっとあなたのコントロール下に置く方法で思考に対応するものもありました。

　これらの方法はすべて，自ら行うことでとても役立ちます。しかし，不安や恐怖は専門家の助けが必要なほど深刻な大きさになることがあると理解することが重要です。章の始めに言及したように不安や恐怖があなたの生活や活動に影響することが多いのであれば，自分自身で問題解決しようとせず，専門家の助けを求めてください。たとえば，仕事や学校に行くために家を離れること・運転すること・他人とお話しすることが困難で，この本や他の本のアイデアを試しても成功しない場合は，メンタルヘルスの専門家に相談しましょう。アルコールはこの場合役に立ちません。実際には，少なくとも心理的依存になる確率を上げて，問題を悪化させます。

アサーティブであること
（適切な自己主張をすること）

　マルシアは怖がりでした。そして，彼女自身そのことを知っていました。だから彼女が仕事を変える時，彼女の評判を変え，彼女が自力でやれることを新しい同僚たちに知ってもらおうと決意したのでした。彼女はいつも，お酒を飲むと少しだけ特別に勇気がわいてくると聞いていたので，ある日の午後厳しいミーティングに参加する予定の時にランチと一緒にお酒を飲み始めました。彼女は，お酒を飲むとちょっとリラックスできること，そして時々は議論の最中に強気になれることに気づきました。しかし，アルコールに関して予測できないこともありました。時々，彼女は実際に必要以上に大きな声を出すようになりました。時々，自分の事実情報に少し混乱するようになりました。そして朝に難しいミーティングを予定することになった時，彼女は困りました。彼女は仕事前に飲み始めたくはなかったのです。依然として，彼女はアルコールの助けなしではとても精神的に圧倒されてしまうと感じていました。結果として，言いなりになる人という評判が広まるよりも，予想不可能で気分屋という評判が広まりました。

　適切に自己主張をすることが飲酒と関係あるのでしょうか。一般的に欲求不満や怒りは，効果的ではない対処の結果であり，飲酒の引き金でもあります。上手で適切なコミュニケーションは望まない（望んでいたとしても）飲酒を断ったり，景気づけでアルコールを飲んだりせずに言いたいことを言ったり，飲酒が「必要だ」と思うような欲求不満や感情の封じ込めを避けたりするのに役立ちます。
　怒りや非難を表現したり，権利を主張したり，承認または愛情を表現したり，ふだん眉をひそめるようなやり方で行動したり，自分の意見を述べたりすることがより簡単にできそうに見えるので，おそらくあなたはアルコールを利用しているのでしょう。どうしても飲みたいという友達を喜ばせるためだけに飲酒する人もいます。適切に自己主張する能力のある人には，このような気持ちや状況に対処するためにアルコールは必要ありません。

> どうしても飲みたいという友達を喜ばすだけのためにお酒を飲む人もいます。

適切に自己主張する行動，
攻撃的な行動，受身的な行動

「適切に自己主張する」ということは，過度に攻撃的ではないがしっかりと行動しているということです。それは，他の人の権利や望みを尊重しつつ，あなたの権利や要求を他の人に受身的に踏みにじらせることでもありません。適切な自己主張のしかたを学ぶことは重要です。自分のやり方を強要し，とても攻撃的に要求したり，周囲の人を傷つけたり気分を害させたりする人がいます。適切に自己主張することを学ぼうとせず，受身的なままの人もいます。両者とも極端ですが，多くの場合成長する過程で身につけているのです。適切に自己主張することは，攻撃的すぎず受身的すぎずにこの両極端の中間にある方法です。

アサーティブネスとは，攻撃的すぎず，受身的すぎずに，この両極端の中間にある方法です。

攻撃的な人々は押しが強すぎます。彼らは周囲の人々を押しのけて自分の道を進む傾向があります。彼らは声を張り上げ，叫びさえし，中傷し，あるいは要求が多すぎ，決して妥協を望みません。皮肉なことにこのような行動は，しばしば長い目で見ると，失敗し疎外されます。極端に振るまったり，過度に要求することで，攻撃的な人は協力と友情を両方失います。

一方で受身的な人々は，他の人が決めるままにさせています。彼らは自分の気持ちや要望を表現しないので，望む結果を得ることがほとんどありません。彼らは劣等感と挫折感を感じます。

適切に自己主張することは，あなたが本当に感じていることを上手なやり方で人々に伝えることを意味します。特に，これから起きることに影響しうる何かを言う場合です。たとえば，あなたが飲酒を勧められていて，その夜はもう飲まないと決めていた場合，適切な自己主張の答えは，それを飲みたくないとその人に伝えることになるでしょう。あなたはこう言うでしょう。

「いいえ，ありがとう」
「もう結構です。ありがとうございます」
「飲みたいのですが，今日は止めておきます」

もし，その人が強く勧めてきたら

「これ以上は勧めないでください。もう要りません」

これらは適切な自己主張の答えです。攻撃的な答えは怒って鋭く言い返すことです。受身的な答えは酒を受け入れ，飲むことです。

適切な自己主張の技術を必要とする状況には，以下のようなタイプがあります。

• 彼のこと，もしくは彼のしていることが好きだと伝える

26章　アサーティブであること（適切な自己主張をすること）│199

- 彼女のしていることに不賛成だと伝える
- 誰かに頼みごとをする
- 彼女に頼まれたことをしたくないと伝える

あなたはどのくらい攻撃的もしくは受身的でしょうか？　自問してみましょう

- 「力強い」ということを誇りに思っていますか？
- 困難な局面では声を張り上げる傾向がありますか？
- 自分のやり方でない時に怒鳴ったことがありますか？
- 状況によっては強引に自分のやり方を通していませんか？
- 自分のやり方をすることで人を怖がらせていませんか？
- ものごとが自分の望む方向に進まない時に腹を立てていませんか？

もし，答えが「はい」なら，あなたは攻撃的過ぎる恐れがあります。

- 黙り続けていて，何が起こってもそのままにしますか？
- 自分の好きなことや考えを人に話すことが怖いですか？
- もし，自分の望みと違うことでも他の人が決めたことを進んで行いますか？
- 自分が本当にしたかったことを人に言えずに後悔したことがけっこうありますか？
- 自分がしたくないと言わなかったために，他の人が望むことをしている自分に腹を立てることがしばしばありませんか？
- もっと力強く対応したかったと思い，状況を頭の中で繰り返していることがしばしばありませんか？

　もし，この質問に対する答えが「はい」なら，あなたはたぶん受身的になり過ぎています。適切な自己主張ができるようになるには，この4つのステップが役に立つでしょう。

1. ふだんは適切に自己主張できませんが，できるかもしれない時間と場所を見つけます。
2. 他の人がこういう状況にどう対処しているか見てみましょう。適切に自己主張（しっかりとしているが過度に攻撃的でない）している人を探しましょう。彼らがしていることを学んでください。特定の言葉やジェスチャーに注意をはらいましょう。
3. 適切に自己主張する練習をしてください。精神的な練習，つまりあなたの内面世界での練習から始めましょう。想像力を最大限利用してください。あなたがするかもしれないことを寸分たがわず想像しましょう。静かな場所に座って，目を閉じ，その場面を想像しましょう。場所を想像しましょう。あなたとその場にいる他の人々を想像しましょう。そして動かしてみましょう。あなたは適切な自己主張をしている自分自身が見たいでしょう。あなたが見つけた適切な自己主張をしている人々がこの状況でしそうなことを真似しましょう。あなた自身にしっくりくるように言葉やジェスチャーを変えてください。しかし，適切な

自己主張のなかみまでは失わないようにしましょう。適切に自己主張している自分の映像をくっきり思い浮かべます。たとえば「目を見て話すんだよ」「明確に話すんだよ」と，あなた自身に言い聞かせましょう。行動を起こしている自分を実際に思い描きましょう。最後に，適切に自己主張したことに満足している自分を想像しましょう。あなたが言いたかったことを誰かに伝えたことでどれだけ気持ちが晴れたか気づいてください。または，あなた自身を表現してこなかったことでどれだけイライラしたか考えてください。あるいは，あなたが激怒したとしたら他の人がどれだけ否定的な反応を示していたか想像してみましょう。あなたの想像の中でスムーズにできるようになるまで練習しましょう。そして，実際の状況で試してみてください。

4. あなたの上達の過程をアサーティブ日記（適切な自己主張日記）につけましょう。あなたが新たに適切な自己主張の行動を試した時に，どう行動したか，どんな結果になったか，どのように感じたかを書きましょう。記録することは自分の進歩の状況を気づかせてくれる良い方法です。

ネガティブな気持ちと
ポジティブな気持ちを表現しよう

　ネガティブな気持ちを表現する時は，礼儀正しく，しかしきっぱりとしましょう。もしあなたが誰かの行動を好ましく思っていないのであれば，通常はとてもはっきりした言葉遣いで知らせても大丈夫です。それは，他の人を侮辱したり脅したりする必要があるという意味ではありません。もしそうしたら，その人は防衛的になりあなたは目的を達成することが難しくなります。ためしに，あなたが何かネガティブなことを言われるならどのように言われたいかを想像するとよいですね。脅威を感じたり恥をかいたと感じずにあなたはその人の気持ちを理解するでしょう。そのような光景をよく思い浮かべてから，試しましょう。

　ほとんどの場合は人にポジティブな気持ちを伝えることも問題ありません。たとえば，あなたが誰かのしたことを好ましいと思ったら，躊躇なく伝えていいでしょう。あなたがそうするのは当たり前ですし，ほとんどの人は少し照れたとしても賞賛を嬉しいと思うでしょう。重ねますが，他の誰かがあなたに何かポジティブなことを言うことがどれだけ好ましいか想像しましょう。そして，そのやり方を試してみましょう。

それではあなたは何といいますか？

　適切に自己主張する応答を見つけようとする過程で，厳密にどんな言葉を使うか決める段階で止まってしまう人がいます。同じことを効果的に言う方法はたくさんあります。具体的な言葉は，明確なメッセージを伝えることに比べて重要ではありません。それでも，使用する言葉は必要ですし，適切に自己主張するためには何をどのように言うかきちんと計画するのはよいことです。ここに適

26章　アサーティブであること（適切な自己主張をすること）　201

切な自己主張の例を挙げます。

「タバコはご遠慮ください。とても迷惑です」
「今回で遅刻は3回目です。そのことで私はイライラしています」
「あなたと一緒にいられて，最高の気分です」
「よくやったね！」
「いえ，結構です。もう気分が良くなるまで十分いただきました。これ以上は無駄になってしまいます」
「このために助けが必要です。申し訳ないですが手伝ってもらえますか」
「来週までは本当に時間が取れなくてお手伝いできません」
「ハニーって呼ばれるのは好きじゃありません！」
「デザートが本当に美味しかったです」
「その映画は私には面白くなかった」
「日曜日は都合が悪いですね。代わりに金曜日か土曜日はどうですか？」
「あなたにこれ以上お酒を飲ませるべきだとは思いません。あなたは家まで運転しなくちゃいけないのに［訳注1］，私がお酒をあげ過ぎたせいで何か起きたら，申し訳が立ちません」
「あなたはとてもうまく問題を扱いましたね」
「私はあなたにとても腹を立てています」
「私はあなたに自分が考えていたことを話したいです」
「すみません，私の方が先ですよ」
「別の箱をください。これはすでに開けられています」

適切な自己主張の行動

適切な自己主張が役に立つ状況を考え始めるのに役立つ例を挙げましょう。

• あなたは親戚を訪ねています。ボブおじさんは「まともな仕事」に就く予定はいつなんだ，といつもの質問をし始めました。あなたはおじさんと家族全員に自分を正当化しなければならないことに疲れていました。そして，もしこれ以上その会話が続くなら自分は怒るだろうと思いました。

　ボブおじさん　「ところで，いつ君はきちんとした仕事に落ち着くつもりなんだ？　予定はないのか？」
　あなた　「ボブおじさん，私のことを心配してくれているのは分かります。しかし，できれば本当は話をするたびに仕事の話を聞くのはよしてほしいのです。他の話をして一緒に楽しく過ごしましょう。いいですか？」

――――――――――
［訳注1］合衆国では血中アルコール濃度が規定以下なら運転可能。

- あなたは独身で誰かと初めてつき合い始めたとしましょう。あなたは楽しく過ごしていますが，そう伝えるのが難しいと思っています。この場合，あなたがどれだけ幸せかをその人に伝えるのは適切な自己主張の行動です。大げさに言う必要はありません。「一緒にいると楽しい」というメッセージを伝えればいいのです。以下の言葉を使ってもいいですし，あなたが楽しんだことをより具体的に伝えてもいいでしょう。

　　　「あなたと今夜踊れて本当に楽しかった」
　　　「本当にリラックスした午後でした。あなたと一緒にいると楽しいです」
　　　「話をして楽しかったです。あなたはたくさんの興味深いアイデアをお持ちですね」
　　　「自分と同じように音楽に興味を持っている人と話をするのは楽しいですね」

- あなたの親友が，お酒の量を減らそうとしている誰かにお酒を勧めています。あなたはその友達に苛立ち，彼女は公平ではないと思いました。ここでの適切な自己主張の仕方は，側にいるあなたの友達に話しかけて「ねえ，サムが酒の量を減らそうとしているのに君は気づいていないか疑問に思うよ。彼はとても苦労していて，他人から飲酒を勧められたらさらに大変だよ。彼の力になってあげようよ」。

- セールスの人から電話があって，2〜3分時間を割けないか聞かれたとしましょう。あなたは時間がありましたが，何も買いたくありませんでした。さらにあなたはセールストークが苦手でした。セールスパーソンは「私たちの提案を説明させてください。義務はないですから。仮に私たちの提案に得がなくても，損にはならないですよ」と言いました。適切に自己主張する一つの方法は，「いや，結構です。興味ありません。ごめんください」と言って電話を切ることです。あなたの決断を明確にしましょう。

　　　マルシアがアサーティブネス（適切な自己主張）の概念を知った時，彼女はまさにそれが発展・練習する必要があるものだと思いました。彼女がほとんどの時に受身的でいる理由の1つは，人の気持ちを傷つけたくないからでした。彼女は自分が行動しやすくなるために，「意識の流れを変える」セールスパーソンが一緒にいるような状況で適切に自己主張するのがもっとたやすくなる方法を分析し始めました。この場合，以下のように彼女は自分に言い聞かせました。「考えてみて。とにかく私は何も買う気がないのだから，もし私が明確に主張したら，私の時間だけでなく，セールスパーソンの時間も無駄にならないわ」そう考えることで明確かつ簡潔に主張しやすくなりました。

27

他者との関係

　カーラはパーティーに行くことが一番の苦手でした。特に知らない人ばかりの時がひどくて，もし知り合いがいたとしても会話を始めることができませんでした。そのため，そういう場面では彼女はお酒がある場所に直行し，1杯お酒を注いで，できるだけ早く飲み干すことにしていました。数分後には彼女の緊張もほぐれて，不安感も少なく感じるようになり，他の人が自分のことをどう思っているかを考えなくて済むようになるのです。彼女のこのような行動は高校時代から続いていて，彼女はこれからもずっと続ける必要があると感じていました。

　お酒を飲む1つの理由として，時に挙げられるのは他人に対してより社交的になる手助けになるということでしょう。つまり人と会う時に，より友好的に接することができ，より関係を深められるということです。社会性を促進するためにアルコールを使用することはよくありますし，社会的にもとてもよく受け入れられている行為です。しかし，もしあなたがアルコールなしで過ごせなくなっているとしたら，それは少し問題かもしれません。「人とつき合うためにアルコールが欠かせないとしたら，それはつき合い酒とは言わない」という台詞をおそらく聞いたことがあるでしょう。

　時にアルコールは人と会うことや人間関係を築くのが苦手な人で問題になります。たとえば，内気な性格や社会的孤立，新しい環境へ入って来たばかりの時や，今まで支えてくれていた特定の友人や家族から離れたことが原因となることがあります。しかし，時に重度の社会不安の結果として起こることもあります。もし，この章で示唆してある事柄があなたの飲酒パターンと関連があるのに，社会的なつながりを増やす助けとして十分でないとしたら，

> 人とつき合うためにアルコールが欠かせないとしたら，それはつき合い酒とは言わない。

専門家に相談することを考えたほうが良いかもしれません。社会的なつながりは，健康な生活を送るための助けとなります。社会的に孤立しすぎたために，孤立感が精神的な痛みを伴うようになっていたら，社会的つながりに気を配る価値があります。

関係を築くこと

　社会の流動性が増加すると，さまざまな人たちと関係を築けるということが大切になります。あなたが家族や友人から離れている時には，新たな人間関係を構築する必要があります。そして仕事場では上司・同僚・部下達とうまくやっていくことが重要になります。人間関係を構築するのが得意な人も，苦手な人もいるでしょう。あなたが後者だとしたら，新たに他人と交流する時に不安感が増し，孤独を感じるかもしれません。このような気持ちになる人は，カーラのように他人と**打ち解ける**ためにお酒を飲むようになるかもしれません。もし，あなたが人間関係を築くことにつまずいても，お酒を飲まずにそれを克服する方法があります。

　人間関係を築くためには，少なくとも4つのステップがあります。それぞれのステップでは異なる個人の技術が必要になります。

人を見つける

　もし周囲に人がいなければ，人と出会うこともできません。新しい人と話をするためには，新しい人と話す可能性がある環境を探すことも重要です。自己主張が上手なほど（26章），それはより簡単になります。しかしあなたも少し計画を立てることで，興味深い人と会って会話をする機会を増やすことができます。新しい友人を作る上での原則は以下のものです。

　「あなたが興味をもつことをしなさい。他の人と一緒にしなさい」

　1人ではなく他の人と一緒に楽しめる何かができる教室・クラブ・グループを見つけましょう。これには少なくとも2つの長所があります。1つは，得意で楽しめることに熱中しているときに，あなたは最も面白い人になれます。2つ目は，そのようなグループでは同じような興味を持つ人々と会える可能性がとても高いのです。

> あなたが興味をもつことを他の人と一緒にしなさい。

　SNSの影響については多くのことが書かれています。インターネットが個人間の関係やソーシャルスキルの継続性を良くするのか悪くするのかの議論は続いています。プライバシーや安全性のことはさておき，チャットルーム・フォーラム・ブログ・掲示板，そしてフェイスブック・リンクドイン・マイスペースなどのSNSのおかげで以前と比べて興味のあるものや意見と接する機会が増えました。交流の輪を広げるためにこれらを利用できるなら，交流のみならず，コミュニケーションスキルを磨くチャンスにもなるでしょう。もちろん，ここで鍵となるのは，インターネット上での交流を現実の人間関係の代用にしないことです。

人と会う

　興味の合う人たちと会えそうな場所を見つけたら，そこに頻繁に通うようにしましょう。その環境を居心地良く感じるほど，その場所の社会的なルールにも慣れ，人との交流も容易になるでしょ

27章　他者との関係　205

う。たとえば，新人のオリエンテーションを手伝ったりするようになるかもしれません。もし社交的な場所で居心地が悪いと感じるようであれば，段階的筋弛緩法と脱感作法を試してみてください（18章，25章）。また，**アサーティブネス**[訳注1] の技術を使ういい機会かもしれません（26章）。

知り合いになる

ここでは上記以外の状況で人と会う時の工夫が含まれます。誰かと知り合うためには，あなたがまず踏み出さないといけません。そして，ここではアサーティブネスの技術が役立ちます。もちろん，知り合うすべての人々と友達になれるわけではありません。

人間関係を続けることと人間関係を深めること

個人的な人間関係の進展の仕方をここでまとめるには複雑過ぎますが，一般的なガイドラインを示します。

- 自分自身や他人に対して，正直になりましょう。
- 他人に対して気を配りましょう。相手の話をよく聞きましょう。彼らの言葉や気持ちに真摯に向き合いましょう。「そんなのは当たり前だと思ってしまう」のは，他人に対する気配りを忘れることにつながります。
- あなたの好きなもの，好きでないものをはっきりと伝えましょう。
- 忘れないでください。良い人間関係には，時間と努力が必要です。関係を深めるために，話をしたり，遊んだり，共有したり，お互い思いやることに専念する時間を確保しましょう。
- あなた自身や他人，そして人間関係に対して，非現実的な期待を持たないようにしましょう。どんな人もあなたの望みのすべて，もしくはその大部分でさえ叶えることはできないのです。

アルコールに頼らずもっと社交的になる方法を読みたいとカーラを駆り立てた理由は，彼女が真剣な人間関係を持ちたいと感じ始めたからです。彼女は酔っていない状態で恋人になれるような人と話ができるようになりたかったのです。お酒を飲んでいても，飲んでいなくても，心地よくいられる恋人が欲しかったのです。何人かの人とデートをして，マットと出会いました。彼はとても特別な存在でした。彼は何のためらいもなく彼女に愛を告げ，彼女も彼の愛情を受け入れました。しかし，数カ月後彼女は自分の急な気持ちの変化がとても怖くなりました。彼女が感じていた強い魅力が消えてしまったように見えました。彼はまだ愛情深く，彼女に恋していました。しかしそれまで頭のてっぺんからつま先まで愛していたと感じていたのに，彼女はもうその魔法を感じなくなってしまったのです。彼女はお酒で問題を起こすようになりました。彼女は，急に発生した自分の中の相反する感情がこんなにストレスになったことに驚きました。もし彼が急に彼女に対して冷たくなり，彼に拒否されるなら，おそらく彼女は理解で

[訳注1] 相手の権利を侵害することなく，自分の要求や意見を誠実・率直・対等に表現するコミュニケーションのこと。

きたかもしれません。しかし、彼女が悩んだのは、彼女自身のマットに対する気持ちが変動するということでした。彼女は彼と一緒に人前で過ごす時はいつもよりお酒を飲むようになっていることに気づきました。それはあたかも、彼女が初めに感じた強烈な恋の魅力を失ってしまったマットと一緒にいることに対する居心地の悪さを打ち消そうとしているようでした。彼女は自分の気持ちが変わってしまったのはマットが運命の人ではないというサインだったのではないか、もしくは自身に気まぐれやずるなどの何かしらの問題があるのではないかと考えるようになりました。当然のことながら、彼は変化に気づき彼女の増え続けるお酒の量が心配になりました。そして彼が別れようと考えているとサインを出し始めた時に、カーラは自分の不安感が天井知らずに高まっていることに（もしかしたら、予想どおりだったのかもしれませんが）驚きました。彼女は彼を失うことが怖かったのです。

他者から学ぶ

　もしあなたが他者の中にいるときに気まずさや恥ずかしさを感じるために、人間関係を築きづらくなっているとしたら、社会の海を上手に渡っている人から学ぶことが助けになるかもしれません。藪蛇になってしまったと感じたり、するつもりもない喧嘩を起こしてしまった時に、他人のコミュニケーションスキルが参考となるかもしれません。私たちは喧嘩をしたときの対処の仕方を考えていきたいと思います。仕事場から恋人との人間関係までコミュニケーションを主題にした素晴らしい本がたくさん出ていますので参考にしてください。

　人と会い、他人と友達となることを得意としている、あなたが知っている人々のことを思い浮かべてください。そして、彼らが他人に対して、何をしているか観察してください。もちろん、彼らはそれを容易に行っているように見えます。何の努力もなくしているように見えるので、彼らには生まれつきの社交的な魅力があると考えがちです。しかし、それは彼らがソーシャルスキルを気持よく行えるように十分に学んで来たからなのです。アスリートが驚異的な動きをする際に、簡単にやったように見えることを考えてみてください。

> ソーシャルスキルのある人を観察し学びましょう。

　ソーシャルスキルのある人を観察し学びましょう。2つの点を観察しましょう。

1. 特定の行動を観察しましょう。たとえば、「思いやりがある」「社交的な」人はおそらく以下のことをしていることに気づくでしょう。
   - 時々笑顔を見せる。それはいつですか？　どのくらいの頻度でしょうか？
   - アイコンタクトを心地よい間隔で続ける。「思いやりがある」ように見える人というのはほとんどの場合、聞いているときに相手の目を見ていることに気づきましょう（文化圏によって異なります）。
   - あなたが聞いているということを相手に示す。良い聞き手というのは、頷いたり、合槌を打ったり、話し手に理解していることを伝えるために同じ言葉を言ったり、同じよう

な経験があれば話したり，同意していることを伝えるために「そうだよね」「分かる」「時々同じように感じることがある」などのコメントを言ったりします。

2. やりとりの雰囲気やそれが何を意味しているのかを観察しましょう。思いやりのある人は下記のようなことをしていることに気づくでしょう。
   • 気配りをし続け，他人に心から興味を持っている。
   • 他人への敬意を示している。
   • 批判はほとんどしない。
   • 聞かれない限り，助言しない。
   • 押しつけがましく独占的にならない。
   • こうしろああしろと言わない。
   • 他人の気持ちに注意を払っている。
   • 他人の深刻さのレベルに合わせている（深刻に考えたい人に向かって冗談を言わない，冗談を言ってほしい人に対して深刻になり過ぎない）。
   • 他人を心地よくさせている。
   • 愚痴や文句を言わない。

この2つの観察はどちらも重要で，関連しています。全体的な場の雰囲気を観察し，思いやりがある人がその雰囲気をどのように醸し出しているかを理解しましょう。その技術を学んだなら，あなたのスタイルに合ったやり方で実践しましょう。

　不安感を解消するために，カーラは女性の支援団体に参加しました。年齢も含めてさまざまな人がいました。彼女は年上でとても賢そうなレベッカという女性に関心を持ちました。レベッカは40年連れ添った夫の喪に服していました。ある夜，グループミーティングにて，レベッカはカーラにとってとても役立つ考え方を話しました。彼女は夫と結婚する前に出会った男性との関わりや始めはどれだけ彼のことを愛していたかを話しました。やがて彼への愛が冷める時期があり，別れを決断しました。夫と出会ったころ，同じことが起こり，再び，別れを考えました。しかし，ある日，このような考えが浮かんだのです。愛する者への気持ちは変化するものです。母親や兄弟に対しても彼女の愛情はいつも一定ではないのです。実を言えば，彼女自身に対する気持ちでさえ変化します。時に彼女は他の時より自分のことを好きでいられます。時にはイライラすることもあります。だとすれば，恋心がいつも同じ強さであることを期待するのは非現実的でしょう。一度この考え方をすると，不安感は少なくなり，彼にまだ惹かれている自分のことや，結婚を考えるほど彼を尊敬し信頼していること，そして彼も自分のことを愛していることを直視できるようになりました。彼に対する情熱の浮き沈み，疑いやイラつきの時，平穏や至福の時を過ごせるようになりました。そして，最後に彼が人生を一緒に作っていける男性だと決断したのです。彼女は今とても寂しいですが，彼と一緒に過ごせたことをとても幸せだったと考えています。レベッカの経験はとても役立ちました。気持ちというものは変化するもので，結婚するかもしれない恋人との関係を続けるかどうかを決断するには，

移ろいやすい気持ちだけではなく多くの要素があるということが分かりました。彼女は自分の迷いに気づき，マットとの将来を決めることは，ただ別れるよりもずっと複雑なことだと気づきました。

親しい人と対立したとき

　2人またはそれ以上の人間がうまく一緒に暮らすためには，一種の妥協——持ちつ持たれつ——が必要です。それは，意識せず自然に行われていることがしばしばです。しかし，この自然に行われていることに一方が不満を持った場合に対立が起こります。

　人は問題を話し合い，容認可能な結論を出し合意に達することができます。そのためにはお互いの必要なもの，求めるものに気を配る必要があります。しかし，時には話し合いが求められる変化を生まず，交渉という体系的な解決方法が必要になることがあります。

　交渉は親しい間柄での問題解決方法の1つです。お互いへの尊敬と理解を保ちながらお互いの要求が合致するための調整をする方法です。以下にどんな過程をたどるのか簡単なアウトラインを示しました。

1. 人間関係で対立が起きた時に，話し合いの時間を持ちましょう。問題解決のためだけの時間を確保しましょう。交渉には100％の注意を向けることが必要です。邪魔の入らない，時間や場所を選びましょう。一度話し合いの時間を決めたら，交渉前に対立を蒸し返すことに時間を浪費しないようにしましょう。

2. 建設的でお互い満足する「ウィンウィン」な解決法を見つけることを約束しましょう。問題は自分や相手の中にあるものではなく，お互いに影響を与えていることとして考えましょう。悪口・脅し・非難・過去の不満を言うなど，不公平な態度や相手を刺激する態度を避けましょう。どちらに責任があるのかではなく，話し合いをすると決めた問題に集中しましょう。一度に1つの問題について話し合いましょう。

> 「あなたはこうしている，ああしている」で始まる言葉は非難に聞こえます。

3. 対立状況をはっきりさせるところから始めましょう。問題となる特定の行動をそれぞれ書き出しましょう。たとえば，

　約束した日にお金を支払わない。
　朝30分もトイレを独占する。

　これは難しいことです。問題を提起するのであって，一般的にそうだと中傷することを避けましょう。

　一般的過ぎる言い方：「あなたは思いやりがない」
　より良い言い方　　：「遅くなるときは電話してください」

一般的過ぎる言い方：「あなたはだらしない」
より良い言い方　　：「キッチンテーブルの上にやりかけの仕事を放って置かれると，イライラします」

「あなたはこうしている，ああしている」で始まる言葉は非難に聞こえます。あなたがどう感じているか，どうしてほしいかを中心に話された言葉は相手への刺激が少ないです。

4. 何を変えればいいのかを明確にしましょう。ステップ3にあるように，注意深く問題をハッキリさせていれば，とても簡単にできるでしょう。たとえば，

「デスクの上に郵便物を置いておいてもらえれば，自分が毎日請求書を確認して，期限までに支払われるようにします」
「私は朝20分以上トイレを占領しません」

交渉は，お互いがそれぞれ1つの変化を約束する終わり方であれば，より公平感があるでしょう。何を変えるかがハッキリしていることがとても重要であることを覚えておいてください。中立的な第三者が見て変化が起きているか，起きていないか，明らかでなければいけません。

5. 相手が要求された行動の変化を起こした場合は，それに気づき前向きな声かけもしましょう。「ありがとう」の気持ちを伝えられるようなことをしましょう。

交渉が対立を改善しなかった場合，専門家を探すことを考えましょう。中立的な第三者の見識が役に立ちます。たくさんの心理士やそのほかの専門家は人間関係の問題についてどのようにすればいいのか，特別なトレーニングを受けていますし，経験もあります。お互いの満足のいく解決方法が見つからない場合，争いに巻き込まれずに交渉できない場合，対立が身体的暴力まで発展した場合には，外部の支援を探すことを考えましょう。

マットがカーラの飲酒量が自分の許容範囲を超えていることについて不平を言った時，彼女は問題であることを認め，マットは彼女の問題についてじっくり話し合いたいか聞きました。彼らは時間を作り，邪魔が入らないで話し合える海の見える場所へドライブしました。彼は，彼女がふだんは感情的に引きこもっていて，お酒を飲んでいる時だけ自分といても居心地良く感じているように見えることに怒っていると伝えました。お酒を飲んでいないと彼と一緒にいて楽しめないのではないかと考え始めていました。彼らが一緒にいた初めの数カ月のようではなくなっていました。彼女は，この人間関係が生涯続くものであるために，この関係自体への疑いさえも共有することに耐えなくてはならないと決断しました。彼女はぐっとつばを飲み込み，彼女の矛盾する変化しやすい気持ちを彼に伝えました。
マットはしばらく黙っていました。そしてやっと口を開きました。その口調は初めてお互いに愛し合っていることを打ち明けた時のものに戻っていました。彼は彼女の情熱が冷めてしまっ

たと聞いた時には悲しみました。しかし，彼女に決断に必要な時間をあげたいと思いました。彼は，確かにこの関係を続けたいと思っていましたが，カーラがそうしたくないなら一緒にいることを望みませんでした。1つ確実だったのは彼女の過度の飲酒が彼の気持ちを冷めさせていたことです。彼は，彼女が初めて出会ったころのようにもどるかどうか知りたかったのです。「人間関係だけでも難しいのに，過度の飲酒があるともっと複雑になるね」と彼は言いました。

　彼女は彼に同意し，もし彼女がそのことを忘れているようだったら思い出させてほしいとお願いしました。彼は，彼女がどんな気持ちか打ち明けるほどに自分を信頼してくれたことに感謝しました。彼女は彼が理解してくれたことに感謝しました。彼らは長い間抱き合って，海を眺めながら，自分達の未来について考えていました。

「ふり」をしてみる

　レオは小学校ではクラスのお調子者でした。高校での彼のお気に入りのいたずらの1つは泥酔したふりを見せることでした。大学では，もはや酔っぱらいが演技ではなくなるまで，大量に飲酒し始めました。大学を卒業後，彼は自分が本当にしたいと思っていた仕事に就くことができました。その仕事はとても将来性のある仕事でした。彼はもう泥酔するまで飲みたくないと決断しました。しかし，その頃には彼はアルコールがないと人と楽しい時間を過ごすのが難しいと感じるようになっていました。そして，飲み始めると飲酒量を制限することが困難になっていました。彼が自己コントロールプログラムを受け始めた時，以前やっていた「演技」する技術が役立つことに気づきました。やはり，彼は酔っている「演技」をするのが本当に上手かったのです。彼は十分打ち解けるまでお酒を飲んでいる「演技」をすることができ，彼が生きたいと望む新しいイメージに合った自分を楽しむことができました。出しゃばり過ぎずに友好的になること，感じが悪くならずに楽しく過ごせること，予測不可能な状態にならずにおおらかでいることができました。ちょうどいい具合に演じるには何回か練習する必要がありましたが，本領を発揮すると，魅力的で社交的な酒飲みの生き写しでした。そして彼は自分が望むように振る舞うことができる自信がつくと，飲酒量を制限するのが以前より楽になりました。気持ちを楽にするための飲酒はもう必要なくなっていました。

「ふり」を演じる

　私たちは，人が自分自身を変える驚くべき能力を持っていると同時に，変わることに対する驚くほど矛盾した気持ちを持ち合わせていると考えます。何かの「ふり」をする能力を学んだ人々は，自分ではない誰かの行動や気持ちを自由に試みることができます。すなわち，違うタイプの人間がどのように感じているかを試みることができます。「ふり」を演じる能力とは，ある役割や行動から離れて他の役割や行動を行う能力です。
　役者とは自分以外の役割を演じる能力を持っている人です。彼らは説得力ある方法で役割を演じます。あなたが上手な役者を見ているとき，役者自身よりもむしろ演じられている人を見ているの

です。役者は同じ役を何度も演じていると，役の人物になっているような気持ちがしてくると語ることがあります。

　私たちは皆，何がしかの演じる能力を持っていて，それをうまく活かすことができます。たとえばこんなふうになりたいと思ったことはないでしょうか。

　　もっと社交的になりたい
　　もっと友好的になりたい
　　もっと気の利いたことを言いたい
　　もっと緊張せず打ち解けていたい
　　もっと仲間と馴染みたい
　　もっと楽しめるようになりたい
　　もっと周囲を楽しませたい
　　もっと気分よく暮らしたい

　もしあなたが自分の望んだ役割を一時的に演じることができるのならどうでしょう。それは可能なのです。この方法を用いることで内面的にも外面的にも自分自身を形作ることができるのです。あなたの気持ちや行動を変え始めることで，あなたの個人的現実を形作ることを始められます。

1. あなたが求める資質を持っている人物がどのような風貌で，どのように振る舞っているかをあなたは知る必要があります。あなたがもっと社交的な人間になりたいとしましょう。あなたは始めに社交的な人間がどのように振る舞っているのか知る必要があります。これは役者が演じる人物をよく観察するのと同じやり方です。

2. そのように振る舞う演技の練習をしましょう。社交的な人たちがするようなことをしてみましょう。これは役者が公演のためにリハーサルをするのと同じです。

3. 本番の準備をしましょう。日時を選んで，自分自身にこう言いましょう。「その日は社交的な自分を演じるのだ」と。社交的な人間がどのように感じているのか想像してみましょう。これは役者が「役に入る」行動と同じです。

4. それではやってみましょう！　あなたの新しい役割を演じてみてください。結局，これはただの実験なのです。その日一日か，特定の時間，社交的なことをしましょう。社交的な人のように振る舞ってみましょう。

5. 考えてみましょう。周囲の人々の反応は変わりましたか？　あなた自身の気持ちはどうですか？　あなたが毎日もっとこうでありたいと思うのはどちらか，決めましょう。役者のように演技を繰り返すうちに役になりきり，やがてそれはあなた自身になるのです。

　人は，自分が自然にはできないと感じるさまざまに異なった能力や性格を発揮する後押しとして，時々お酒に頼ることがあります。社交的になったり，饒舌になるのは，よくあるこの一例に過ぎません。自信を持ったり，アサーティブであったり，落ち着いて行動したり，異性の気を引いたり，気の利いたことを言ったり，雄弁になったり，踊りが上手な自分に変わる方法は飲酒するしかない

28章　「ふり」をしてみる　213

と，あなたは徐々に信じるようになっているかもしれません。社交上だけでなく，仕事場・家庭，または趣味の世界で，役者や歌手や劇作家のような違う自分になりたいと願っているかもしれません。「ふり」をすることはどんな分野でもあなたが望む人物になるための助けになるでしょう。実は，もし　あなたになりたい自分になるための中核的な能力がなかったら，飲酒しても絶対にできるようになりません。言い換えれば，飲酒して社交的になれるということは，あなた自身が社交的になれるということです。それだけです。

飲んだ「ふり」を演じる

　私たちはあなたにとても面白い役の「ふり」をすることを提案します。それはあなたのよく知っている役です。酔っぱらいの役です。そう，あのレオが試した役です。

　多くの人が，お酒を飲んでいると居心地がよいと感じるようになり，社交的になります。彼ら／彼女らは冗談をいい，笑い上戸になり，友好的になります。お酒を飲まずにこのような変化を体験しないよりも，結果的にもっと楽しい時間を過ごせるのです。

　しかし，ここで疑問なのは，楽しく過ごせるようになったのは，お酒のせいでしょうか，それとも気持ちや行動が変化したからでしょうか？　気持ちや行動が変化したのが原因だとしたら，お酒を飲まなくても楽しく過ごすことは可能でしょうか？　もし，そのような「ふり」ができるとしたら？　最近の研究で示されたことは，飲酒していると信じている人々は，その飲み物がアルコールを含まなくても（本人たちは知らされていない），飲酒時と同じような多くの行動の変化を見せます。

　多くの人はちょっと飲み過ぎた人の分かりやすい物まねをすることができるでしょう。不明瞭な言葉，不安定なバランス，バカみたいな笑い，眠そうな目，恥ずかしいほどの素直さです。特に飲み物が無料の場合は，あなたの友人たちをだますのに十分な酔っぱらいの演技ができるかもしれません。

　酩酊している「ふり」ができるようになったので，今度は適切な量の飲酒をした時の気持ちや行動をまねることもできるようなっているはずです。あなたはもっとリラックスした立ち方をして，または微笑むことが増え，いつもよりしゃべりますが，きちんと話しをしているのか気をつける回数が少なくなるかもしれません。人々との交流が増え，さまざまなことについて話すかもしれません。少しだけ飲んでいる「ふり」をすることも可能なのです。

> アルコールを飲んで社交的になれるのであれば，社交的に演技することができます，以上！

　あなたがこの次に飲んでいる友達と会う機会があれば，ある実験を試してみてください。あなたのテーマは普段飲んでいるような「ふり」を，しらふですることです（もしかしたら，説得力があるようにお酒の入ったグラスを片手に持ったほうがいいかもしれません）。ふだんお酒を1〜2杯飲んだ後の自分をイメージして演技してみましょう。夜が更けるにつれて，飲み過ぎた演技をし始めるかもしれません。その役を演じるのがとても楽しくなって，役を止めることができなくなっているかもしれません。

　実験が終わったら，座って考えてみましょう。どのような気持でしたか？　役になり切れましたか？

いつもより楽しめたでしょうか，それともつまらなかったでしょうか？　何をした時に楽しいと感じましたか？　あなたがしなかったことの中で，もし本当に飲んでいたらしたことは何でしたか？

　あなたが演じることができたのはたった1つの役です。他にもたくさんの可能性があります。あなたが本当にあなたの人生を楽しみたいと思うならば，人生を楽しんでいる人を探して，彼らの行動をまねてみればいいのです。それはもしかしたら朗らかな奥さんと一緒に笑顔で朝の深呼吸をすることかもしれないし，コメディ映画を見に行って他の観客と一緒に大声で笑うことかもしれません。始めはやらされているような感じがするかもしれませんが，やり続ければ自然にできるようになるでしょう。もっと周囲を楽しませたいと思いますか？　他の人がどのようにしているのか見てみましょう。彼らはいつも楽しい時間を過ごしているふりをしているだけかもしれません。どこかで聞いた冗談を言っているだけかもしれません。周囲の人々に対してたくさんの関心を持っているのかもしれません。自分の才能を磨き，それを見せているのかもしれません。それらが何であれ，「ふり」をすることで変化への可能性の扉を開くことができるのです。「ふり」をするということは要するにこういうことです。演技を通じて，あなたの成りたい人物になる練習をし，そしてその人物に本当になっているように感じ始めます。あなたの人生で「ふり」の実験をしてみることは，あなたがなりたい人物のようになるための1つの方法です。ぜひ試してみてください。

　このプログラムの参加者の中には，「ふり」をすることは「偽っている」と感じ，心配と言う方もいます。そして，純粋な気持ちでないために長続きしないと言う方もいます。健康的な現実へのマネージメント方法（第4編の始めに紹介したものです）から，何が起きているのかに対しての理解の仕方を説明します。あなたが「ふり」を演じる時には，2つの大きな力を演技に持ち込みます。1つは，あなたがなりたいと思ったイメージ，たとえば社交的であったり自己主張ができていたり責任感があったり，といった人物の気持ちや考え方の詳細な描写を，自分の心の中に構築しています。2つ目は，その気持ちに従っていることで体系的に特定の行動をとるようになることです。考え方や気持ちに集中することであなたの内面の現実を変化させるのです。そして演技に集中することであなたの外面の現実が変化し始めます。つまりあなたが望むように考え，行動し始めるということです。演技を続けることで，新しいあり方を心から実践するのです。これらを実践することで社交的で，上手に自己主張もでき，責任感のある人々が享受している報酬を手にすることができます。それは周囲からの友好的な反応や尊敬，信頼です。総体的な効果として，精神的現実（今のあなたが**考えている**思考）やあなたの行動（今のあなたが**起こしている**行動），そして外界があなたにどう反応するか（今のあなたの新たな考え方と行動に対する人々の反応）が実際に変化することです。もしこの変化を好ましいと感じるなら，違和感なく振る舞えるようになるまで「ふり」をすることを実践してみてください。「ふり」はいつまで続くかですって？「ふり」がもはや演技でなくなるまでです。

PART

5

第5編
うまくいっていますか？

大部分の自己啓発書では，明らかに楽観的な助言が行われています。"これこれをすれば，うまく行きます"というわけです。もし，助言どおりの方法を試みて，その結果として失敗した時に何をすべきかについては，ほとんどあるいはまったく述べられていません。そこにあるのは，せいぜい"試して，試して，試しましょう"という漠然とした助言だけです。彼らは暗に"あなたがいまだに成功しないのは，そのプログラムをきちんとやっていないからだ"と言っているのです。

　私たちはそのようなことは言いません。この本で述べられている方法で減酒に成功した人たちも多くいますが，この本の方法を試した後で完全に飲酒を止めるという決断をした人も多くいます。

　この本で述べられている方法を6週間以上試してみた後で，あなたがうまくいっているかを評価すると良いでしょう。あなたは，問題の起きない節度ある飲酒という目的に近づいていますか？　完璧な状態を期待してはいけませんが，この方法があなたの役に立っている場合は，約6週間後までには飲酒量も減ってきて，それに伴う問題も少なくなっているはずです。次に示した質問は，あなたが，どのように飲酒のコントロールを行っているかを評価する際に役立つでしょう。

はい	いいえ	
＿＿＿	＿＿＿	いまだに医学的に危険な量のアルコール（女性は1日当たり2飲酒単位（純アルコール24g）かそれ以上，男性は3飲酒単位（純アルコール36g）かそれ以上 [訳注1] を飲んでいますか？
＿＿＿	＿＿＿	しばしば自分が意図した以上のお酒を飲んでしまい，自分で決めた限度内に留めることができなくなりますか？
＿＿＿	＿＿＿	まだアルコールが血中に残っているにもかかわらず，車の運転や他の危険性のあることをしていますか？
＿＿＿	＿＿＿	減酒を保つことは，綱渡りをして常にバランスを失いそうになるほど苦しいことでしょうか？
＿＿＿	＿＿＿	1〜2飲酒単位（純アルコール12〜24g）のお酒を飲むだけでは，無益で無意味だと思っていますか？
＿＿＿	＿＿＿	記憶障害や体の損傷や判断力低下といった過量飲酒の兆候を体験しましたか？
＿＿＿	＿＿＿	過量飲酒により深刻な結果（家族や人間関係を失う，法律問題，失職）が起きそうですか？
＿＿＿	＿＿＿	節度ある飲み方をしていたとしても，健康に害を及ぼすような医学的症状（肝炎や胃潰瘍など）がありますか？

　もしあなたが自己コントロールをきちんと試みた後で，これらの質問に1つ以上"はい"と答えたら，再評価をお勧めします。この本で述べられた方法は，人が自分で減酒するのに役立つ，私た

［訳注1］5％ビール500㎖の純アルコール量は20g，日本酒1合も20g。純アルコール量の算出方法は，44ページを参照のこと。

ちが知っている限り最善のものであり，科学的根拠によって効果が証明されたものです。もしこれが効かなかった場合には，少なくとも数カ月の間アルコールを断つことを強くお勧めします。第5編には，もしあなたが求めている方向にあっていれば，非常に役立つ助言が示されています。

29章はアルコールのないライフスタイルを考えている人たちのためのものです。その中で，私たちは断酒を前向きに考える方法とアルコールなしの人生を選んだ人たちに役立ってきた手段を示しています。他の賢明な選択肢は，アルコールなしの人生を確立するために，支援を求めることです。30章は，断酒を支えてくれる専門的および一般的な社会資源を考えるときのガイドラインを示しています。

減酒がうまくいかない時に

　フランは3章で初めて登場しました。彼女は減酒か断酒のどちらをするべきか悩んでいました。何回も完全に飲酒を止めようと試して失敗し，この減酒プログラムにすべての努力を傾けようと決めたのでした。大きな人生の選択ではよくあることですが，こうした決断は多くの要因から導かれた結果です。フランは，彼女に断酒させようと強要する多くの人に怒りを感じていることに気づきました。彼女の知人の多くが宗教的ないし倫理的にそう選択すべきと考えていました。フランは，彼らが自らの信念どおりに彼女を改宗させようとしており，それは不適切だと感じていました。彼女の宗教や倫理的信条は彼らと違うのに，いい人であるには断酒が唯一可能な選択だという同じ結論に達することができるでしょうか？　他の人は宗教的・倫理的な議論はしませんでしたが，彼女が認めていない自身のイメージ――彼女が"アルコール中毒"であること――を彼女に認めさせたい，と考えているようでした。減酒がうまくいかないと彼女が気づいた後でさえ，これら2つの強引な考え方は，フランの助けになるどころか，実際には断酒という選択ができないようにしていました。

　自分の飲み方が自分の人生に問題を起こしていると気づくとき，人が直面する1つの問題は，「何をすべきか」をどうしたら他人に影響されずに決めるか，ということです。他人からのどのように飲むか，または飲むべきか否か，に関する圧力は，しばしば絶え間ない講義か説教に似ています。こうした圧力，言いかえれば独善的な助言は，しばしば逆効果です。たいてい，**減酒と断酒どちらにも向かわないように**働きます。この方向にちょっとでも生活を変えたら，道徳主義者に降参するか，"アル中"というレッテルを認めるか，他人の望みどおりに自分の意思を曲げるかだ，と人に思わせます。

　この本は，100か0かのアプローチに代わる方法を示すために書かれました。つまり，飲酒問題のある人は減酒の成功を望めない，というメッセージに反論するためです。減酒のパターンを確立したい人に実践的な支援とアドバイスを提供するべく意図されています。そして，生活と健康に関わる問題は科学的な研究によってアプローチされるのが最も良く，個人の選択は単に社会的圧力に呼応するよりも信頼できる情報を元になされると最善となる，ということを前提にしています。

　フランのように，やはりあなたは，減酒ではうまくいかない，と感じているかもしれません。フ

ランのようにあなたは行き詰まっていると感じているかもしれません。あなたは自分に役立たない方法と格闘し続けたくないでしょうし，自分の人生をコントロールできていないと感じたくはないでしょうし，その選択をしないとあなたが悪い人間だという視点に黙って従うかのような選択もしたくないでしょう。そうだとしたら，この章はあなたのためにあります。この章はアルコールから解放された生活を考えている人に役立つことを目的としています。飲酒するかしないかのどちらがあなたにとって良いことか，をより客観的にあなたが決められるように，飲酒の長所と短所を記しています。すべての人に断酒が最良のライフスタイルであると信じる必要はありません。あなたは単に飲酒しないという選択ができるのです。

飲酒に関する論争

　健康・社会的要因・個人の自由の問題は，飲酒するかどうか決断しようとする時に，多くの人が悩むところです。これらの要素それぞれをあなたがどのように重視するか，あなたにとって一番重要な長所や短所はどれか，はとても個人的なことですが，もしあなたが飲酒するかしないかをただの直感で決めつけているとしたら，可能な限り合理的かつ客観的に長所と短所を考察した方が，自分の決断をより良く思えるでしょう。手始めに，下記のアイデアを参考にしてください。

健康上の利益 対 健康の危険

　多くの人が断酒する理由の1つに，飲酒による健康被害があります。研究では，減酒している人（特に男性）は，まったく飲まない人と比べても心臓発作の可能性が低いと言われています [24]。
　危険が減る理由がアルコール摂取であることは完全に明らかではありませんが，その可能性はあるでしょう。一方，その危険の軽減度は控えめで，アスピリンの内服や，毎日片手1杯分のナッツ類の摂取などと同程度であり，適度な運動から得られる利益よりも少ないものです。さらに，とても適切な減酒レベル（合衆国立衛生研究所によれば，女性は1飲酒単位，男性は2飲酒単位）を超えたらすぐに，アルコールによる健康上の利益は，過量飲酒に関連する健康リスクで掻き消されてしまいます。
　そこで，あなたが自身に問う問いは，減酒から得られると信じている健康上の利益が，断酒する選択をした際に，他の方法でも同じかそれ以上に得られるかどうかです。より健康的な食事や定期的な身体活動を選びませんか？　そうしたら，筋力や柔軟性を身につけ，気分も上がります。常にそうですが，選ぶのはあなたです。したいこと，したくないことについて現実的になりましょう。
　おそらく人が最もよくリスク・損失に関して断酒の理由としてあげるのは，健康になるためでしょう。中には飲酒により健康被害が出はじめている人もいます。アルコールが家族や愛する人を殺したのを目撃した人もいます。短い断酒を試して，より健康になると感じた人もいます。
　飲み過ぎる人の治療をしていて，やりがいを得られることの一つに，相対的に短い期間に彼らがとても良くなるのを見られることがあります。他の問題領域では，相対的にわずかな変化を得るにも心理療法に何年もかかることがありますが，多量飲酒者がアルコールを止めた時にその変化を見

29章　減酒がうまくいかない時に　221

るのに顕微鏡は要りません。通常彼らは，見た目も良くなり，気分も良くなり，身体的に健康になり，より幸せになり，仕事もよりできて，より実りある人間関係を持ちます。断酒がすべての病気を治すとは言いませんが，一般的に事態が相当に良い方へ変化するのです。

　ニュースメディアの注目やお医者さん達の不断の努力のおかげで私たちのほとんどが知っていますが，ある種のがんから心臓病など他の多くの病気に至るまで（付録Ａを参照してください），アルコールが多くの病気の危険を増すことが研究で示されています。ですから，あなた自身のためにアルコールの健康上の利益と危険を比較する際に考えるべき要因の一つは，あなたがすでにハイリスクとなっている病気のことです。もし，がんか心臓病が家族内に見られるか，これらの健康問題に関してあなたが他に危険因子を持つなら，他人はともかくあなたには，断酒が賢明な選択でしょう。しかし，これらの危険因子がなく，本当の減酒を続けられるなら，あなたは損失なくアルコールによる健康上の利益を得ることができ，断酒は単にあなたのライフスタイルの選択肢となります。飲まない選択をすることでアルコール関連問題に煩わされることもなくなります。もう一度言いますが，選ぶのはあなたです。

社交が気軽になること 対 社会的圧力

　飲酒するかしないかを決断する際，社会的圧力とその他の社会的要因は，時に一番複雑な悩ましい問題です。飲酒する多くの人は，適正に飲む人も多量に飲む人も，アルコールで社交が気軽になることや，社会的な同調圧力のために，少なからずその問題について考えるでしょう。長い間アルコールがあなたの人生の一部となっているなら，このような動機があることさえ意識できないかもしれません。ですが，あなたが飲酒するか断酒するかを社会的文脈から決めるべきかどうかの際，あなたは客観的に長所と短所のつり合いを取って決めています。

　15章でお話ししたように，アルコールは特別に効果的なリラックス物質ではないですが，社会的状況でより居心地が良くなり，友好的で，自信をもつことに一役買うこともいまだにあります。アルコールが本当にこうした良い気分を作り出すかどうか確かめるただ1つの方法は，アルコールなしで社交してみることでしょう。以前に述べたように，多くの人が，そういう気持ちになるのは飲酒のおかげではまったくない，飲酒が彼らにそういう影響を与えるという期待から来ている，と発見しました。それは偽薬（プラセボ）効果と言われて，実感できる利益を生み出すものです。

　あなたがアルコールは本当に社会的状況で役立つと考えているなら，代わりになるものはありませんか？　この本の第4編でそれを論じています。あなたが特定の居心地わるい状況に対処するためアルコールに頼っているのであれば，対処するための新しい方法を見つけたら，あなたは選択肢を持てます。18章，21章，そして27章，同様に第4編の他の章も見てみましょう。

　人に飲酒を続けさせるもう1つの理由は，輪に入りたいという望みとこれ以上飲まないと決めた時に負う社会的圧力への恐怖です。実際にあなたは，ある社会的状況で，飲酒を勧める圧力や，飲まない選択を説明したり弁明する圧力を感じたことがあるでしょう。これは，特にアルコール依存症になっている人にとっては真実です。長年の間に大量飲酒者は他の大量飲酒者を引き寄せ，飲酒しない友人や社会的状況を避ける傾向がある，と言えます。しばらくすると，大量飲酒者には全員が大量飲酒をしているかのように見え，飲まない人はほとんどいないか疎遠になっています。

しかし，アメリカ成人の半分以上はもともと非飲酒者（4章を参照ください）であり，多くの場合はかつてアルコール問題があったからではない，ということを覚えていてください。飲酒と非飲酒は個人的な生活スタイルの選択です。

あなたの家族や仲間内でほとんどの人が飲酒し，飲酒を勧めるとしたら，断酒の決断は他の変化や挑戦をもたらすでしょう。飲まない人は，しらふでいることを支援してくれて，変化に対する社会的支援もしてくれる新たな友人を作る必要があります。快適でいる方法や飲酒を断わる技術に習熟する必要があります（8章と26章を参照ください）。楽しむ時に特に飲酒が欠かせないのであるなら，飲酒と関係ない人・場所・活動の中で楽しむ方法を探すといいでしょう。この本の第4編で説明している技術はアルコールのない生活を楽しむ方法を探すのに役立つでしょう。

あなたが断酒を選択するなら，初めは飲酒している友人から隔離されていると感じるかもしれません。しかし，あなたの決断が正しければ，あなたの人生も生活スタイルもそれに順応するでしょう。

飲酒が常に存在している社会にあなたがどっぷりと浸かっているように感じるのであれば，あなたはあなたに近い人から断酒する決断の励ましを受けるかもしれません。大量飲酒者には，彼らを愛する人からの断酒の励ましが良く効いた人がいます。ある男性は「お互い知り合いではない2人の友人から，同じ週に，私の飲酒を心配していると言われたので」私たちの外来に現れました。雇用主や裁判官から圧力をかけられて治療を求める人々もいます。他にも，飲み続けたら親しいパートナーまたは家族を失う可能性に直面している人がいます。実際，アルコール治療センターのドアを叩くほとんどの人は，助けを求めるよう外部からの励ましを受けています。彼らは幸運です。なぜなら，彼または彼女が飲酒問題を気づくかなり前に，普通は周囲の人がアルコール問題の出現に気づくからです。彼ら自身だけで助けを求めに来た頃には，非常に悪い結果と健康被害に苦しんでいるのが普通です。少なくともはじめは「他の誰かのために」変化の決断をするのは悪くはありません。

> 少なくとも最初のうちは，"他の誰かのために" 変化の決断をするのは，何も悪いことではありません。

もしあなたが飲まない選択をしようと考えると，成人（不幸にも若者にまで）の飲酒はノルマだという社会的・文化的メッセージがどれだけ広まっているか，（まだ気づいていなければ）気づき始めるでしょう。アルコールの広告は飲酒圧力のどこにでもある源の一つです。もちろん，時にこの圧力は社会構造の中に組み込まれているように見えます。

一流大学の教授であるドンは，断酒を試みた初めの数週間で以下のような例に遭遇しました。

- 国内学会で有名な教授のお祝いがあり，1人が乾杯を勧めて言いました。「何人かのグラスが空になっていますが，それは許されませんよ」。
- 宴会で，すべてのテーブルに何本かワインのボトルがただで置かれていました。しかし，ノンアルコールの飲み物を欲しい人は有料のバーで買わなければなりませんでした。
- 学会理事会に出席するように促す電子メールがすべての施設へ送られ，その報奨はビールの無償提供でした。

ドンはそれらに対する反応を意識的に変えることで，この状況に対処することが一番だと思いま

した。これらの社会的メッセージを理由に飲酒しなければいけない圧力を感じるより，どんなに無害に見えても，これらをアルコール問題の範囲を決める文化的実践として捉えると決めたのです。彼は，以下の類似性に気づきました。かつては無害に聞こえた人種差別や性差別的な意見を拒絶することが社会の標準となり，それが私たちの社会に総体として良い影響を与えたように，これらの習慣の意図的でない影響について彼の同僚たちの意識を高める方法を彼は考え始めました。ドンは自分を振り返りました。彼が断酒する決断は，ある程度は決まっていました。なぜなら，彼の教授職は数回酒に酔って通勤した事実で危うくなっていましたから。

個人の自由か，見えない牢獄か？

自分が飲酒できることを見せるためだけに飲酒し続けたいと思う人々もいます。断酒は不愉快で特別な意味を持ちます。しらふでいることは，飲酒者の心の中では，以下に等しいかもしれません。

- 制限され奪われている気持ち
- 落伍した，または"アルコール中毒"であると認めた感覚
- 「私は決してできない」と八方ふさがりになる恐怖
- 大人にならなければならない
- すべての喜びや楽しみにさよならを言っている

このような考えは精神的に閉じ込められている感覚を与え，人は自分の自由を制限したと認識したことに対して当然ながら反抗します。時に，他人があなたを断酒させたいと望むときにも，それが障害になります。あなたもそれがどこかで正しいと感じていたとしても「単に彼らがそうさせたいからと言って，自分がそうするのは，バカらしい」という感覚があるかもしれません。

これらのすべては特定の方法で，飲酒と断酒について考えているからです。もし飲酒があなた個人の価値・自由・若さ・成功・幸福と等しいとしたら，もちろんあなたは飲酒を諦めようと思わないでしょう。

しかし，人は単にアルコールがない方がより良い生活となると判断して，止める選択ができるのです。彼らは，アルコールから自由になることで，選択の自由が少なくではなく多くなることに思い至ったのです。12ステップ・プログラムの中では，この認識を「私たちは思いどおりに生きていけなくなった」と表現し，断酒が自由へのドアであることを説明しています。

アルコール障害のより重篤な病態がアルコール依存症と呼ばれているのは偶然ではありません。その人の人生は，アルコールが生活に不可欠だと見えるまで，これまで以上に飲酒中心になります。アルコール依存症の人は文字どおりアルコールに依存します。普通でいるため，逃げるため，対処するため，眠るため，楽しむため，生きるために。かつて自由と見えたものが奴隷になっています。もちろん，個人の自由のための断酒は常にそれほど劇的ではありませんが。

クリスは彼女の決断をこう説明しました。「減酒を続けようと努力するのが大変すぎて，止める方がずっと簡単でした。断酒のおかげで，飲むべきか飲まざるべきか，どのくらい飲むべき

か，最後の飲酒からどのくらい経ったのか覚えておくなどの選択をし続けることから自由になりました。初めのうちは気の進まないものでしたが，断酒は1つの選択でした。私には，飲まないことが飲酒のコントロール法なのです」。

あなたが断酒を選択したら，最初で主に重要なことは，途中で諦めるにはもったいないほど素晴らしいアルコール抜きの生活スタイルを作ることです。しらふだけど人生を楽しんでいない人は飲酒による楽しみ（実際か想像上の）を考えるはずです。飲酒があなたの生活の中心となっていればいるほど，この調整にはより長い時間がかかるでしょう。10代から大量飲酒をしている人が断酒するには，大人として生きるまったく新しい方法を発見する必要があります。アルコール抜きの大人の生活をまったく経験していない場合は，これは気力を挫く大変なことです。

「半数以上の成人が飲酒しないなら，アルコール抜きの生活は明らかに可能だ」という考えが役に立ちます。人生は，アルコールの使用を必要としない，潜在的な喜び・意味・関係・幸せで溢れています。それらを見つけること，喜んで享受することがアルコール抜きの生活スタイルを作る上で重要な部分です。あなたに準備ができているのか，望んでいるのか，できるのか，決めることができるのは，あなただけです。あなたが準備できて望んでいて，できるのかまだ分からないとしたら，助言の情報源として次の章を参考にしてください。

断酒すると決めたら

初めに，決断をしていく過程はとても消耗することを認識してください。私たちはあなたの決断があなたに安心感を与えることを望んでいます。しかし，もちろん，あなたが決断したら，実際に効果がある方法を見つける必要があります。考えなければならないことがいくつかあります。

この本の初めの部分を使って，飲酒量をかなり減らせていたら，0まで減らし続けることも簡単でしょう。言い換えれば，1日に1飲酒単位か2飲酒単位まで減らすことができていれば，最小限の我慢で1日の飲酒量を0に「減らす」こともできるでしょう。断酒がどのくらい簡単か分からないとしたら，（もし家族の中であなたしか飲酒しないときは）家の中のアルコールをすべて捨ててしまうか，アルコールを視界に入れないように，家族かルームメイトに協力してもらいましょう。究極的な目標はアルコールに晒されている時や，周囲の人が飲酒している時でさえ，断酒できることですが，初めは，アルコールに晒される機会をなくすか大きく減らすことが役立ちます。

もし，あなたがまだかなり多い飲酒を毎日しているなら，アルコール治療の専門家の助けを求めるのが賢明でしょう。効果のある科学的な根拠のある治療法が飲酒を止めるために役立ちます[25]。さらに，まだ多量に飲酒している時には，明らかな離脱症状に遭遇したときに医療の助けが必要なので，それを確保することが重要です。30章は有能な専門家を探すガイドラインを示しています。

いずれにしても，アルコール抜きのライフスタイルにシフトしていくのに第4編の資料が有用であることを示したいと思います。第4編の各章はアルコールの代わりになるものを提供し，飲み過ぎる欲求を減らすことを目的としています。この能力（自分を変える，楽しい活動を健康的なレベルに維持する，よく眠る，リラックスする，不安感と抑うつ気分をコントロールするなど）は，あ

29章　減酒がうまくいかない時に　225

個人的な意見

　断酒の長所と短所をあれこれと考えているなら，お金の消費と貯蓄について考えるといいかもしれません。もし，私が男性に推奨されている最大量の2飲酒単位を毎日飲み，妻が女性に推奨されている1飲酒単位を毎日飲むとしたら，1年で私たちは1,100飲酒単位近くを摂取することになります（365日×3飲酒単位＝1,095飲酒単位）。1飲酒単位当たり，1ドルから5ドルと推測して，私たちは1年で1,095ドルから5,475ドルをアルコールに費やすことになります。50年以上だと，54,000ドルから273,000ドルをアルコールに出費することになり，2台から10台の車を買って，何回もいい休暇を取るか，子どもを1名か2名大学に行かせるのに十分な額です。

——リカルド・F・ミューノス

なたの目標が減酒であろうと断酒であろうと役に立つでしょう。結局，アルコールを使う必要なくあなたはこれらのことができる，ということです。

　最後に，どの習慣でも止めるのは挑戦であるが，不可能ではないということを覚えておいてください。多くの人が，自分自身で飲酒を止めています。もし，下記のようであれば，あなたにできる可能性が多くあります。

- もう相当に減酒している。
- 支援や励ましをしてくれる友人や親族がいる。
- 断酒の過程で助けとなるような個人的な底力がある。たとえば，バランス感覚を保つ個人的な活動・日課となっている身体運動・スピリチュアルな活動・地域サービスへの参加・趣味・他の余暇の楽しみもしくはそれらに準じたものなど。
- とても安定した生活スタイル（安定した仕事のスケジュール・規則的な他人との交流・働く目標を持つことを含む）である。
- 喫煙・薬物などの習慣を自分自身ですでに止められた経験がある。

　こうした記述があなたに合わないときは，自分自身で飲酒を止めるのはより困難になりますので，私たちは専門家に相談するか，断酒を目的とした自助グループに参加することを勧めます。30章を参照してください。

　私たちはアルコールのない生活スタイルに移行するあなたの努力が成功することを祈っています。合理的な人間の選択としてのこの決断をすることは，大きな困ったライフイベントがいくつか起こるのを待っていて，その結果そうせざるを得なくなることに比べればはるかに良いことです。この決断がそのようなことが起こることを予防するでしょう。

30 支援の資源

　毎年100万人以上のアメリカ国民がしらふを始めるか維持するための助けを探しています。彼らの大部分は，自力で変わろうと試してみたものの継続してうまくできませんでした。そこで分別を働かせて，彼らが切望する変化のための支援とサポートを探しているわけです。

　良いニュースは，効果的な治療法がある，ということです。50年前にはアルコール問題に対して科学的な根拠のある治療法はありませんでしたが，現在では十分に信頼できる方法がいくつも選べるようになっています。この本に書かれている自己コントロール法のように減酒を助けるために作られたものもあります。アルコールと縁を切る人を助けるものもあります［26］。この章では，選択肢のいくつか――強固な科学的根拠があり，有用で害がないもの――を大まかに紹介します。

　あまり良くないニュースは，科学的に根拠がある効果的な方法と多くの地域で実践されている内容とにまだ大きなギャップがあることです。つまり，アルコール治療の分野は最近数十年になされた科学の進展に追いついていないのです。よって多くの専門職やプログラムがあまり効果の実証されていない治療法を提供し続けています。この章は，あなたが効果的な治療やサポートの資源を探せるように意図しました。

12ステップ・プログラム

　少なくともアメリカ合衆国において，アルコール問題に対する支援で最もよく知られているのは，AA（Alcoholics Anonymous）と回復の12ステップ・プログラムです。1935年に始まったAAは，治療法ではありませんが，お互いに支え合ってアルコール依存症から回復する共同体です。

　AAグループは治療をする専門職によって運営されておらず，自身がアルコール症から回復している人々によって先導されています。彼らは，しらふの生き方を確立するプログラムである12ステップに則り，スピリチュアリティ（高い精神性）をとても重視しています。プログラムについての詳しい情報はAAのウェブサイトから得られます。

　AAグループはアメリカ合衆国中にあり，通常24時間運営されている地域のヘルプ電話窓口があります。グループは酒を止めたい願望をもつ人なら誰でも参加できて無料です［訳注1］。

多くの治療プログラムが，AAの原理を組み込んださまざまな形の12ステップ治療を提供してい
ます。アルコール依存症の治療についてこれまでになされた最大の臨床試験では，比較された3つ
の最先端治療の中で12ステップ療法が最も高い断酒率でした[27]。グループ全体が10日間のうち9
日間断酒を維持し，治療後1年の時点でも40％が完全断酒していたのです。研究によれば，AAミー
ティングに参加して積極的に関わった人々は，AAに参加しなかった人々と比較して，より断酒を
維持しやすかったことも分かっています。よってAAとその12ステップ・プログラムを回復のアプ
ローチとして調べるのはとても良いことです。

　しかし，AAをその「神様用語」のため遠ざける人もいます。AAは宗教ではないですし，どんな
宗派とも提携していないのですが，12ステップのアプローチの中心には明らかにスピリチュアリ
ティ（高い精神性）があり，12ステップは単に断酒のためではなく生き方のプログラムだとはっき
り書かれています。12ステップでは，メンバーがより強い結びつきを確立しようとする存在のこと
を大っぴらに「神様」とか「ハイヤーパワー」と呼んでいます。AAはこの問題についてきちんと
考えており，広く無神論者も不可知論者[訳注2]もどんな宗教的背景を持つ人でも宗教的背景を持た
ない人も歓迎しています。実際，無神論者や不可知論者はあまりAAに参加していませんが，参加
している人は他の人と同じように利益を得ています[28]。AAはメンバーが自分の「ハイヤーパワー」
をどう考えるかについて非常に寛大なので，彼らも一員でいられるのです。

　私たちは根拠に基づいて，飲酒を止めたいと望む人は誰でもAAを試すことをお勧めします。誰
もそうしろと強制されるべきではない，とも信じていますが。

コミュニティ強化アプローチ（CRA）

　アルコール問題を持つ人を支援するよく検証された方法として知られているのがコミュニティ強
化アプローチ（CRA）[29]です。1960年代に開発された当初，CRAは比較的シンプルな哲学に基づ
いていました。もし，あなたが楽しんでいたもの（この場合は飲酒）を手放そうとするなら，生活
がもっと楽しいものである必要がある，と。つまり，アルコールなしの生活が，飲酒つきの生活が
そうであったよりも楽しく満足できるものであるべきだ，と。この本の第4編の各章はまさにこの
課題を取り上げています。さまざまな臨床試験がCRAは，アルコールや他の薬物依存症に打ち勝
つのに他の治療法よりも効果的であると実証してきました。

　哲学はシンプルに聞こえますが，CRAは実際のところ治療する専門職には特別な訓練を必要とす

[訳注1] 日本では，AAに加えて，AAを日本文化に合わせて修正して発足した自助グループである断酒会があります。
　＊断酒会（全断連＝全日本断酒連盟）
　http://www.dansyu-renmei.or.jp/（全断連のHP）
　http://www.dansyu-renmei.or.jp/soudan/index.html（各都道府県の断酒会相談窓口へ飛ぶページ）
　＊AA
　http://aajapan.org/（AA日本ゼネラルサービスのHP）
　http://aajapan.org/meetings/（各地域のAAミーティング会場案内へ飛ぶページ）
　日本でも全国各地で断酒会・AAの例会が開かれています　詳細は先のURLを参照のこと。
[訳注2] 人間は神の存在を証明することも反証することもできないと唱える人。

る複雑な治療法 [30] です。CRAカウンセラーは，あなたが飲酒に頼らずに生活できるように暮らしを強化して組み立てるのを手伝うでしょう。これには新しい対処スキルを学ぶことや，昔の活動や新しい活動を試すことや，あなたが楽しむことを見つけてやり続けることなどが含まれています。CRAはあなたが断酒するのを支援するだけではありません。それはあなたが，飲酒するよりもしらふでいる方が良くなるように暮らし・社会的な関係・環境を変えていくことに重きを置いています。理想的には，あなたは単にアルコールを諦めるよりずっと良いアルコール抜きの生活を作り上げられるのです。

自分の愛する人がしらふになるべく，家族メンバーを支援する　良く研究されたCRA家族版（CRAFT）もあります [31]。

対処スキルを学ぶこと

しっかりした治療実績があるアプローチとして，アルコールなしの幸福な生活を送る技術・飲酒に逆戻りするのを避ける技術を学ぶことがあります。これはしばしば「認知行動療法」と呼ばれ，時には「再発防止」療法と呼ばれますが，この名称は多くの異なったアプローチを表現するのに使われています。あなたに最も役に立つ生活スキルは，あなたがどんな状況なのかによって大いに異なります。万人向きの標準生活スキルセットはないのです。

しらふの生活スタイルを確立するにあたってしばしば有用なスキルのいくつかは，この本の第4編に網羅されているそのものです。ソーシャル・スキル・トレーニング（SST）は，満足できる人間関係を作り維持することに焦点を当てています。カップルの人々は，親密な関係の中でコミュニケーションを取り生活するスキルを学ぶと得るものがあるでしょう。他によく知られたものとして，ストレスと気分のマネジメント，アサーティブネス，アンガーマネジメントがあります。全部のポイントは，あなたがアルコールなしの生活をおくるために必要とするスキルはどんなものでも学びなさい，ということです。

動機づけ面接法（MI）

他によく知られている課題は，あなたの飲酒を変える動機を見つけて維持することです。

これはしばしば，飲酒にまつわる両価性——そうしたい・でもそうしたくない——に働きかけることです。両価性があると，すぐ立ち往生してしまいます。

動機づけ面接法 [32]（MI：Motivational Interviewing）は，人が両価性を解消して，彼らの人生において必要とする変化をして前進するように援助するためにまさしく1983年に導入された治療アプローチです。

MIは，動機を植えつけたり与えたりはしません，むしろあなたが，変化する方が良い「自分の理由」を自分自身から見出せるように意図されています。他人があなたに理由を与えることもできますが，本当に響く理由はあなたに——あなた自身の目標と価値観に——とって重要なものです。MI

は比較的短いカウンセリングのアプローチで，通常は1回から4回のセッションです。MIは他のアプローチ，たとえば　CRAや生活対処スキルを学ぶことと一緒に組み合わせて使われもします。

薬物療法

　断酒したいと願う人を支援するさまざまな薬物療法があります。最も古く最も安いのはジスルフィラム［訳注3］です。この作用はとても単純です。この薬を1日1回内服し，あなたが飲酒しなければ何も起きません。しかし，もし飲酒したら，あなたは——頭痛・めまい・吐き気・嘔吐などが一般的ですが——具合が悪くなります。要は，ジスルフィラムは保険です。あなたは，1日に何回も飲まない決心をする代わりに1日1回飲まない決心をするわけです。定期的に内服していると，1週間かそこらは体の中に十分な薬が残っていて，衝動的な飲酒を抑止できます。役に立つ薬ですが，もちろん，あなたが薬を服んでいればの話です。

　最近研究で強く支持されているのがナルトレキソン［訳注4］ですが，これは脳のオピオイド受容体をブロックします。これはアルコールの報酬効果を弱めて，飲酒欲求を減らすようです。ナルトレキソンを内服している時に飲酒しても，人は具合が悪くなることはなく，典型的にはただアルコールが楽しくないことを知ります。ナルトレキソンは，アルコールから解放されたいと試みる人の助けになることが研究で分かっています［33］。これを内服している人はしばしば，飲酒の欲望が減って，もし飲んでも飲み過ぎにはなりづらいと言います。

　こういう薬物療法を行っている大部分の人は，ほんのわずか副作用を経験するかまったく経験しません。また，副作用は深刻ではなく，短期間である傾向があります。こういう薬物は典型的には，断酒の大変な初期数カ月を乗り切るために期間限定で内服され，たとえば先に述べたような他の治療法とセットで行うことが普通は推奨されています。ナルトレキソンは高価な薬ですし，（アメリカ合衆国の）医療保険では常にカバーされてもいません。もし，あなたが断酒を助ける薬物療法の選択肢について興味を持つなら，あなたの主治医（かかりつけ医）——あなたに安全かどうかを判断して適切なものを処方できる——に相談してください。

他の支援

　他にも多くの治療法や自助グループ（相互援助グループ）がアルコール問題をもつ人のためにあります。たとえば，下の表［訳注5］にはいくつかの領域にあるさまざまな相互援助グループが一覧になっています。これらの選択肢を拾うことはとても簡単ですが，先に述べたAAを除くと，その有効性についてはほとんど知られていません。

　同様に，有効性の証拠がほとんどない多くの種類の治療が提供されています。これらの治療法

［訳注3］日本での商品名：ノックビン。構造は違うが同じ効果を持つ薬の商品名：シアナマイド。
［訳注4］アメリカ合衆国での商品名：レヴィア。日本では未発売。
［訳注5］合衆国特有の社会資源なので省略。

230　第5編　うまくいっていますか？

が広く評価され，効果がないことが分かってきた，ということは特に注意すべきことです。そういう治療法には，直面化カウンセリング・教育講義や教育映画・精神分析療法（洞察を志向する）があります。しかし，最もよく目にする問題は，治療法の定義が貧弱で評価が難しいことです。たとえば「集団精神療法」という言葉はとてもありふれていて，ほとんど何でもありです。『買い手に注意させよ[訳注6]』は良いアドバイスですね。アディクション治療の専門職やプログラムは科学的根拠があるサービスを提供すべきだ，というのはまだ比較的新しいアイデアなのです！　その代わりに，「治療」という言葉が，提供者がそう信じる何でも含みうるし，含んでいるのです。

　さて，選択肢のジャングルからどうやってあなたの役に立ちそうな治療法を見つけましょうか？　いくつかヒントをあげます。

質問をする

　治療者が行っていることを正確に聞き出すことは，まったく合法的でかつ賢い方法です。あなたが訊ける質問をいくつかあげました。

- アルコール問題を持つ人を治療するアプローチはどんなものですか？（ここで明確に，あいまいな説明よりも科学的根拠がある治療法か，を訊きます。治療法のブランド名以上のことを訊きましょう。実際，彼らは何をしていますか？）
- 治療の適応は，あらゆる人に同じですか，個別化されていますか？（一般に，万人向けの治療プログラムは望ましくありません）
- あなたは，ある個人にどの治療法を使うかをどうやって決めていますか？（たいがいの治療者は，個人の必要に合った治療を選ぶと答えるでしょうが，どんな選択肢があり，どうやって決めていますか？　あなたが受ける治療の種類にはあなたに発言権がありますが，それはどの範囲までですか？）
- あなたが用いる治療法が効果的だというのにどんな科学的根拠がありますか？（あいまいな保証や科学研究の限界についてのお喋りで甘んじてはいけません。彼らは自分が行っていることを明確に述べられるはずですし，そのアプローチの有効性を示す研究や総説を明示すべきなのです）
- この種の治療を行うために，どんな特別なトレーニングを受けてきましたか？（もし彼らが科学的に根拠がある治療法の名前——たとえば，CRA・MI・対処スキルトレーニングなど——を挙げてきたら，どのように習得したかも尋ねましょう。専門職はこれらの治療法を習得するには必ず特別なトレーニングを経ています。もう一度言いますが，あいまいな保証に甘んじないこと）
- 治療はどのくらい費用がかかりますか？　私の保険はカバーしますか[訳注7]？
- どのくらいの期間，治療が必要と予想していますか？（きっちりした面接回数や治療期間が

[訳注6] ここでは治療を利用する側が賢く選ぶ必要がある，という意味。
[訳注7] 日本では国民皆保険制度なので保険収載されているか否かが問題。

30章　支援の資源　231

分からなくても，あなたは少なくとも治療の平均期間については明確な情報を得るべきです）

訊いて回る

　他に情報を得るには，専門職の評判を知っていそうな人々から，治療先候補を尋ねることです。医師・牧師やラビ[訳注8]・情報センター・相談電話に尋ねるとよいでしょう。心理学・医学・ソーシャルワーク・カウンセリングの専門職を訓練する地域の大学にお勧めを尋ねてごらんなさい。保険の範囲であれば，あなたはあなたのプライマリケア医から紹介状を書いてもらって始める必要があるかもしれません。最近の研究をよく知っていて，科学的根拠がある治療を行う専門職や施設プログラムを具体的に尋ねてください。複数の情報源から同じ名前を聞いたら，きちんと調べましょう。患者のための優れた情報源もいくつかあります[34]。

見学して回る

　これらの選択肢を手に入れたら，数人の専門職や施設プログラムを見学するのが理にかなっています。最初に入った店で服を買う必要がないのと同様，最初に会った人にしがみつく必要はありません。特に重要なのは，あなたを治療する人物と良い関係が持てることです。検討してください。

- 敬意をもたれ，理解されていると感じましたか？
- 彼または彼女は，あなたの視点や心配を傾聴しましたか？
- あなたはその人物があなたを助けてくれると確信できましたか？　彼または彼女は，そういう技量がありそうですか？
- あなたは自分が受ける治療の種類を理解しましたか？　個人情報は守られていますか？

　治療では不愉快な問題を扱うことがまれならずあるとはいえ，あなたは自分を治療する人に信頼をおけて秘密を話せて，その人から敬意を払われるべきです。

治療の設定

　治療はさまざまな設定で行われます。**入院**プログラムなら，ある人が一定の日数なり週数は病院に滞在することを含みます。**宿泊**プログラムでは，あなたは治療を受けている間——典型的には数週間かそれ以上——は特定の施設に寝泊りします。離脱のプロセスを安全に通過するための短期**解毒**施設もあります。**外来**プログラムでは，自宅や地域で生活しながら，特定の面接や訪問のため訪れる人に治療がなされます。外来治療は週1回かそれ以上で，治療の進展によってはもっと頻度が落ちることもあります。短期間にかなりの回数の治療面接を行う，**外来集中**プログラムもありま

[訳注8] ユダヤ教の聖職者。

232　第5編　うまくいっていますか？

す。たとえば，1日4時間で1週間に3日，それを1カ月にわたって行うとか。

　治療効果を調べた研究では，治療の設定にではなく治療の種類が重要だ，と一貫して示されています。一般的には，入院と外来の治療プログラムでは治療成功率がほぼ同じで，外来治療プログラムが通常はより安価です。入院や宿泊は助けになりえるし，時には医学的に必要となりますが，長期の回復という点からはあまり必須ではありません。入院や宿泊のプログラムから出てからさらに，あなたは地域社会における生活をうまく取り扱わねばなりません。それは広く「アフターケア」（外来治療）として認識されていますが，要は宿泊治療のフォローをすることです。

治療の最低ライン

　最低ラインは，あなたに効果がある支援を探すことです。もし，1つのアプローチがあなたの助けにならなくても，他を試せます。科学的根拠があると章前半で書かれている治療法から始めて，あなたに役立つものを見つけるまで違ったアプローチを試しましょう。

　あまりに簡単にあきらめないこと。その過程で妨げを経験することは，とてもよくある話です。断酒を志向した治療や相互援助プログラムが理想とするのは酒を止めたら二度と飲まない人物ですが，実際にこの目標を1回目の試行で達成するのは少数派であり，たとえ2回目3回目であっても少数派なのです。もっとありふれているのは，アルコールなしの期間を少しずつ延ばし，飲酒している期間はより短くなり，減酒が進むという経験をする人たちです。

　そうではありますが，あなたは治療を始めて3カ月以内かそこらで大きく進歩するはずです。特にあなたの酒量は，完全に止めていなくても減っているはずです。これが，効果的治療の最低限の基準です。あなたは，アルコールなしの生活をより快適で自信にあふれているとも感じているはずです。もし，約3カ月以内にそうならないなら，違うアプローチを試しましょう。ほとんどの飲酒者が，ある治療から利益を得てかなりの改善を示すのは，2カ月か3カ月以内です。

　最後に，いくつもの異なった種類の治療を受けることは特別でも何でもありません。平均的な喫煙者は，ニコチンから最終的に解放されるまでに8回から11回は真剣に禁煙を試みます。何回も治療を受けるのはごく普通のことです [35]。結局，これは慢性疾患なのですから。たった1回だけ糖尿病・高血圧・気管支喘息の治療を受けて，治癒してさようならするなどと誰も期待しません。これらの慢性疾患とつきあうとき，鍵となるのは，あなたが健康でしらふでいる助けになることを手放さないことです。

30章　支援の資源　233

付録

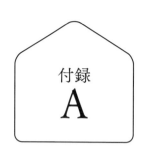

ブドウの怒り：
気がかりな理由

　20世紀初頭の30年間，アルコールに関する公教育は，エチルアルコールの危険性を強調し，時には誇張しました[訳注1]。アルコールは，使う人だれにとっても大変に危険な薬物とされました。しかし，1933年に禁酒法が廃止され，アルコールの教育はすぐに変化し，"アルコール中毒"教育になりました。大衆も専門職も"アルコール中毒"とその他で厳格な区別をしました。アルコールは特定の個人——"アルコール中毒"になった人々——には危険だが，他の人間には危険でない，となったのです。

　しかし，20世紀後半から21世紀初頭には，大衆も専門職も薬物としてのアルコールが深刻な危険を持つ，という見方に回帰しました。合衆国人口におけるアルコール消費量は，数十年かけて着実に減少しています。1人当たりの平均アルコール消費量は，私たちがこの仕事を始めた1970年代の半分以下になり，全合衆国民の約60％はまったく飲まないか，平均して1週間に1飲酒単位[訳注2]も飲みません。また，常習飲酒者でさえ遥かに少なく飲むようになっているのです（4章を参照のこと）。

　この警戒にはもっともな理由があります。タバコに次いで，アルコールはアメリカ合衆国での防ぎうる早死の主要な原因なのです。非常に減酒した飲酒者（1日当たり1〜2飲酒単位）は非飲酒者よりも健康リスクが高くありませんが，1日3飲酒単位よりも多いと，依存症・疾病・障害・早死の率は着実に上昇します。明らかに，飲み過ぎよりも飲まない方がずっと良いのです。

[訳注1] これらの記述はアメリカ合衆国における事情です。
[訳注2] 純アルコール12g，詳細は44ページ参照。

過量飲酒と関連する健康問題

　アルコールはとても効率の良い溶剤で中枢神経系の抑制薬です。いったん飲まれると，体中に速やかに運ばれます。体内で水分があるところへはどこでも，つまりほぼすべての部位に到達し，実質的にはすべての臓器にダメージを与える可能性があります。アルコールに対する耐性（「酒に強くなる」ということ）は，身体へのダメージを減らすわけではありません。単に，比較的高いアルコール濃度でもしらふに見えたり，しらふでいる感じがして，アルコールが体を痛めるがままにするだけです。

中枢神経系

　アルコールによるダメージで最も早期に現れるものの一つは，中枢神経系のダメージです。アルコールは脳全体に「神経毒」として働き，脳組織を破壊します。高い濃度で頻繁にアルコールにさらされるほど，よりダメージが大きくなります。このダメージの深刻さは脳画像——頭蓋骨を実際に開けなくても脳で何が起きているか見える——で明白になります。治療中のアルコール依存症者の脳画像では相当な脳萎縮がみられます。たくさんの脳細胞が破壊されて，脳が本来あるべき大きさより物理的に小さくなっているのです。残った脳組織の中でも，生きている神経細胞の密度が減っています。つまり，アルコール依存症で治療を始める前に，彼らの脳はすでにサイズが小さくなり，残っている神経細胞の結合が減っているのです。

　このような画像が可能になる以前にも，アルコールが精神機能を侵している明らかな兆候はありました。知能低下は，非言語性のものより言語性のもの（言葉のスキル）の方が目立ちません。つまり，毎日の会話でハッキリ分からなくても，アルコールは精神機能を障害し，ダメージは進んでいるのです。より早く影響を受けるのは，認知機能（記憶力・集中力・抽象的な思考・問題解決力・三次元空間の場所見当識・作業スピード・細かい作業の巧緻性を含む）です。知能検査では，これらは"動作性IQ"と言われ，"言語性IQ"と区別されます。これらの低下で，新しいことを学習したり，複雑な問題を解いたり，ものごとに集中したり記憶するのが困難になります。これらの低下は，注意深くテストしないと明白になりません。すばやくあるいは注意深くコントロールして指を動かすとか，三次元でものごとを考えるとか，とても集中しないと解けない問題を解くとか，その人の仕事が，アルコールで早期に障害される特別な能力をたまたま必要としていない限りは。

　多量飲酒が脳に与える効果は，脳が早く老けることに非常に似ています。40歳の多量飲酒者の脳は60歳の非飲酒者の脳に似ています。良い知らせは，アルコールによる認知機能へのダメージは断酒で改善する傾向がある，ということです。断酒1年目でさえ，断酒した多量飲酒者の脳は明らかに大きくなり，神経細胞の結合密度が増え，精神機能が際立って改善することが今日明らかになっています。認知機能は常に正常まで戻るわけではありません。より長く飲酒して，よりダメージが大きいと，戻りもより少なくなりがちですが，断酒するとほぼ必ず，大幅な改善があります。

消化器系

　アルコールは敏感な組織を刺激しますが，より濃度が高いアルコール飲料を飲んだときに喉や胃が焼けるような感じがするのがその証拠です。多量に飲む人は，とても高率に消化器系の症状，胃炎（「胸が焼ける」とか胃がヒリヒリする）から膵炎まで，を訴えます。多量飲酒者では，アルコールが接触するほぼすべての消化器系——口から肛門まで——で，発がん率が相当に増えます。実際，アルコールやタバコのような発がん物質にひどく曝されないと，頭頸部のがんになるのは困難です。

　多量飲酒によって肝障害が起きるのも明白です。脂肪の蓄積から始まり，肝臓が肥大します。これは通常は，断酒すると元に戻ります。第2段階では，アルコールが肝臓を持続的に刺激して炎症を起こし（肝炎），痛めつけます。アルコール性肝炎になった人は誰でも，今後はずっとアルコールを飲まないように十分にアドバイスされます。多量飲酒を続けると，肝臓病の第3段階で元に戻らない段階に至り，肝臓組織が破壊されます。

　肝細胞が死ぬこの進行型は肝硬変と言われますが，もっと早期からプロセスは始まっています。組織の破壊は肝静脈周囲でしばしば最初に認められますが，ここが（アルコールを運ぶ）血流が最初に肝臓に入る場所だからです。アルコール性肝硬変および肝炎と診断された人の半分以上は4年以内に死亡し，亡くなる人の大部分は最初の1年以内に死亡します。

免疫系

　多くの人にあまり馴染みがないのが，アルコールは免疫系にもダメージを与え，さまざまな病気に感染しやすくなり，病気を退ける身体能力を減らすことです。たとえば，多量飲酒者は，肺炎・敗血症・結核といった感染症にかかりやすく，死にやすいのです。

心血管系

　適切に低減した飲酒（1日当たり1～2飲酒単位）は，明らかに冠動脈性の心臓病や脳卒中のリスクが低いことと関連します。これを理由に，この特定の心臓病から身を守るために適切に低減した飲酒を勧める人もいます。しかし，この減酒と心臓病リスク低減との関連がなぜ起きるかは完全にははっきりしておらず，同じ程度の防護効果は中程度の定期的運動のような他の手立てでも得ることができます。

　一方，長期の多量飲酒は心臓に深刻なダメージを与えることがはっきりしています。

　アルコール性心筋症は，多量飲酒が直接の原因である病気として広く知られており，心臓が拡張して，その収縮する能力が損なわれ，しばしば心不全や身体障害，そして死亡に至ります。適切に低減されていない飲酒は，明らかに高血圧を引き起こし，慢性の高血圧症を悪化させ，心臓病と脳卒中の主な原因となります。繰り返しますが，断酒はこういう状態を良くします。

　多量飲酒は，心臓のリズムを乱し，生命を脅かす頻拍や不整脈の原因になります。これは，**ホリデーハート症候群**と命名されるほど休日期間前後ではありふれています。心臓病を患ったことがない人が突然に説明できない心臓発作に襲われるよくある原因にアルコール急性中毒があります。原

因不明ですが，アルコールで不整脈が引き起こされやすい人もいます。

内分泌系

アルコールは，ホルモンの調節システムにも影響を与えます。男性では，多量飲酒とテストステロン（男性ホルモン）の減少・精巣の縮小・身体の女性化に関連があります。女性では，多量飲酒がエストロゲン（女性ホルモン）に影響して女性らしい体つきが損なわれますし，乳がんのリスクが増えます。まとめると，男性でも女性でも二次性徴を失う傾向となります。常習多量飲酒は，慢性ストレスに似た身体的影響を産むのです。

アルコールとスピリチュアリティ
（高い精神性）

アルコールとスピリチュアリティ（高い精神性）はどういうわけか互いに相いれず，一方が他方を駆逐する，という古い信仰（ラテン語の『酒精＝スピリッツ　対　霊性＝スピリッツ』という成句に反映されています）があります。確かに，ある種のアルコールは「蒸留酒＝スピリッツ」と呼ばれています。数十年の研究によると，この結論は正しいようです。アルコール依存の真っ最中では，人は精神性が非常に低く，宗教にもほとんど関わらない傾向があります。逆に，積極的に宗教に関わり，マインドフルネス瞑想を実践していると，アルコール・薬物の使用や問題のリスクは低くなる傾向があります。実際，宗教に関わることは，その効果の大きさが家族に患者がいないことに匹敵するくらいに強くアルコール・薬物の使用障害を防ぐ要因で，このことには十分に証拠があります。もっと一般的に言うと，宗教に関わることは，精神疾患・身体疾患・あらゆる原因による死の率を下げるものなのです。AAのスピリチュアルなプログラムに参加したら，その後断酒するだろうと予測できますし，回復を維持している人は精神性が成長する傾向があります。

アルコールと精神衛生

アルコール使用障害と診断される人は，高率に幅広く他の精神衛生の問題も持っています。特に不安障害と気分障害がよくありますが，統合失調症のような精神病やパーソナリティ障害もけっこうな率で生じます。自死の約半分は，酩酊かアルコール・薬物問題に関連しています。睡眠の問題もよく見られます。

ここで「ニワトリか卵か」問題が出てきます。これら精神衛生の問題が先で，飲み過ぎはストレスへの反応でこれに対処する試みとして，続いてきたのか？　あるいは，飲み過ぎが原因，少なくとも他の心理的問題を悪化させたのか？　答えは，どちらも「イエス」です。どちらも最初に生じうるし，互いに他の問題を悪化させ，治療を複雑にします。幸いなことに，両方を治療することで

付録A　ブドウの怒り：気がかりな理由　239

両方を同じように改善できます。

アルコールと社会生活機能

最後になりますが，飲み過ぎが多くの社会問題に関連していることは何の不思議もありません。すべての犯罪，特に暴力犯罪には，かなり大きな割合でアルコール使用が絡んでいます。労働機能もしばしば侵され，失職や失業につながります。経済的問題もよく見られます。過量飲酒では，飲酒者のみならず飲酒者が愛する人々も同様に損害を受けます。家庭問題やDVは飛躍的に増えます。アルコール依存の家族メンバーが飲んでいる時は，家族のコミュニケーションが行き詰まり，阻害される傾向がありますが，彼ないし彼女が治療を受けてしらふになると　それがかなり正常になることが，研究で分かっています。

これらが，過量飲酒が続くと起きるよく見られる影響です。アルコールは事実上すべての臓器系に影響を及ぼし，非常にコントロールされた減酒（1日に1，2飲酒単位（純アルコール12〜24g）のレベルを越えたら悪影響を及ぼします。多量飲酒は，筋肉のハリや体の健康を損ない，老化を促進します。妊娠している女性は，生まれてくる子どもに予測がつかない深刻な影響がある可能性のため，妊娠期間中は完全に飲まないように勧められます。多量飲酒者は，転落・火傷・溺水・交通事故・歩行者の衝突を含む多くの原因から生ずるケガ・障害・死亡のリスクが飛躍的に増えます。飲み過ぎは，飲酒者の精神衛生を損なうだけでなく，彼や彼女の家族の健康と福祉を損ないます。

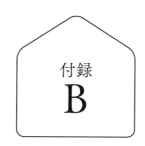

付録 B

アルコール関連問題質問票

ここには飲酒者が時に経験する多数のイベントが書いてあります。
それぞれを注意深く読んで，1回でも経験したものの番号に○をつけてください。

1回でも経験したことがありますか？
「飲酒のせいで／飲酒のために……」は「自分の飲酒が原因で」という意味です。
 1. 飲酒のあと，二日酔いになったか不快な気分になった。
 2. 飲酒のせいで不快な思いをした。
 3. 飲酒のために仕事か学校を休んだ。
 4. 家族や友人たちが自分の飲酒について心配したり，文句を言った。
 5. 飲酒のせいで仕事の質が落ちた。
 6. 飲酒のために良い親でいる能力がそがれた。
 7. 飲酒のあと，眠りにつきづらい・ぐっすり眠れない・悪夢などの問題がでた。
 8. 3飲酒単位以上飲んだあとに車を運転した。
 9. 飲酒のために他の薬物をもっと使うようになった。
10. 飲酒のあとに具合が悪くなって吐いた。
11. 飲酒のせいでみじめになった。
12. 飲酒のためにちゃんと食事が摂れなかった。
13. 飲酒のせいで自分に期待されていたことができなかった。
14. 飲酒のために後ろめたく感じたり，恥ずかしく感じた。
15. 飲んでいる時，きまり悪くなるようなことを言ったりしたりした。
16. 飲んでいる時，自分の人格が悪い方に変わった。
17. 飲んでいる時にバカげた危険なことをした。
18. 飲酒のせいでトラブルに巻き込まれた。
19. 飲酒しているか薬物を使っている時，誰かにトゲトゲしいか残酷なことを言った。
20. 飲酒している時，あとで後悔するような衝動的な行為をした。
21. 飲酒している時に（口喧嘩ではない）喧嘩に巻き込まれた。

22. 飲酒のせいで身体的健康が損なわれた。

23. 飲酒のために経済的問題がおきた。

24. 飲酒のために結婚や愛情関係が損なわれた。

25. 飲んでいる時はもっとタバコを吸った。

26. 飲酒のせいで容貌が衰えた。

27. 飲酒のせいで家族が傷ついた。

28. 飲酒のために友情や親密な関係が壊れた。

29. 飲酒のせいで太り過ぎた。

30. 飲酒のために性生活に悪影響があった。

31. 飲酒のせいで何かの活動や趣味への興味がなくなった。

32. 飲酒によってスピリチュアルな、あるいは倫理的な生活が損なわれた。

33. 飲酒のせいで，自分が望むような生活ができなかった。

34. 飲酒のためにひとりの人間としての成長が妨げられた。

35. 飲酒のせいで自分の社会生活・人気・評判が損なわれた。

36. 飲酒のためにお金を使い過ぎたり，お金をなくした。

37. 飲酒運転で逮捕された。

38. 飲酒のせいで法的な問題（飲酒運転以外の）がおきた。

39. 飲酒のために離婚するか親密な恋愛関係を失った。

40. 飲酒のせいで停職処分（停学処分）を受けたり解雇（放校）されたり退職（退学）した。

41. 飲酒のために友達をなくした。

42. 飲んでいるか酩酊している時に事故にあった。

43. 飲んでいるか酩酊している時に身体的な危害を受けたり，ケガや火傷をした。

44. 飲んでいるか酩酊している時に他の誰かにケガをさせた。

45. 飲んでいるか酩酊している時にモノを壊した。

あなたが○をつけた項目の数を数えましょう。それがあなたの得点です。
アルコール問題で治療を受ける人は20点かそれ以上のことが多いです。

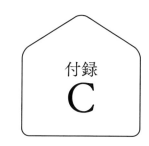

付録 C

血中アルコール濃度（BAC）推定表

凡　例

　以下の表のうち，あなたの性別用（女性用もしくは男性用）で，あなたの体重に最も近いものを探してください。

ある飲酒時におけるあなたの血中アルコール濃度（BAC）を推定する方法：
　左端の欄からあなたの飲んだ飲酒単位の合計量を選びます。
　その行をその飲酒単位を消費した時間の合計を示す列まで右にたどっていきます。
　すべての飲酒単位を一度に飲んだ場合は0時間の列にあるのがあなたのBACです。

BACが上昇するのを見る：
　ある飲酒時間の列（たとえば2時間）を選びます。その時間にもう1単位追加して飲むと，BACがどれだけ上昇するか分かります。

BACが下降するのを見る：
　あなたのBACレベルを見つけたら，その行を右にたどります。
　それぞれの欄は1時間経過するごとにあなたのBACレベルがどれだけ下降するかが分かります。

あなたの制限BACを守るには何飲酒単位まで飲めるかを調べる方法：
　飲酒時間の合計を示す列を探します。
　その列を下にたどって，あなたの制限BACになる手前の欄で止まります。
　その欄が示す飲酒単位がこの制限時間内に飲める最大量となります。

体重100ポンド（45kg）の女性のBAC予測表

飲酒量	時間数										
（標準飲酒単位）	0	1	2	3	4	5	6	7	8	9	10
1	0.45	0.29	0.13	0.00	0.00	0.00	0.00	0.00	0.00	0.00	0.00
2	0.90	0.74	0.58	0.42	0.26	0.10	0.00	0.00	0.00	0.00	0.00
3	1.35	1.19	1.03	0.87	0.71	0.55	0.39	0.23	0.07	0.00	0.00
4	1.80	1.64	1.48	1.32	1.16	1.00	0.84	0.68	0.52	0.36	0.20
5	2.25	2.09	1.93	1.77	1.61	1.45	1.29	1.13	0.97	0.81	0.65
6	2.70	2.54	2.38	2.22	2.06	1.90	1.74	1.58	1.42	1.26	1.10
7	3.15	2.99	2.83	2.67	2.51	2.35	2.19	2.03	1.87	1.71	1.55
8	3.60	3.44	3.28	3.12	2.96	2.80	2.64	2.48	2.32	2.16	2.00
9	4.05	3.89	3.73	3.57	3.41	3.25	3.09	2.93	2.77	2.61	2.45
10	4.50	4.34	4.18	4.02	3.86	3.70	3.54	3.38	3.22	3.06	2.90
11	4.95	4.79	4.63	4.47	4.31	4.15	3.99	3.83	3.67	3.51	3.35
12	5.40	5.24	5.08	4.92	4.76	4.60	4.44	4.28	4.12	3.96	3.80
13	5.85	5.69	5.53	5.37	5.21	5.05	4.89	4.73	4.57	4.41	4.25
14			5.98	5.82	5.66	5.50	5.34	5.18	5.02	4.86	4.70
15						5.95	5.79	5.63	5.47	5.31	5.15
16									5.92	5.76	5.60

6.0mg/ml以上のBACは，非常に高いアルコール耐性を持たない人には，通常致命的です。
標準飲酒単位（合衆国）は純アルコール12g→44ページ参照。

体重120ポンド（54kg）の女性のBAC予測表

飲酒量（標準飲酒単位）	時間数										
	0	1	2	3	4	5	6	7	8	9	10
1	0.38	0.22	0.06	0.00	0.00	0.00	0.00	0.00	0.00	0.00	0.00
2	0.75	0.59	0.43	0.27	0.11	0.00	0.00	0.00	0.00	0.00	0.00
3	1.13	0.97	0.81	0.65	0.49	0.33	0.17	0.01	0.00	0.00	0.00
4	1.50	1.34	1.18	1.02	0.86	0.70	0.54	0.38	0.22	0.06	0.00
5	1.88	1.72	1.56	1.40	1.24	1.08	0.92	0.76	0.60	0.44	0.28
6	2.25	2.09	1.93	1.77	1.61	1.45	1.29	1.13	0.97	0.81	0.65
7	2.63	2.47	2.31	2.15	1.99	1.83	1.67	1.51	1.35	1.19	1.03
8	3.00	2.84	2.68	2.52	2.36	2.20	2.04	1.88	1.72	1.56	1.40
9	3.38	3.22	3.06	2.90	2.74	2.58	2.42	2.26	2.10	1.94	1.78
10	3.75	3.59	3.43	3.27	3.11	2.95	2.79	2.63	2.47	2.31	2.15
11	4.13	3.97	3.81	3.65	3.49	3.33	3.17	3.01	2.85	2.69	2.55
12	4.50	4.34	4.18	4.02	3.86	3.70	3.54	3.38	3.22	3.06	2.90
13	4.88	4.72	4.56	4.40	4.24	4.08	3.92	3.76	3.60	3.44	3.28
14	5.25	5.09	4.93	4.77	4.61	4.45	4.29	4.13	3.97	3.81	3.65
15	5.62	5.46	5.30	5.14	4.98	4.82	4.66	4.50	4.34	4.18	4.02
16	6.00	5.84	5.68	5.52	5.36	5.20	5.04	4.88	4.72	4.56	4.40
17				5.90	5.74	5.58	5.42	5.26	5.10	4.94	4.78
18						5.95	5.79	5.63	5.47	5.31	5.15
19									5.85	5.69	5.53
20											5.90

6.0mg/mℓ以上のBACは，非常に高いアルコール耐性を持たない人には，通常致命的です。
標準飲酒単位（合衆国）は純アルコール12g→44ページ参照。

体重140ポンド（64kg）の女性のBAC予測表

飲酒量 （標準飲酒単位）	時間数										
	0	1	2	3	4	5	6	7	8	9	10
1	0.32	0.16	0.00	0.00	0.00	0.00	0.00	0.00	0.00	0.00	0.00
2	0.64	0.48	0.32	0.16	0.00	0.00	0.00	0.00	0.00	0.00	0.00
3	0.96	0.80	0.64	0.48	0.32	0.16	0.00	0.00	0.00	0.00	0.00
4	1.29	1.13	0.97	0.81	0.65	0.49	0.33	0.17	0.01	0.00	0.00
5	1.61	1.45	1.29	1.13	0.97	0.81	0.65	0.49	0.33	0.17	0.01
6	1.93	1.77	1.61	1.45	1.29	1.13	0.97	0.81	0.65	0.49	0.33
7	2.25	2.09	1.93	1.77	1.61	1.45	1.29	1.13	0.97	0.81	0.65
8	2.57	2.41	2.25	2.09	1.93	1.77	1.61	1.45	1.29	1.13	0.97
9	2.89	2.73	2.57	2.41	2.25	2.09	1.93	1.77	1.61	1.45	1.29
10	3.21	3.05	2.89	2.73	2.57	2.41	2.25	2.09	1.93	1.77	1.61
11	3.54	3.38	3.22	3.06	2.90	2.74	2.58	2.42	2.26	2.10	1.94
12	3.86	3.70	3.54	3.38	3.22	3.06	2.90	2.74	2.58	2.42	2.26
13	4.18	4.02	3.86	3.70	3.54	3.38	3.22	3.06	2.90	2.74	2.58
14	4.50	4.34	4.18	4.02	3.86	3.70	3.54	3.38	3.22	3.06	2.90
15	4.82	4.66	4.50	4.34	4.18	4.02	3.86	3.70	3.54	3.38	3.22
16	5.14	4.98	4.82	4.66	4.50	4.34	4.18	4.02	3.86	3.70	3.54
17	5.46	5.30	5.14	4.98	4.82	4.66	4.50	4.34	4.18	4.02	3.86
18	5.79	5.63	5.47	5.31	5.15	4.99	4.83	4.67	4.51	4.35	4.19
19		5.95	5.79	5.63	5.47	5.31	5.15	4.99	4.83	4.67	4.51
20			5.95	5.79	5.63	5.47	5.31	5.15	4.99	4.83
21						5.95	5.79	5.63	5.47	5.31	5.15
22								5.95	5.79	5.63	5.47
23										5.95	5.79

6.0mg/mℓ以上のBACは，非常に高いアルコール耐性（たいせい）を持たない人には，通常致命（ちめい）的です。
標準飲酒単位（合衆国）は純アルコール12g→44ページ参照。

体重160ポンド（73kg）の女性のBAC予測表

飲酒量 （標準飲酒単位）	時間数										
	0	1	2	3	4	5	6	7	8	9	10
1	0.28	0.12	0.00	0.00	0.00	0.00	0.00	0.00	0.00	0.00	0.00
2	0.56	0.40	0.24	0.08	0.00	0.00	0.00	0.00	0.00	0.00	0.00
3	0.84	0.68	0.52	0.36	0.20	0.04	0.00	0.00	0.00	0.00	0.00
4	1.12	0.96	0.80	0.64	0.48	0.32	0.16	0.00	0.00	0.00	0.00
5	1.41	1.25	1.09	0.93	0.77	0.61	0.45	0.29	0.13	0.00	0.00
6	1.69	1.53	1.37	1.21	1.05	0.89	0.73	0.57	0.41	0.25	0.09
7	1.97	1.81	1.65	1.49	1.33	1.17	1.01	0.85	0.69	0.53	0.37
8	2.25	2.09	1.93	1.77	1.61	1.45	1.29	1.13	0.97	0.81	0.65
9	2.53	2.37	2.21	2.05	1.89	1.73	1.57	1.41	1.25	1.09	0.93
10	2.81	2.65	2.49	2.33	2.17	2.01	1.85	1.69	1.53	1.37	1.21
11	3.09	2.93	2.77	2.61	2.45	2.29	2.13	1.97	1.81	1.65	1.49
12	3.37	3.21	3.05	2.89	2.73	2.57	2.41	2.25	2.09	1.93	1.77
13	3.66	3.50	3.34	3.18	3.02	2.86	2.70	2.54	2.38	2.22	2.06
14	3.94	3.78	3.62	3.46	3.30	3.14	2.98	2.82	2.66	2.50	2.34
15	4.22	4.06	3.90	3.74	3.58	3.42	3.26	3.10	2.94	2.78	2.62
16	4.50	4.34	4.18	4.02	3.86	3.70	3.54	3.38	3.22	3.06	2.90
17	4.78	4.62	4.46	4.30	4.14	3.98	3.82	3.66	3.50	3.34	3.18
18	5.06	4.90	4.74	4.58	4.42	4.26	4.10	3.94	3.78	3.62	3.46
19	5.34	5.18	5.02	4.86	4.70	4.54	4.38	4.22	4.06	3.90	3.74
20	5.62	5.46	5.30	5.14	4.98	4.82	4.66	4.50	4.34	4.18	4.02
21	5.91	5.75	5.59	5.43	5.27	5.11	4.95	4.79	4.63	4.47	4.31
22			5.87	5.71	5.55	5.39	5.23	5.07	4.91	4.75	4.59
23			5.99	5.83	5.67	5.51	5.35	5.19	5.03	4.87
24					5.95	5.79	5.63	5.47	5.31	5.15
25							5.91	5.75	5.59	5.43

6.0mg/ml以上のBACは，非常に高いアルコール耐性を持たない人には，通常致命的です。
標準飲酒単位（合衆国）は純アルコール12g→44ページ参照。

体重180ポンド（82kg）の女性のBAC予測表

飲酒量 （標準飲酒単位）	時間数										
	0	1	2	3	4	5	6	7	8	9	10
1	0.25	0.09	0.00	0.00	0.00	0.00	0.00	0.00	0.00	0.00	0.00
2	0.50	0.34	0.18	0.02	0.00	0.00	0.00	0.00	0.00	0.00	0.00
3	0.75	0.59	0.43	0.27	0.11	0.00	0.00	0.00	0.00	0.00	0.00
4	1.00	0.84	0.68	0.52	0.36	0.20	0.04	0.00	0.00	0.00	0.00
5	1.25	1.09	0.93	0.77	0.61	0.45	0.29	0.13	0.00	0.00	0.00
6	1.50	1.34	1.18	1.02	0.86	0.70	0.54	0.38	0.22	0.06	0.00
7	1.75	1.59	1.43	1.27	1.11	0.95	0.79	0.63	0.47	0.31	0.15
8	2.00	1.84	1.68	1.52	1.36	1.20	1.04	0.88	0.72	0.56	0.40
9	2.25	2.09	1.93	1.77	1.61	1.45	1.29	1.13	0.97	0.81	0.65
10	2.50	2.34	2.18	2.02	1.86	1.70	1.54	1.38	1.22	1.06	0.90
11	2.75	2.59	2.43	2.27	2.11	1.95	1.79	1.63	1.47	1.31	1.15
12	3.00	2.84	2.68	2.52	2.36	2.20	2.04	1.88	1.72	1.56	1.40
13	3.25	3.09	2.93	2.77	2.61	2.45	2.29	2.13	1.97	1.81	1.65
14	3.50	3.34	3.18	3.02	2.86	2.70	2.54	2.38	2.22	2.06	1.90
15	3.75	3.59	3.43	3.27	3.11	2.95	2.79	2.63	2.47	2.31	2.15
16	4.00	3.84	3.68	3.52	3.36	3.20	3.04	2.88	2.72	2.56	2.40
17	4.25	4.09	3.93	3.77	3.61	3.45	3.29	3.13	2.97	2.81	2.65
18	4.50	4.34	4.18	4.02	3.86	3.70	3.54	3.38	3.22	3.06	2.90
19	4.75	4.59	4.43	4.27	4.11	3.95	3.79	3.63	3.47	3.31	3.15
20	5.00	4.84	4.68	4.52	4.36	4.20	4.04	3.88	3.72	3.56	3.40
21	5.25	5.09	4.93	4.77	4.61	4.45	4.29	4.13	3.97	3.81	3.65
22	5.50	5.34	5.18	5.02	4.86	4.70	4.54	4.38	4.22	4.06	3.90
23	5.75	5.59	5.43	5.27	5.11	4.95	4.79	4.63	4.47	4.31	4.15
24	6.00	5.85	5.68	5.52	5.36	5.20	5.04	4.88	4.72	4.56	4.40
25			5.93	5.77	5.61	5.45	5.29	5.13	4.97	4.81	4.65

6.0mg/ml以上のBACは，非常に高いアルコール耐性を持たない人には，通常致命的です。
標準飲酒単位（合衆国）は純アルコール12g→44ページ参照。

体重200ポンド（91kg）の女性のBAC予測表

飲酒量 （標準飲酒単位）	時間数										
	0	1	2	3	4	5	6	7	8	9	10
1	0.22	0.06	0.00	0.00	0.00	0.00	0.00	0.00	0.00	0.00	0.00
2	0.45	0.29	0.13	0.00	0.00	0.00	0.00	0.00	0.00	0.00	0.00
3	0.68	0.52	0.36	0.20	0.04	0.00	0.00	0.00	0.00	0.00	0.00
4	0.90	0.74	0.58	0.42	0.26	0.10	0.00	0.00	0.00	0.00	0.00
5	1.13	0.97	0.81	0.65	0.49	0.33	0.17	0.01	0.00	0.00	0.00
6	1.35	1.19	1.03	0.87	0.71	0.55	0.39	0.23	0.07	0.00	0.00
7	1.58	1.42	1.26	1.10	0.94	0.78	0.62	0.46	0.30	0.14	0.00
8	1.80	1.64	1.48	1.32	1.16	1.00	0.84	0.68	0.52	0.36	0.20
9	2.03	1.87	1.71	1.55	1.39	1.23	1.07	0.91	0.75	0.59	0.43
10	2.25	2.09	1.93	1.77	1.61	1.45	1.29	1.13	0.97	0.81	0.65
11	2.48	2.32	2.16	2.00	1.84	1.68	1.52	1.36	1.20	1.04	0.88
12	2.70	2.54	2.38	2.22	2.06	1.90	1.74	1.58	1.42	1.26	1.10
13	2.93	2.77	2.61	2.45	2.29	2.13	1.97	1.81	1.65	1.49	1.33
14	3.15	2.99	2.83	2.67	2.51	2.35	2.19	2.03	1.87	1.71	1.55
15	3.38	3.22	3.06	2.90	2.74	2.58	2.42	2.26	2.10	1.94	1.78
16	3.60	3.44	3.28	3.12	2.96	2.80	2.64	2.48	2.32	2.16	2.00
17	3.83	3.67	3.51	3.35	3.19	3.03	2.87	2.71	2.55	2.39	2.23
18	4.05	3.89	3.73	3.57	3.41	3.25	3.09	2.93	2.77	2.61	2.45
19	4.28	4.12	3.96	3.80	3.64	3.48	3.32	3.16	3.00	2.84	2.68
20	4.50	4.34	4.18	4.02	3.86	3.70	3.54	3.38	3.22	3.06	2.90
21	4.73	4.57	4.41	4.25	4.09	3.93	3.77	3.61	3.45	3.29	3.13
22	4.95	4.79	4.63	4.47	4.31	4.15	3.99	3.83	3.67	3.51	3.35
23	5.18	5.02	4.86	4.70	4.54	4.38	4.22	4.06	3.90	3.74	3.58
24	5.40	5.24	5.08	4.92	4.76	4.60	4.44	4.28	4.12	3.96	3.80
25	5.62	5.46	5.30	5.14	4.98	4.82	4.66	4.50	4.34	4.18	4.02

6.0mg/mℓ以上のBACは，非常に高いアルコール耐性を持たない人には，通常致命的です。
標準飲酒単位（合衆国）は純アルコール12g→44ページ参照。

体重220ポンド（100kg）の女性のBAC予測表

飲酒量 （標準飲酒単位）	時間数										
	0	1	2	3	4	5	6	7	8	9	10
1	0.20	0.04	0.00	0.00	0.00	0.00	0.00	0.00	0.00	0.00	0.00
2	0.41	0.25	0.09	0.00	0.00	0.00	0.00	0.00	0.00	0.00	0.00
3	0.61	0.45	0.29	0.13	0.00	0.00	0.00	0.00	0.00	0.00	0.00
4	0.82	0.66	0.50	0.34	0.18	0.02	0.00	0.00	0.00	0.00	0.00
5	1.02	0.86	0.70	0.54	0.38	0.22	0.06	0.00	0.00	0.00	0.00
6	1.23	1.07	0.91	0.75	0.59	0.43	0.27	0.11	0.00	0.00	0.00
7	1.43	1.27	1.11	0.95	0.79	0.63	0.47	0.31	0.15	0.00	0.00
8	1.64	1.48	1.32	1.16	1.00	0.84	0.68	0.52	0.36	0.20	0.04
9	1.84	1.68	1.52	1.36	1.20	1.04	0.88	0.72	0.56	0.40	0.24
10	2.05	1.89	1.73	1.57	1.41	1.25	1.09	0.93	0.77	0.61	0.45
11	2.25	2.09	1.93	1.77	1.61	1.45	1.29	1.13	0.97	0.81	0.65
12	2.45	2.29	2.13	1.97	1.81	1.65	1.49	1.33	1.17	1.01	0.85
13	2.66	2.50	2.34	2.18	2.02	1.86	1.70	1.54	1.38	1.22	1.06
14	2.86	2.70	2.54	2.38	2.22	2.06	1.90	1.74	1.58	1.42	1.26
15	3.07	2.91	2.75	2.59	2.43	2.27	2.11	1.95	1.79	1.63	1.47
16	3.27	3.11	2.95	2.79	2.63	2.47	2.31	2.15	1.99	1.83	1.67
17	3.48	3.32	3.16	3.00	2.84	2.68	2.52	2.36	2.20	2.04	1.88
18	3.68	3.52	3.36	3.20	3.04	2.88	2.72	2.56	2.40	2.24	2.08
19	3.89	3.73	3.57	3.41	3.25	3.09	2.93	2.77	2.61	2.45	2.29
20	4.09	3.93	3.77	3.61	3.45	3.29	3.13	2.97	2.81	2.65	2.49
21	4.30	4.14	3.98	3.82	3.66	3.50	3.34	3.18	3.02	2.86	2.70
22	4.50	4.34	4.18	4.02	3.86	3.70	3.54	3.38	3.22	3.06	2.90
23	4.70	4.54	4.38	4.22	4.06	3.90	3.74	3.58	3.42	3.26	3.10
24	4.91	4.75	4.59	4.43	4.27	4.11	3.95	3.79	3.63	3.47	3.31
25	5.11	4.95	4.79	4.63	4.47	4.31	4.15	3.99	3.83	3.67	3.51

6.0mg/mℓ以上のBACは，非常に高いアルコール耐性を持たない人には，通常致命的です。
標準飲酒単位（合衆国）は純アルコール12g→44ページ参照。

体重240ポンド（109kg）の女性のBAC予測表

飲酒量 （標準飲酒単位）	時間数										
	0	1	2	3	4	5	6	7	8	9	10
1	0.19	0.03	0.00	0.00	0.00	0.00	0.00	0.00	0.00	0.00	0.00
2	0.38	0.22	0.06	0.00	0.00	0.00	0.00	0.00	0.00	0.00	0.00
3	0.56	0.40	0.24	0.08	0.00	0.00	0.00	0.00	0.00	0.00	0.00
4	0.75	0.59	0.43	0.27	0.11	0.00	0.00	0.00	0.00	0.00	0.00
5	0.94	0.78	0.62	0.46	0.30	0.14	0.00	0.00	0.00	0.00	0.00
6	1.13	0.97	0.81	0.65	0.49	0.33	0.17	0.01	0.00	0.00	0.00
7	1.31	1.15	0.99	0.83	0.67	0.51	0.35	0.19	0.03	0.00	0.00
8	1.50	1.34	1.18	1.02	0.86	0.70	0.54	0.38	0.22	0.06	0.00
9	1.69	1.53	1.37	1.21	1.05	0.89	0.73	0.57	0.41	0.25	0.09
10	1.88	1.72	1.56	1.40	1.24	1.08	0.92	0.76	0.60	0.44	0.28
11	2.06	1.90	1.74	1.58	1.42	1.26	1.10	0.94	0.78	0.62	0.46
12	2.25	2.09	1.93	1.77	1.61	1.45	1.29	1.13	0.97	0.81	0.65
13	2.44	2.28	2.12	1.96	1.80	1.64	1.48	1.32	1.16	1.00	0.84
14	2.63	2.47	2.31	2.15	1.99	1.83	1.67	1.51	1.35	1.19	1.03
15	2.81	2.65	2.49	2.33	2.17	2.01	1.85	1.69	1.53	1.37	1.21
16	3.00	2.84	2.68	2.52	2.36	2.20	2.04	1.88	1.72	1.56	1.40
17	3.19	3.03	2.87	2.71	2.55	2.39	2.23	2.07	1.91	1.75	1.56
18	3.38	3.22	3.06	2.90	2.74	2.58	2.42	2.26	2.10	1.94	1.78
19	3.56	3.40	3.24	3.08	2.92	2.76	2.60	2.44	2.28	2.12	1.96
20	3.75	3.59	3.43	3.27	3.11	2.95	2.79	2.63	2.47	2.31	2.15
21	3.94	3.78	3.62	3.46	3.30	3.14	2.98	2.82	2.66	2.50	2.34
22	4.13	3.97	3.81	3.65	3.49	3.33	3.17	3.01	2.85	2.69	2.53
23	4.31	4.15	3.99	3.83	3.67	3.51	3.35	3.19	3.03	2.87	2.71
24	4.50	4.34	4.18	4.02	3.86	3.70	3.54	3.38	3.22	3.06	2.90
25	4.69	4.53	4.37	4.21	4.05	3.89	3.73	3.57	3.41	3.25	3.09

6.0mg/mℓ以上のBACは，非常に高いアルコール耐性（たいせい）を持たない人には，通常致命的（ちめい）です。
標準飲酒単位（合衆国）は純アルコール12g→44ページ参照。

体重100ポンド（45kg）の男性のBAC予測表

飲酒量 （標準飲酒単位）	時間数										
	0	1	2	3	4	5	6	7	8	9	10
1	0.38	0.22	0.06	0.00	0.00	0.00	0.00	0.00	0.00	0.00	0.00
2	0.75	0.59	0.43	0.27	0.11	0.00	0.00	0.00	0.00	0.00	0.00
3	1.13	0.97	0.81	0.65	0.49	0.33	0.17	0.01	0.00	0.00	0.00
4	1.50	1.34	1.18	1.02	0.86	0.70	0.54	0.38	0.22	0.06	0.00
5	1.88	1.72	1.56	1.40	1.24	1.08	0.92	0.76	0.60	0.44	0.28
6	2.25	2.09	1.93	1.77	1.61	1.45	1.29	1.13	0.97	0.81	0.65
7	2.63	2.47	2.31	2.15	1.99	1.83	1.67	1.51	1.35	1.19	1.03
8	3.00	2.84	2.68	2.52	2.36	2.20	2.04	1.88	1.72	1.56	1.40
9	3.38	3.22	3.06	2.90	2.74	2.58	2.42	2.26	2.10	1.94	1.78
10	3.75	3.59	3.43	3.27	3.11	2.95	2.79	2.63	2.47	2.31	2.15
11	4.13	3.97	3.81	3.65	3.49	3.33	3.17	3.01	2.85	2.69	2.53
12	4.50	4.34	4.18	4.02	3.86	3.70	3.54	3.38	3.22	3.06	2.90
13	4.88	4.72	4.56	4.40	4.24	4.08	3.92	3.76	3.60	3.44	3.28
14	5.25	5.09	4.93	4.77	4.61	4.45	4.29	4.13	3.97	3.81	3.65
15	5.62	5.46	5.30	5.14	4.98	4.82	4.66	4.50	4.34	4.18	4.02
16	6.00	5.84	5.68	5.52	5.36	5.20	5.04	4.88	4.72	4.56	4.40
17				5.90	5.74	5.58	5.42	5.26	5.10	4.94	4.78
18						5.95	5.79	5.63	5.47	5.31	5.15
19									5.85	5.69	5.53
20											5.90

6.0mg/mℓ以上のBACは，非常に高いアルコール耐性を持たない人には，通常致命的です。
標準飲酒単位（合衆国）は純アルコール12g→44ページ参照。

体重120ポンド（54kg）の男性のBAC予測表

飲酒量 （標準飲酒単位）	時間数										
	0	1	2	3	4	5	6	7	8	9	10
1	0.31	0.15	0.00	0.00	0.00	0.00	0.00	0.00	0.00	0.00	0.00
2	0.62	0.46	0.30	0.14	0.00	0.00	0.00	0.00	0.00	0.00	0.00
3	0.94	0.78	0.62	0.46	0.30	0.14	0.00	0.00	0.00	0.00	0.00
4	1.25	1.09	0.93	0.77	0.61	0.45	0.29	0.13	0.00	0.00	0.00
5	1.56	1.40	1.24	1.08	0.92	0.76	0.60	0.44	0.28	0.12	0.00
6	1.88	1.72	1.56	1.40	1.24	1.08	0.92	0.76	0.60	0.44	0.28
7	2.19	2.03	1.87	1.71	1.55	1.39	1.23	1.07	0.91	0.75	0.59
8	2.50	2.34	2.18	2.02	1.86	1.70	1.54	1.38	1.22	1.06	0.90
9	2.81	2.65	2.49	2.33	2.17	2.01	1.85	1.69	1.53	1.37	1.21
10	3.12	2.96	2.80	2.64	2.48	2.32	2.16	2.00	1.84	1.68	1.52
11	3.44	3.28	3.12	2.96	2.80	2.64	2.48	2.32	2.16	2.00	1.84
12	3.75	3.59	3.43	3.27	3.11	2.95	2.79	2.63	2.47	2.31	2.15
13	4.06	3.90	3.74	3.58	3.42	3.26	3.10	2.94	2.78	2.62	2.46
14	4.38	4.22	4.06	3.90	3.74	3.58	3.42	3.26	3.10	2.94	2.78
15	4.69	4.53	4.37	4.21	4.05	3.89	3.73	3.57	3.41	3.25	3.09
16	5.00	4.84	4.68	4.52	4.36	4.20	4.04	3.88	3.72	3.56	3.40
17	5.31	5.15	4.99	4.83	4.67	4.51	4.35	4.19	4.03	3.87	3.71
18	5.62	5.46	5.30	5.14	4.98	4.82	4.66	4.50	4.34	4.18	4.02
19	5.94	5.78	5.62	5.46	5.30	5.14	4.98	4.82	4.66	4.50	4.34
20			5.93	5.77	5.61	5.45	5.29	5.13	4.97	4.81	4.65
21					5.92	5.76	5.60	5.44	5.28	5.12	4.96
22							5.92	5.76	5.60	5.44	5.28
23									5.91	5.75	5.59
24											5.90

6.0mg/ml以上のBACは，非常に高いアルコール耐性を持たない人には，通常致命的です。
標準飲酒単位（合衆国）は純アルコール12g→44ページ参照。

体重140ポンド（64kg）の男性のBAC予測表

飲酒量 （標準飲酒単位）	時間数										
	0	1	2	3	4	5	6	7	8	9	10
1	0.27	0.11	0.00	0.00	0.00	0.00	0.00	0.00	0.00	0.00	0.00
2	0.54	0.38	0.22	0.06	0.00	0.00	0.00	0.00	0.00	0.00	0.00
3	0.80	0.64	0.48	0.32	0.16	0.00	0.00	0.00	0.00	0.00	0.00
4	1.07	0.91	0.75	0.59	0.43	0.27	0.11	0.00	0.00	0.00	0.00
5	1.34	1.18	1.02	0.86	0.70	0.54	0.38	0.22	0.06	0.00	0.00
6	1.61	1.45	1.29	1.13	0.97	0.81	0.65	0.49	0.33	0.17	0.01
7	1.88	1.72	1.56	1.40	1.24	1.08	0.92	0.76	0.60	0.44	0.28
8	2.14	1.98	1.82	1.66	1.50	1.34	1.18	1.02	0.86	0.70	0.54
9	2.41	2.25	2.09	1.93	1.77	1.61	1.45	1.29	1.13	0.97	0.81
10	2.68	2.52	2.36	2.20	2.04	1.88	1.72	1.56	1.40	1.24	1.08
11	2.95	2.79	2.63	2.47	2.31	2.15	1.99	1.83	1.67	1.51	1.35
12	3.21	3.05	2.89	2.73	2.57	2.41	2.25	2.09	1.93	1.72	1.61
13	3.48	3.32	3.16	3.00	2.84	2.68	2.52	2.36	2.20	2.04	1.88
14	3.75	3.59	3.43	3.27	3.11	2.95	2.79	2.63	2.47	2.31	2.15
15	4.02	3.86	3.70	3.54	3.38	3.22	3.06	2.90	2.74	2.58	2.42
16	4.29	4.13	3.97	3.81	3.65	3.49	3.33	3.17	3.01	2.85	2.69
17	4.55	4.39	4.23	4.07	3.91	3.75	3.59	3.43	3.27	3.11	2.95
18	4.82	4.66	4.50	4.34	4.18	4.02	3.86	3.70	3.54	3.38	3.22
19	5.09	4.93	4.77	4.61	4.45	4.29	4.13	3.97	3.81	3.65	3.49
20	5.36	5.20	5.04	4.88	4.72	4.56	4.40	4.24	4.08	3.92	3.76
21	5.62	5.46	5.30	5.14	4.98	4.82	4.66	4.50	4.34	4.18	4.02
22	5.89	5.73	5.57	5.41	5.25	5.09	4.93	4.77	4.61	4.45	4.29
23		6.00	5.84	5.68	5.52	5.36	5.20	5.04	4.88	4.72	4.56
24				5.95	5.79	5.63	5.47	5.31	5.15	4.99	4.83
25						5.90	5.74	5.58	5.42	5.26	5.10

6.0mg/mℓ以上のBACは，非常に高いアルコール耐性を持たない人には，通常致命的です。
標準飲酒単位（合衆国）は純アルコール12g→44ページ参照。

体重160ポンド（73kg）の男性のBAC予測表

飲酒量 （標準飲酒単位）	時間数										
	0	1	2	3	4	5	6	7	8	9	10
1	0.23	0.07	0.00	0.00	0.00	0.00	0.00	0.00	0.00	0.00	0.00
2	0.47	0.31	0.15	0.00	0.00	0.00	0.00	0.00	0.00	0.00	0.00
3	0.70	0.54	0.38	0.22	0.06	0.00	0.00	0.00	0.00	0.00	0.00
4	0.94	0.78	0.62	0.46	0.30	0.14	0.00	0.00	0.00	0.00	0.00
5	1.17	1.01	0.85	0.69	0.53	0.37	0.21	0.05	0.00	0.00	0.00
6	1.41	1.25	1.09	0.93	0.77	0.61	0.45	0.29	0.13	0.00	0.00
7	1.64	1.48	1.32	1.16	1.00	0.84	0.68	0.52	0.36	0.20	0.04
8	1.88	1.72	1.56	1.40	1.24	1.08	0.92	0.76	0.60	0.44	0.28
9	2.11	1.95	1.79	1.63	1.47	1.31	1.15	0.99	0.83	0.67	0.51
10	2.34	2.18	2.02	1.86	1.70	1.54	1.38	1.22	1.06	0.90	0.74
11	2.58	2.42	2.26	2.10	1.94	1.78	1.62	1.46	1.30	1.14	0.98
12	2.81	2.65	2.49	2.33	2.17	2.01	1.85	1.69	1.53	1.37	1.21
13	3.05	2.89	2.73	2.57	2.41	2.25	2.09	1.93	1.77	1.61	1.45
14	3.28	3.12	2.96	2.80	2.64	2.48	2.32	2.16	2.00	1.84	1.68
15	3.52	3.36	3.29	3.04	2.88	2.72	2.56	2.40	2.24	2.08	1.92
16	3.75	3.59	3.43	3.27	3.11	2.95	2.79	2.63	2.47	2.31	2.15
17	3.98	3.82	3.66	3.50	3.34	3.18	3.02	2.86	2.70	2.54	2.38
18	4.22	4.06	3.90	3.74	3.58	3.42	3.26	3.10	2.94	2.78	2.62
19	4.45	4.29	4.13	3.97	3.81	3.65	3.49	3.33	3.17	3.01	2.85
20	4.69	4.53	4.37	4.21	4.05	3.89	3.73	3.57	3.41	3.25	3.09
21	4.92	4.76	4.60	4.44	4.28	4.12	3.96	3.80	3.64	3.48	3.32
22	5.16	5.00	4.84	4.68	4.52	4.36	4.20	4.04	3.88	3.72	3.56
23	5.39	5.23	5.07	4.91	4.75	4.59	4.43	4.27	4.11	3.95	3.79
24	5.62	5.46	5.30	5.14	4.98	4.82	4.66	4.50	4.34	4.18	4.02
25	5.86	5.70	5.54	5.38	5.22	5.06	4.90	4.74	4.58	4.42	4.26

6.0mg/mℓ以上のBACは，非常に高いアルコール耐性を持たない人には，通常致命的です。
標準飲酒単位（合衆国）は純アルコール12g→44ページ参照。

体重180ポンド（82kg）の男性のBAC予測表

飲酒量 （標準飲酒単位）	時間数										
	0	1	2	3	4	5	6	7	8	9	10
1	0.21	0.05	0.00	0.00	0.00	0.00	0.00	0.00	0.00	0.00	0.00
2	0.42	0.26	0.10	0.00	0.00	0.00	0.00	0.00	0.00	0.00	0.00
3	0.62	0.46	0.30	0.14	0.00	0.00	0.00	0.00	0.00	0.00	0.00
4	0.83	0.67	0.51	0.35	0.19	0.03	0.00	0.00	0.00	0.00	0.00
5	1.04	0.88	0.72	0.56	0.40	0.24	0.08	0.00	0.00	0.00	0.00
6	1.25	1.09	0.93	0.77	0.61	0.45	0.29	0.13	0.00	0.00	0.00
7	1.46	1.30	1.14	0.98	0.82	0.66	0.50	0.34	0.18	0.02	0.00
8	1.67	1.51	1.35	1.19	1.03	0.87	0.71	0.55	0.39	0.23	0.07
9	1.88	1.72	1.56	1.40	1.24	1.08	0.92	0.76	0.60	0.44	0.28
10	2.08	1.92	1.76	1.60	1.44	1.28	1.12	0.96	0.80	0.64	0.48
11	2.29	2.13	1.97	1.81	1.65	1.49	1.33	1.17	1.01	0.85	0.69
12	2.50	2.34	2.18	2.02	1.86	1.70	1.54	1.38	1.22	1.06	0.90
13	2.71	2.55	2.39	2.23	2.07	1.91	1.75	1.59	1.43	1.27	1.11
14	2.92	2.76	2.60	2.44	2.28	2.12	1.96	1.80	1.64	1.48	1.32
15	3.12	2.96	2.80	2.64	2.48	2.32	2.16	2.00	1.84	1.68	1.52
16	3.33	3.17	3.01	2.85	2.69	2.53	2.37	2.21	2.05	1.89	1.73
17	3.54	3.38	3.22	3.06	2.90	2.74	2.58	2.42	2.26	2.10	1.94
18	3.75	3.59	3.43	3.27	3.11	2.95	2.79	2.63	2.47	2.31	2.15
19	3.96	3.80	3.64	3.48	3.32	3.16	3.00	2.84	2.68	2.52	2.36
20	4.17	4.01	3.85	3.69	3.53	3.37	3.21	3.05	2.89	2.73	2.57
21	4.38	4.22	4.06	3.90	3.74	3.58	3.42	3.26	3.10	2.94	2.78
22	4.58	4.42	4.26	4.10	3.94	3.78	3.62	3.46	3.30	3.14	2.98
23	4.79	4.63	4.47	4.31	4.15	3.99	3.83	3.67	3.51	3.35	3.19
24	5.00	4.84	4.68	4.52	4.36	4.20	4.04	3.88	3.72	3.56	3.40
25	5.21	5.05	4.89	4.73	4.57	4.41	4.25	4.09	3.93	3.77	3.61

6.0mg/ml以上のBACは，非常に高いアルコール耐性を持たない人には，通常致命的です。
標準飲酒単位（合衆国）は純アルコール12g→44ページ参照。

体重200ポンド（91kg）の男性のBAC予測表

飲酒量 （標準飲酒単位）	時間数										
	0	1	2	3	4	5	6	7	8	9	10
1	0.19	0.03	0.00	0.00	0.00	0.00	0.00	0.00	0.00	0.00	0.00
2	0.38	0.22	0.06	0.00	0.00	0.00	0.00	0.00	0.00	0.00	0.00
3	0.56	0.40	0.24	0.08	0.00	0.00	0.00	0.00	0.00	0.00	0.00
4	0.75	0.59	0.43	0.27	0.11	0.00	0.00	0.00	0.00	0.00	0.00
5	0.94	0.78	0.62	0.46	0.30	0.14	0.00	0.00	0.00	0.00	0.00
6	1.13	0.97	0.81	0.65	0.49	0.33	0.17	0.01	0.00	0.00	0.00
7	1.31	1.15	0.99	0.83	0.67	0.51	0.35	0.19	0.03	0.00	0.00
8	1.50	1.34	1.18	1.02	0.86	0.70	0.54	0.38	0.22	0.06	0.00
9	1.69	1.53	1.37	1.21	1.05	0.89	0.73	0.57	0.41	0.25	0.09
10	1.88	1.72	1.56	1.40	1.24	1.08	0.92	0.76	0.60	0.44	0.28
11	2.06	1.90	1.74	1.58	1.42	1.26	1.10	0.94	0.78	0.62	0.46
12	2.25	2.09	1.93	1.77	1.61	1.45	1.29	1.13	0.97	0.81	0.65
13	2.44	2.28	2.12	1.96	1.80	1.64	1.48	1.32	1.16	1.00	0.84
14	2.63	2.47	2.31	2.15	1.99	1.83	1.67	1.51	1.35	1.19	1.03
15	2.81	2.65	2.49	2.33	2.17	2.01	1.85	1.69	1.53	1.37	1.21
16	3.00	2.84	2.68	2.52	2.36	2.20	2.04	1.88	1.72	1.56	1.40
17	3.19	3.03	2.87	2.71	2.55	2.39	2.23	2.07	1.91	1.75	1.56
18	3.38	3.22	3.06	2.90	2.74	2.58	2.42	2.26	2.10	1.94	1.78
19	3.56	3.40	3.24	3.08	2.92	2.76	2.60	2.44	2.28	2.12	1.96
20	3.75	3.59	3.43	3.27	3.11	2.95	2.79	2.63	2.47	2.31	2.15
21	3.94	3.78	3.62	3.46	3.30	3.14	2.98	2.82	2.66	2.50	2.34
22	4.13	3.97	3.81	3.65	3.49	3.33	3.17	3.01	2.85	2.69	2.53
23	4.31	4.15	3.99	3.83	3.67	3.51	3.35	3.19	3.03	2.87	2.71
24	4.50	4.34	4.18	4.02	3.86	3.70	3.54	3.38	3.22	3.06	2.90
25	4.69	4.53	4.37	4.21	4.05	3.89	3.73	3.57	3.41	3.25	3.09

6.0mg/mℓ以上のBACは，非常に高いアルコール耐性を持たない人には，通常致命的です。
標準飲酒単位（合衆国）は純アルコール12g→44ページ参照。

体重220ポンド（100kg）の男性のBAC予測表

飲酒量 （標準飲酒単位）	時間										
	0	1	2	3	4	5	6	7	8	9	10
1	0.17	0.01	0.00	0.00	0.00	0.00	0.00	0.00	0.00	0.00	0.00
2	0.34	0.18	0.02	0.00	0.00	0.00	0.00	0.00	0.00	0.00	0.00
3	0.51	0.35	0.19	0.03	0.00	0.00	0.00	0.00	0.00	0.00	0.00
4	0.68	0.52	0.36	0.20	0.04	0.00	0.00	0.00	0.00	0.00	0.00
5	0.85	0.69	0.53	0.37	0.21	0.05	0.00	0.00	0.00	0.00	0.00
6	1.02	0.86	0.70	0.54	0.38	0.22	0.06	0.00	0.00	0.00	0.00
7	1.19	1.03	0.87	0.71	0.55	0.39	0.23	0.07	0.00	0.00	0.00
8	1.36	1.20	1.04	0.88	0.72	0.56	0.40	0.24	0.08	0.00	0.00
9	1.53	1.37	1.21	1.05	0.89	0.73	0.57	0.41	0.25	0.09	0.00
10	1.70	1.54	1.38	1.22	1.06	0.90	0.74	0.58	0.42	0.26	0.10
11	1.88	1.72	1.56	1.40	1.24	1.08	0.92	0.76	0.60	0.44	0.28
12	2.05	1.89	1.73	1.57	1.41	1.25	1.09	0.93	0.77	0.61	0.45
13	2.22	2.06	1.90	1.74	1.58	1.42	1.26	1.10	0.94	0.78	0.62
14	2.39	2.23	2.07	1.91	1.75	1.59	1.43	1.27	1.11	0.95	0.79
15	2.56	2.40	2.24	2.08	1.92	1.76	1.60	1.44	1.28	1.12	0.96
16	2.73	2.57	2.41	2.25	2.09	1.93	1.77	1.61	1.45	1.29	1.13
17	2.90	2.74	2.58	2.42	2.26	2.10	1.94	1.78	1.62	1.46	1.30
18	3.07	2.91	2.75	2.59	2.43	2.27	2.11	1.95	1.79	1.63	1.47
19	3.24	3.08	2.92	2.76	2.60	2.44	2.28	2.12	1.96	1.80	1.64
20	3.41	3.25	3.09	2.93	2.77	2.61	2.45	2.29	2.13	1.97	1.81
21	3.58	3.42	3.26	3.10	2.94	2.78	2.62	2.46	2.30	2.14	1.98
22	3.75	3.59	3.43	3.27	3.11	2.95	2.79	2.63	2.47	2.31	2.15
23	3.92	3.76	3.60	3.44	3.28	3.12	2.96	2.80	2.64	2.48	2.32
24	4.09	3.93	3.77	3.61	3.45	3.29	3.13	2.97	2.81	2.65	2.49
25	4.26	4.10	3.94	3.78	3.62	3.46	3.30	3.14	2.98	2.82	2.66

6.0mg/mℓ以上のBACは，非常に高いアルコール耐性を持たない人には，通常致命的です。
標準飲酒単位（合衆国）は純アルコール12g→44ページ参照。

体重240ポンド（109kg）の男性のBAC予測表

飲酒量 （標準飲酒単位）	時間数										
	0	1	2	3	4	5	6	7	8	9	10
1	0.16	0.00	0.00	0.00	0.00	0.00	0.00	0.00	0.00	0.00	0.00
2	0.31	0.15	0.00	0.00	0.00	0.00	0.00	0.00	0.00	0.00	0.00
3	0.47	0.31	0.15	0.00	0.00	0.00	0.00	0.00	0.00	0.00	0.00
4	0.62	0.46	0.30	0.14	0.00	0.00	0.00	0.00	0.00	0.00	0.00
5	0.78	0.62	0.46	0.30	0.14	0.00	0.00	0.00	0.00	0.00	0.00
6	0.94	0.78	0.62	0.46	0.30	0.14	0.00	0.00	0.00	0.00	0.00
7	1.09	0.93	0.77	0.61	0.45	0.29	0.13	0.00	0.00	0.00	0.00
8	1.25	1.09	0.93	0.77	0.61	0.45	0.29	0.13	0.00	0.00	0.00
9	1.41	1.25	1.09	0.93	0.77	0.61	0.45	0.29	0.13	0.00	0.00
10	1.56	1.40	1.24	1.08	0.92	0.76	0.60	0.44	0.28	0.12	0.00
11	1.72	1.56	1.40	1.24	1.08	0.92	0.76	0.60	0.44	0.28	0.12
12	1.88	1.72	1.54	1.40	1.24	1.08	0.92	0.76	0.60	0.44	0.28
13	2.03	1.87	1.71	1.55	1.39	1.23	1.07	0.91	0.75	0.59	0.43
14	2.19	2.03	1.87	1.71	1.55	1.39	1.23	1.07	0.91	0.75	0.59
15	2.34	2.18	2.02	1.86	1.70	1.54	1.38	1.22	1.06	0.90	0.74
16	2.50	2.34	2.18	2.02	1.86	1.70	1.54	1.38	1.22	1.06	0.90
17	2.66	2.50	2.34	2.18	2.02	1.86	1.70	1.54	1.38	1.22	1.06
18	2.81	2.65	2.49	2.33	2.17	2.01	1.85	1.69	1.53	1.37	1.21
19	2.97	2.81	2.65	2.49	2.33	2.17	2.01	1.85	1.69	1.53	1.37
20	3.12	2.96	2.80	2.64	2.48	2.32	2.16	2.00	1.84	1.68	1.52
21	3.28	3.12	2.96	2.80	2.64	2.48	2.32	2.16	2.00	1.84	1.68
22	3.44	3.28	3.12	2.96	2.80	2.64	2.48	2.32	2.16	2.00	1.84
23	3.59	3.43	3.27	3.11	2.95	2.79	2.63	2.47	2.31	2.15	1.99
24	3.75	3.59	3.43	3.27	3.11	2.95	2.79	2.63	2.47	2.31	2.15
25	3.91	3.75	3.59	3.43	3.27	3.11	2.95	2.79	2.63	2.47	2.31

6.0mg/mℓ以上のBACは，非常に高いアルコール耐性を持たない人には，通常致命的です。
標準飲酒単位（合衆国）は純アルコール12g→44ページ参照。

引用出典一覧

1. National Institute on Alcohol Abuse and Alcoholism. (2005). *Helping patients who drink too much: A clinician's guide.* Bethesda, MD: National Institutes of Health.

2. Corrao, G., Bagnardi, V., Zambon, A., et al. (2004). A meta-analysis of alcohol consumption and the risk of 15 diseases. *Preventive Medicine,* 38, 613-619.

3. Miller, W. R., Walters, S. T., & Bennett, M. E. (2001). How effective is alcoholism treatment in the United States? *Journal of Studies on Alcohol,* 62, 211-220.

4. Miller, W. R., Leckman, A. L., Delaney, H. D., et al. (1992). Long-term follow-up of behavioral self-control training. *Journal of Studies on Alcohol,* 53, 249-261.

5. Fletcher, A. M. (2001). *Sober for good: New solutions for drinking problems — Advice from those who have succeeded.* Boston: Houghton/Harcourt.

6. Miller, W. R., Forcehimes, A. A., & Zweben, A. (2011). *Treating addiction: Guidelines for professionals.* New York: Guilford Press.

7. Miller, W. R., Walters, S. T., & Bennett, M. E. (2001). How effective is alcoholism treatment? *Journal of Studies on Alcohol,* 62, 211-220.

8. Selzer, M. L. (1971). The Michigan Alcoholism Screening Test: The quest for a new diagnostic instrument. *American Journal of Psychiatry,* 127(12), 1653-1658.

9. Horn, J. K., Skinner, H. A., Wanberg, K., et al. (1984). *The Alcohol Dependence Scale (ADS).* Toronto: Centre for Addiction and Mental Health. Copyright 1984 by the Centre for Addiction and Mental Health and Harvey A. Skinner. Reprinted by permission.

10. Skinner, H. A., & Horn, J. K. (1984). *Alcohol Dependence Scale (ADS) user's guide.* Toronto: Addiction Research Foundation.

11. Even the authors of *Alcoholics Anonymous* left the door open for moderation by those who were not truly alcoholic: "If anyone who is showing inability to control his drinking can do the right-about-face and drink like a gentleman, our hats are off to him" (Alcoholics Anonymous. [1939]. *Alcoholics Anonymous.* New York: AA World Services). Similarly, Marty Mann's advice was very pragmatic: If you think you can do it, give it a try (Mann, M. [1958]. *Marty Mann's new primer on alcoholism.* New York: Holt, Rinehart & Winston).

12. Sanchez-Craig, M. (1980). Random assignment to abstinence or controlled drinking in a cognitive-behavioral program: Short-term effects on drinking behavior. *Addictive Behaviors,* 5, 35-39.

13. Miller, W. R., Heather, N., & Hall, W. (1991). Calculating standard drink units: International comparisons. *British Journal of Addiction,* 86, 43-47.

14. Lansky, D., Nathan, P. E., & Lawson, D. M. (1978). Blood alcohol level discrimination by alcoholics: The role of internal and external eues. *Journal of Consulting and Clinical Psychology,* 46, 953-960.

15. Mann, R. E. (2002). Choosing a rational threshold for the definition of drunk driving: What research recommends. *Addiction,* 97, 1237-1238.

16. Miller, W. R. (1978). Behavioral treatment of problem drinkers: A comparative outcome study of three controlled drinking therapies. *Journal of Consulting and Clinical Psychology,* 46, 74-86.

17. Mark Twain in his book *Personal Recollections of Joan of Arc.*

18. Kivlahan, D. R., Marlatt, G. A., Fromme, K., et al. (1990). Secondary prevention with college drinkers: Evaluation of an alcohol skills training program. *Journal of Consulting and Clinical Psychology,* 58, 805-810.

19. Miller, W. R., & Pechacek, T. F. (1987). New roads: Assessing and treating psychological dependence. *Journal of*

Substance Abuse Treatment, 4, 73-77.

20. Doyle, S. R., Donovan, D. M., & Simpson, T. L. (2011). Validation of a nine-dimensional measure of drinking motives for use in clinical applications: The Desired Effects of Drinking Scale. *Addictive Behaviors*, 36(11), 1052-1060.

21. Lewinsohn, P. M., Muñoz, R. F., Youngren, M. A., & Zeiss, A. M. (1992, rev. ed.). *Control your depression*. New York: Fireside Books.

    Cuijpers, P., Muñoz, R. F., Clarke, G., & Lewinsohn, P. M. (2009). Psychoeducational treatment and prevention of depression: The "Coping with Depression" course thirty years later. *Clinical Psychology Review*, 29, 449-458.

    Dimidjian, S., Barrera, M., Martell, C., Muñoz, R. F., & Lewinsohn, P. M. (2011). The origins and current status of behavioral activation treatments for depression. *Annual Review of Clinical Psychology*, 7(1), 1-38.

22. Kessler, R. C., Berglund, P., Demler, O., et al. (2003). The epidemiology of major depressive disorder: Results from the National Comorbidity Survey Replication (NCS-R). *Journal of the American Medical Association*, 289(23), 3095-3105.

23. Miller, W. R., & DiPilato, M. (1983). Treatment of nightmares via relaxation and desensitization: A controlled evaluation. *Journal of Consulting and Clinical Psychology*, 51, 870-877.

24. Mukamal, K. J., Congrave, K. M., Mittleman, M. A., et al. (2003). Roles of drinking pattern and type of alcohol consumed in coronary heart disease in men. *New England Journal of Medicine*, 348(2), 109-118.

25. Miller, W. R., Forcehimes, A. A., & Zweben, A. (2011). *Treating addiction: Guidelines for professionals*. New York: Guilford Press.

26. For example, Volpicelli, J., & Szalavitz, M. (2000). *Recovery options: The complete guide*. New York: Wiley.

27. Babor, T. F., & DelBoca, F. K. (Eds.). (2003). *Treatment matching in alcoholism*. Cambridge, UK: Cambridge University Press.

28. Tonigan, J. S., Miller, W. R., & Schermer, C. (2002). Atheists, agnostics, and Alcoholics Anonymous. *Journal of Studies on Alcohol*, 63, 534-541.

29. Meyers, R. J., & Miller, W. R. (Eds.). (2001). *A community reinforcement approach to addiction treatment*. Cambridge, UK: Cambridge University Press.

30. Meyers, R. J., & Smith, J. E. (1995). *Clinical guide to alcohol treatment: The community reinforcement approach*. New York: Guilford Press.

31. Meyers, R. J., & Wolfe, B. L. (2004). *Get your loved one sober: Alternatives to nagging, pleading and threatening*. Center City, MN: Hazelden.

32. Miller, W. R., & Rollnick, S. (2012). *Motivational interviewing: Helping people change* (3rd ed.). New York: Guilford Press.

33. Anton, R. F., O'Malley, S. S., Ciraulo, D. A., et al. (2006). Combined pharmacotherapies and behavioral interventions for alcohol dependence. The COMBINE study: A randomized controlled trial. *Journal of the American Medical Association*, 295, 2003-2017.

34. Fletcher, A. M. (2001). *Sober for good: New solutions for drinking problems — Advice from those who have succeeded*. Boston: Houghton/Harcourt.

    Fletcher, A. M. (2013). *Inside rehab: The surprising truth about addiction treatment and how to get help that works*. New York: Viking.

35. U.S. Department of Health and Human Services. (2001). *Women and smoking: A report of the Surgeon General*. Rockville, MD: U.S. Department of Health and Human Services, Public Health Service, Centers for Disease Control, Center for Chronic Disease Prevention and Health Promotion, Office on Smoking and Health. See www.ncbi.nlm.nih.gov/books/NBK44303.

監訳者あとがき

齋藤利和

　私が45年前にアルコール依存症の治療を始めたときは，ほとんどのアルコール依存症患者（慢性アルコール中毒患者）は大量の向精神薬投与と長期入院という劣悪な治療環境にいた。アルコール依存症者は暴力的言動，社会生活・家庭生活に重大な障害を抱え，長期入院への不信感から治療の動機づけは難しかった。その後，病院での治療の進歩や自助グループ設立で回復者が見られるようになった。しかし，彼らにしても多くは，一度飲酒すれば，連続飲酒し，再入院した。換言すれば再飲酒はアルコール依存症者の再発・悪化を意味した。したがって，抗渇望剤ナルトレキソン服薬によってアルコール依存症者の大量飲酒の頻度や飲酒量が低減するという論文を読んだ時，にわかには信じられなかった。最近のICD-10に基づく報告ではアルコール依存症者数は58万人と推計されるのに実際医療を受けている者はその10分の1にも満たない。また，最近発表されたDSM-5のアルコール使用障害患者はICD-10のアルコール依存症者の数倍いるといわれている。こうした状況下では飲酒関連問題により広い対応が必要であり，これまでの重症例に対するように断酒のみが（治療）目標であるようないわば100か0かの対応は意味をなさない。

　本書は飲酒関連の問題点を解説し，問題飲酒に影響を及ぼす因子とそれらへの対応について丁寧に解説している。また目標も飲酒量低減から断酒までと患者さんの意志にも十分配慮した形で提示している。特に減酒プログラムの参加者の追跡から，ミシガン・アルコール症スクリーニングテスト（MAST）とアルコール依存スケール（ADS）という2つのスクリーニングテストの得点によって減酒か断酒かの目標を選択できる可能性を示したことは注目に値する。飲酒関連の問題に広い対応が求められている現在，多くの方に読んでいただきたい。最後に訳者の先生たちに深謝したい。

訳者代表あとがき

「これは，すごい本だ!!」

"Controlling your Drinking" の初版ペーパーバック本を開いたときの圧倒される想いを小松は忘れることができません。

話は2013年3月，動機づけ面接（Motivational Interviewing：MI）の創始者であるウィリアム・ミラー教授の初来日講演とワークショップに参加して，Miller先生が『講演では，動機づけ面接よりもアメリカ合衆国でのアルコール依存症治療の歴史に重点を置いてお話しします。きっと日本の援助職の皆さんにもお役に立つと思いますので』と現在の合衆国の状況からは想像もつかないほどの苦闘に満ちた歴史をお話しされた時に遡ります。

講演を拝聴していたメンバーの中で（たぶん）たった2名のアルコール依存症業界関係者だった大石雅之先生と小松は『患者さんに2つのスクリーニングテストを行い，その得点がどの範囲にあるかで，実際にうまく減酒できるか，ほとんど不可能か，などの予測が可能になりました』とミラー先生がさらっと述べた話に衝撃を受けました。知りたい，知りたい，それってどんなテスト???休憩時間に勇気を奮ってミラー先生に「そのスクリーニングテストは，どんなものですか？　私達も使えますか？」と質問したところ『テスト自体も，得点結果から予想される内容も，僕たちの本に載せていますから，Amazonから取り寄せて読んでみて。もちろん公開されているテストなので，使ってOKですよ。あ，ちょうどこの8月に第2版を出すところだから，それが出るまで待った方がいいかもね』と著書名をメモしてくれました。そして取り寄せたのが，この『あなたの飲酒をコントロールする』の元となった "Controlling your Drinking" の初版本だったのです。

実はこの本には，もう1つの側面があります。この5年程で日本において爆発的に増えてきた動機づけ面接（MI）の学習者やMINTトレーナーの大部分は，この本のことを「すでに知っている」のです。というのは，日本人MINTトレーナー第1号である原井宏明先生が切り開いた道を，さらに大きく開かれたものにした加濃正人先生と磯村毅先生が毎年1月に開催されているワークショップ「新春MI集中講座」で，必ず出てくる有名な1枚のスライド『失望からMIは生まれた』で取り上げられている読書療法の自習本が，この本なのです。

この本の翻訳作業に取りかかる前に「新春MI集中講座」で『患者さんとの共感度が低いカウンセラー達とカウンセリングを続けるよりも，自習本を読んで自分で工夫した方が1年後の断酒継続率が良い』という研究結果を最初に聞いた時，小松などは「いくら何でも，『ただの読書』よりも結果が劣るカウンセラーなんて……（自分はそうなりたくないなぁ……）。もっともっとMIを勉強しよう！」とだけ思っており，逆にその本がそれほどの力量を持っていることは看過していました。

さて，この本の翻訳作業が想定をはるかに超えて長引いてしまったのは，大石雅之先生のお知り合いである翻訳家のＡさんがボランティアで下訳を作ってくださったのですが，超スピードで初版本を訳してしまった……という事情が影響しています。2013年夏にはほとんど下訳が出来上がっている状態で，大石先生ご一家の横浜チームと小松は「これなら，うまくすると2014年春には出版できるかも」などと話していた時期もあったのです。

　ですが，2013年8月に上梓された第2版を取り寄せて読んでみると，想像以上の大改訂でした。章が増えているだけでなく，同じタイトルの章であっても，本文も実に細かい部分まで随所に修正が施されており，事例も時代の変化に合わせて改変されていました。巻末のBAC（血中アルコール濃度）推定表の数字まで修正されていました。訳者陣が楽をするためにお願いした下訳でしたが，第2版の英語を読みながら，初版を訳している下訳の日本語をチェック・修正する作業の方が逆に非常に煩雑になり，時間がかかる事態となりました。結局，せっかくの下訳でしたが脇に置いて，第2版から訳者がそれぞれ訳し直すことになりました。

　監訳の齋藤利和先生に訳稿をお届けする前に全体を統一する作業は小松が担当しましたが，あまりに作業が大変なので，沖縄協同病院の外来に天久台病院からいらしている斉藤里菜先生と，同じく天久台病院の根本健二先生にも応援をお願いして，沖縄チームを3名に増員して翻訳・統一作業を進めました。

　それにしても，突然飛んできた小松の企画メール（熱量だけはすごかった……）に応えて，齋藤利和先生が監訳してくださるとはいえ，力量未知数の「横浜＋沖縄チーム」での翻訳による出版を決断してくれた金剛出版の立石正信社長と，5年以上の長きにわたり，遅々として進まぬ翻訳・統一作業を粘り強く支援し，導いてくれた編集部の梅田光恵さんには頭が上がりません。

　また，「猪突猛進おばちゃん」である小松を終始温かく（時には溜息をつきつつ）支えてくれてきた比嘉あゆみ先生と神谷勝也課長以下沖縄協同病院リエゾンセンタースタッフの皆さまにも心から御礼を申し上げます。

　この本が，アルコール使用障害（この言葉は「アルコール依存症」も「依存症未満」の問題もすべて含みます）の臨床に携わる援助職の方や，自分のお酒の問題を何とか解決していきたいと考えている方々に，1冊でも多く届きますように！

　その願いこそが，この本の翻訳に関わってきた原動力なのですから。

2019年2月
緋寒桜が開花しはじめた沖縄で

小松知己

著者紹介

ウィリアム・R・ミラー博士 | *William R. Miller, PhD*

ニューメキシコ大学の著名な心理学および精神医学の名誉教授である。援助の新しい地平を開いた『動機づけ面接』を含む，400編以上の学術論文と40冊以上の著書を刊行している。ミラー博士は，行動変容の心理学に根源的な関心を持っており，特にアルコールや薬物の問題をもつ人々のために，より効果的な治療を開発して検証することに精力を注いできた。科学情報研究所（ISI）は彼を「世界で最も引用される科学者のひとり」と評している。

リカルド・F・ミューノス博士 | *Ricardo F. Muñoz, PhD*

パロアルト大学の著名な臨床心理学の教授であり，カリフォルニア大学サンフランシスコ校の心理学の名誉教授でもある。彼の専門分野は嗜癖行動，うつ病の予防と治療，うつ病が精神活性物質使用に及ぼす影響である。彼も100編以上の学術論文と『あなたのうつ病をコントロールする』『うつ病の予防』など数冊の単著を刊行している。

監訳者略歴

齋藤利和 | さいとう としかず

1973年札幌医科大学医学部卒後，北仁会石橋病院勤務。小樽断酒会，後志アルコール医療研究会設立に関与。札幌医科大学保健医療学部教授（臨床作業療法学講座）を経て，1998年同大学医学部神経精神医学講座教授。国際アルコール医学会理事長，国際神経精神薬理学会副理事長，日本アルコール・アディクション医学会理事長，日本アルコール関連問題学会理事，日本精神神経学会理事等を歴任。現在札幌医科大学名誉教授，北仁会幹メンタルクリニック院長，アジア神経精神薬理学会監事，日本精神神経学会専門医・指導医。日本神経精神薬理学会・日本精神科診断学会・日本統合失調症学会・日本生物学的精神医学会の名誉会員。

著書 『アルコール性障害』（新興医学出版社）等

訳者略歴

小松知己 | こまつ ともみ

1984年北海道大学医学部卒。北海道勤医協中央病院・札幌病院総合内科，北海道大学精神医学教室を経て，勤医協札幌丘珠病院神経科・勤医協メンタルクリニック東にて専門病室およびデイケアでARPを20年以上運営。1992年，千葉県精神科医療センターで女性レジデント第1号として研修。2010年に家庭の事情で沖縄に移住し，沖縄協同病院リエゾンセンター／心療科で自前のARPなしの総合病院でのアルコール診療や多彩なリエゾン活動に取り組む。精神保健指定医，精神科専門医・指導医，精神科リエゾン専門医・指導医。

共編著 『ぼくらのアルコール診療』（南山堂），『ISBRA基本法シンポジウム報告集』（畠山印刷 hpe-Ltd@cty-net.ne.jp）
監訳 『WHO AUDIT & Brief Intervention マニュアル』（ネット公開 http://alhonet.jp/download.html）

大石雅之 | おおいし まさゆき

1979年東京慈恵会医科大学卒業。東京慈恵会医科大学麻酔科入局。
1981年東京慈恵会医科大学麻酔科退局，東京慈恵会医科大学精神科入局，栃木県立岡本台病院入職。
1991年栃木県立岡本台病院診療部長退任，東京慈恵会医科大学精神科退局，医療法人社団祐和会大石クリニック開業，理事長・院長就任，現在に至る。

大石裕代 | おおいし ひろよ

1979年川崎医科大学卒業。岡山大学第一内科入局。岡山済生会総合病院にて勤務。
1982年岡山大学第一内科退局。東京慈恵会医科大学附属第三病院内科入局。
1991年東京慈恵会医科大学附属第三病院内科退局。医療法人社団祐和会大石クリニック副院長就任，現在に至る。

長縄拓哉 | ながなわ たくや

1982年生まれ。東京歯科大学卒業。初期研修医時代から東京女子医科大学病院，歯科口腔外科学講座で口腔腫瘍，顎顔面外傷，口腔感染症治療に従事。デンマーク・オーフス大学で口腔顔面領域の難治性疼痛（OFP）について研究。口腔顔面領域の感覚検査器を開発し，国際歯科研究学会会議（IADR, ボストン）ニューロサイエンスアワードを受賞。口腔顔面の疼痛マネジメントに動機づけ面接を応用している。日本遠隔医療学会・歯科遠隔医療分科会会長。日本口腔顔面痛学会評議員，診療ガイドライン作成委員。日本口腔内科学会代議員。

長縄瑛子 | ながなわ えいこ

2007年東京女子医科大学医学部を卒業。同大学病院精神神経学教室に所属し，幅広い精神疾患の治療に携わると共に，大石クリニックにてアルコールのみならずインターネット依存や買い物依存などの依存症治療にも従事。2015年成増厚生病院に勤め，東京アルコール医療総合センターで依存症の入院治療についても取り組む。精神保健指定医，精神科専門医。

斉藤里菜 | さいとう さとな

2007年琉球大学医学部卒。琉球大学医学部附属病院にて初期臨床研修修了。琉球大学医学部附属病院精神科勤務を経て，医療法人天仁会天久台病院勤務。
2012年より，沖縄協同病院心療内科非常勤。2018年より，なは女性センター相談室ダイヤルうないアドバイザー。精神保健指定医。

根本健二 | ねもと けんじ

琉球大学医学部医学科，琉球大学医学部医学研究科博士課程を卒業。琉球大学医学部附属病院精神神経科，輔仁会田崎病院，輔仁会サマリヤ人病院，一灯の会沖縄中央病院を経て，現在医療法人天仁会天久台病院勤務。医学博士，精神保健指定医，日本医師会認定産業医。日本精神神経学会，日本臨床精神神経薬理学会所属。

あなたの飲酒をコントロールする
効果が実証された「100か0」ではないアプローチ

2019年 3 月 1 日　印刷
2019年 3 月10日　発行

著者 ——— ウィリアム・R・ミラー
　　　　　リカルド・F・ミューノス
監訳者 —— 齋藤利和
訳者 ——— 小松知己　大石雅之　大石裕代　長縄拓哉
　　　　　長縄瑛子　斉藤里菜　根本健二

発行者 —— 立石正信
発行所 —— 株式会社 金剛出版
　　　　　〒112-0005 東京都文京区水道1-5-16　電話 03-3815-6661
　　　　　振替 00120-6-34848

装丁◉臼井新太郎
装画◉みやひらたかこ
印刷・製本◉音羽印刷

©2019 Printed in Japan　ISBN978-4-7724-1684-9 C3011

好評既刊

Ψ金剛出版　〒112-0005　東京都文京区水道1-5-16　Tel. 03-3815-6661　Fax. 03-3818-6848
e-mail eigyo@kongoshuppan.co.jp　URL http://kongoshuppan.co.jp/

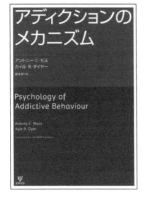

アディクションのメカニズム

[著]アントニー・C・モス　カイル・R・ダイヤー
[訳]橋本望

本書では，薬物摂取による脳や身体への影響や耐性・離脱症状などの生物学的基礎，社会学習モデルと自己制御能力の障害についての理論と研究を紹介し，アディクションについて広範な視点から説明する。また著者らは，選択と意思決定に注目し，自動認知プロセスと制御された認知プロセスによる二重システム理論という統合的なフレームワークを提唱する。続く章では，上記の知見から導かれた薬理学的・医学的アプローチ，心理社会的アプローチが述べられ，さらにアディクションを予防することの重要性とともに，さまざまな戦略が示される。　　　　　　　　　　　　　　　　本体2,800円＋税

アディクションと加害者臨床
封印された感情と閉ざされた関係

[編著]藤岡淳子

生きていれば必ず体験する否定的感情を癒してくれる親密な関係を閉ざされ，みずからの奥底に否定的感情を封印し，恐れと不安と孤独のなかでアディクション／犯罪加害に一瞬の救いを求めた当事者たち。否定的感情を受け容れてくれる関係を築き，みずからの人生を引き受ける希望が生まれたとき，彼／彼女たちの回復と変化は芽生える。社会で生きる個人にアプローチする臨床は，面接室だけで状況が好転するわけではない。個人の心理面のみを扱う臨床とは異なる「関係性」臨床とも呼ぶべき臨床フィールドが，多彩な臨床家たちによって本書で展開されていく。　　　　　　本体3,200円＋税

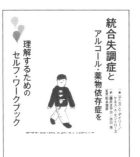

統合失調症とアルコール・薬物依存症を理解するためのセルフ・ワークブック

[著]デニス・C・デイリー　ケネス・A・モントローズ
[訳]藤井さやか　市川亮　[監修]松本俊彦

統合失調症と依存症から回復するための方法とは！――依存症は統合失調症を伴うことが多い。治療困難な，統合失調症と物質関連障害の『重複障害』への理解を高め，治療へとつなげるための実践的ワークブック。

本体2,400円＋税

好評既刊

Ψ 金剛出版 〒112-0005 東京都文京区水道1-5-16 Tel. 03-3815-6661 Fax. 03-3818-6848
e-mail eigyo@kongoshuppan.co.jp URL http://kongoshuppan.co.jp/

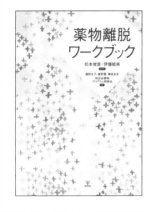

薬物離脱ワークブック

[監修] 松本俊彦 伊藤絵美
[著] 藤野京子 鷲野薫 藤掛友希 両全会薬物プログラム開発会

薬物をやめるのは簡単だが，やめ続けるのは難しい。簡単にやめられるからこそ「いつでもやめられるから，たまにはいいだろう」という油断が生じ，再利用を引き起こしやすいのである。本書は，SMARPPとスキーマ療法を合わせた薬物離脱のワークブックである。この本を使い，最後まで一通り読み終わった後も，一日3分ほどかけて，どこかのページを斜め読みしてみよう。その習慣が「やめ続ける」ことにつながるはずである。

本体2,800円＋税

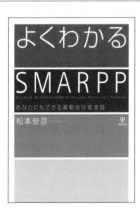

よくわかるSMARPP
あなたにもできる薬物依存者支援

[著] 松本俊彦

覚せい剤取締法違反によって刑務所に服役する人の数は年々増加しており，その再犯率の高さも指摘されている。薬物依存症の治療は「貯金することができない」性質のものであり，出所後そして保護観察終了後にも，地域で継続されなければほとんど意味がない。米国マトリックス・モデルを基に〈SMARPP〉を開発した著者が，新しい薬物依存症治療プログラムとしてのスマープの実際をわかりやすく説く。さらに薬物依存症治療の最前線として，現状と法的問題，当事者と家族への援助まで，物質使用障害理解のためのさまざまな課題を明らかにする。

本体1,800円＋税

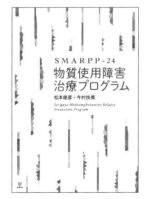

SMARPP-24
物質使用障害治療プログラム

[著] 松本俊彦 今村扶美

好評を博した『薬物・アルコール依存症からの回復支援ワークブック』の最新改訂版。この新版においては，従来扱っていなかった，睡眠薬や抗不安薬といった処方薬乱用・依存の問題，さらに昨今深刻な問題となっている危険ドラッグを取り上げ，HIVに感染した薬物依存症患者への対応にもふれる。治療者・患者に伝えたい情報を盛り込んだリーディング・テキストの面と，実践のための自習教材の機能を併せ持った新しい薬物依存症治療プログラム〈SMARPP-24〉を当事者・家族と援助者の方々に贈る。

本体2,400円＋税

好評既刊

Ψ 金剛出版　〒112-0005 東京都文京区水道1-5-16　Tel. 03-3815-6661　Fax. 03-3818-6848
e-mail eigyo@kongoshuppan.co.jp　URL http://kongoshuppan.co.jp/

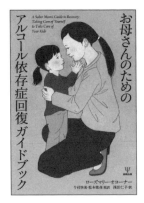

お母さんのための
アルコール依存症回復ガイドブック

［著］ローズマリー・オコーナー
［監訳］今村扶美　松本俊彦　［訳］浅田仁子

この本は，アルコール依存症の母親が，自らの体験をもとに，同じ問題に苦しむ女性たちのために記した回復ガイドとなることを目的として書かれたものです。同時に，子を持つ母親である著者自身が，アルコールで手痛い失敗をし，いわゆる「底つき」を体験したのち，何度もつまずき，時には悪態をつきながらも，一人の女性，そして母親として輝く存在に生まれ変わっていくまでの，笑いあり，涙ありの奮闘記でもあります。　本体2,600円＋税

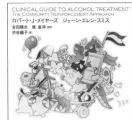

アルコール依存のための治療ガイド
生き方を変える「コミュニティ強化アプローチ」[CRA]

［著］ロバート・J・メイヤーズ　ジェーン・エレン・スミス
［監訳］吉田精次　境　泉洋　［訳］渋谷繭子

もし，患者が「アルコール依存」より「シラフ」の生活の方がより良いものと感じられたら――。それは患者にとって幸福な人生につながり，治療者にとって格別な有用感のもてるセラピーとなるだろう。コミュニティ強化アプローチ（CRA）は，そうした哲学から生まれた物質使用問題のための画期的な治療法である。回復過程にある患者に，自身がかかわる社会，娯楽，家族，職業などの因子を媒介させ，シラフの生活が豊かで実り多いものと感じさせながら，自らの力で変わろうとする意欲を引き出す。　本体3,200円＋税

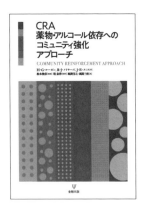

CRA 薬物・アルコール依存への
コミュニティ強化アプローチ

［著］H・G・ローゼン　R・J・メイヤーズ　J・E・スミス
［監修］松本俊彦　［監訳］境　泉洋　［訳］風間芳之　風間三咲

コミュニティ強化アプローチ（CRA）は，オペラント条件付けに基づく行動療法による治療プログラムである。アルコールもしくはドラッグの使用は，強化の影響下にあることの顕れとしての行動である，と考えられている。CRA治療法は，物質使用よりも報酬の大きな，新しいライフスタイルを発見することを目指している。依存症臨床の最前線で働く援助者にとって，きわめて実践的有用なテキスト。　本体3,000円＋税